JE NE SAIS PAS PONDRE L'ŒUF,
MAIS JE SAIS QUAND IL EST POURRI

—

**Catalogage avant publication de Bibliothèque et Archives
nationales du Québec et Bibliothèque et Archives Canada**

Blanchette, Josée

Je ne sais pas pondre l'œuf, mais je sais quand il est pourri :
billets, dérives, témoignages

Comprend des références bibliographiques.

ISBN 978-2-89077-739-2

1. Cancer – Médecines parallèles. 2. Médecine intégrative.
3. Blanchette, Josée – Santé. I. Titre.

RC261.B52 2016   616.99'4   C2016-941369-1

—

Couverture
Conception graphique : Atelier Chinotto
Intérieur
Conception graphique et mise en pages : Atelier Chinotto

—

Les renseignements contenus dans cet ouvrage sont fournis uniquement à titre personnel et ne constituent pas un avis médical. En aucun cas, l'auteure ne recommande l'abandon ou le report des traitements de chimiothérapie, de radiothérapie ou de quelque autre soin que ce soit. L'auteure et l'éditeur ne peuvent être tenus responsables de tout dommage, direct ou indirect, consécutif à l'utilisation de l'information qui y est présentée. Avant de prendre une décision de nature médicale, ou pour toute question concernant votre santé, veuillez consulter un professionnel de la santé qualifié.

« S'il n'y avait pas la science, malheureux cloportes suintants d'ingratitude aveugle et d'ignorance crasse, s'il n'y avait pas la Science, combien d'entre nous pourraient profiter de leur cancer pendant plus de cinq ans ? »

Pierre Desproges

Josée Blanchette

JE NE SAIS PAS PONDRE L'ŒUF, MAIS JE SAIS QUAND IL EST POURRI

BILLETS, DÉRIVES, TÉMOIGNAGES

Préface du Dr Jean Rochon

Flammarion
Québec

À Gilles, mon père, qui m'a appris à ne pas m'en remettre uniquement à Dieu

À François, mon home

Préface

du Dr Jean Rochon

LE TÉMOIGNAGE de Josée Blanchette invite à une réflexion sur le sens et la compréhension du concept de la santé, qui a considérablement évolué au cours du dernier siècle.

La santé a d'abord été perçue simplement comme étant l'absence de maladie. De tout temps, les interventions visaient à combattre la maladie par des soins individuels. Au début du XXe siècle, l'amélioration des connaissances épidémiologiques a engendré des recommandations d'hygiène (individuelle) et des mesures de salubrité (environnementale) pour prévenir la maladie. Par la suite, les découvertes bactériologiques ont permis le développement de vaccins pour protéger les individus contre les infections et pour enrayer les épidémies dans les communautés. Depuis l'avènement des antibiotiques, les interventions curatives ont connu une évolution rapide. Le concept originel de la santé s'est progressivement transformé. Dans le préambule de sa constitution, en 1946, l'Organisation mondiale de la santé (OMS) définissait la santé non plus comme étant l'absence de maladie, mais comme «un état de complet bien-être physique, mental et social».

Au cours des décennies qui ont suivi la Seconde Guerre mondiale, les connaissances scientifiques et technologiques ont considérablement enrichi non seulement la compréhension des causes et des processus de la maladie, mais aussi celle des conditions et des facteurs favorables à la santé. L'analyse historique de l'évolution de l'état de santé de la population en Angleterre, présentée par Thomas McKeown («A Historical Appraisal of the Medical Task», dans *Medical History and Medical Care*, Oxford, 1971), a inspiré l'élaboration d'une conception globale de la santé proposée en 1974 dans un document de travail du gouvernement canadien intitulé *Nouvelle perspective de la santé des Canadiens*. Ce concept s'intègre dans un cadre de référence comprenant quatre déterminants de la santé : la biologie humaine, l'environnement, les habitudes de vie et l'organisation des soins de santé. Différentes études ont estimé que l'impact de ces éléments pour déterminer la santé de la population se répartit ainsi : la biologie humaine (15 %), l'environnement physique (10 %), l'environnement social et économique soutenant les conditions et les habitudes de vie (50 %) et le système de soins (25 %).

En 1984, un document de travail de l'OMS élargissait la définition de la santé en la présentant comme étant «la mesure dans laquelle un groupe ou un individu peut, d'une part, réaliser ses ambitions et satisfaire ses besoins et, d'autre part, évoluer avec le milieu ou s'adapter à celui-ci». Ce concept était plus positif et inclusif pour les individus nés avec une déficience physique ou mentale en soulignant l'importance des ressources individuelles et sociales afin de donner à tous les moyens de réaliser leur plein potentiel et de réduire les écarts dans l'état de santé. Dès 1986, le concept de la santé a été considérablement amplifié par l'OMS avec la Charte d'Ottawa pour la promotion de la santé. Au-delà de la prévention, du traitement et de la réadaptation, la promotion de la santé interpelle l'ensemble des secteurs de la société : les gouvernements, les organisations, les entreprises, les autorités locales. La Charte propose cinq orientations :

– Élaborer une politique publique de santé en responsabilisant les différents secteurs;

– Créer des milieux favorables en assurant des conditions de vie et de travail sécuritaires;

– Renforcer l'action communautaire en favorisant la participation active de la communauté au choix des priorités, à l'élaboration des stratégies et à la prise de décision;

– Acquérir des aptitudes individuelles pour développer le potentiel des individus et des familles grâce à l'accès à une information adéquate et compréhensible facilitant des choix favorables à la santé;

– Réorienter les services de santé en impliquant les patients, les usagers des services et les communautés par une participation active à la prise en charge et aux interventions sur les déterminants de la santé.

La Charte d'Ottawa a été largement adoptée et l'histoire en a montré la validité. En 2005, le *Rapport national sur l'état de santé de la population du Québec* soutenait que, sur les 30 années d'espérance de vie gagnées au cours du siècle dernier, 8 sont attribuables à l'amélioration des services de santé (25 %) et 22, à l'amélioration de l'environnement, des habitudes et des conditions de vie (75 %). Ainsi, le concept de santé évolue et se transforme. Principalement trois phénomènes illustrent la nécessité de certaines remises en question.

Premièrement, l'augmentation de l'espérance de vie entraîne une transition épidémiologique qui se traduit par la montée des maladies chroniques associées au vieillissement de la population. Comme près de la moitié de la population de 12 ans et plus vit avec une maladie chronique, le modèle d'intégration et de coordination des trajectoires de services doit se substituer de plus en plus à celui de la gestion des épisodes de soins.

Deuxièmement, le développement des connaissances relativement aux causes des maladies chez les individus et aux déterminants de la santé pour les populations a non seulement permis la découverte de nouveaux traitements, mais il témoigne aussi de l'énorme potentiel de prévention des maladies aiguës et chroniques en intervenant en amont sur les conditions et les habitudes de vie et sur l'environnement. Ce constat doit guider le choix des priorités et l'allocation des ressources.

Troisièmement, les citoyens et les patients ont de plus en plus la volonté et la capacité de participer activement aux décisions les concernant. Au sein des communautés locales et régionales, les citoyens sont prêts à assumer leurs responsabilités dans la mesure où ils peuvent influencer le choix des priorités et l'allocation des ressources. Sur le plan individuel, les patients exigent une information complète et compréhensible pour pouvoir décider des traitements et des mesures à prendre et ont besoin de soutien pour franchir les étapes subséquentes. On doit se rappeler la citation de Louis Pasteur : «Guérir parfois, soulager souvent, écouter toujours», à laquelle on pourrait ajouter : «prévenir souvent et soutenir toujours». Depuis quelques années, des facultés de médecine et de sciences de la santé impliquent des patients comme enseignants dans les programmes de formation et des centres hospitaliers les intègrent comme participants dans les équipes de soins. Au Canada, les projets de recherche et de formation sous le thème de l'engagement du patient se multiplient.

Depuis plus de 30 ans, les transformations successives dans le système de santé et des services sociaux s'accompagnent du mot d'ordre : «le patient au cœur du système». Cette intention demeure valable dans le sens où le patient n'est pas un sujet passif d'observations et de décisions. Le Code civil du Québec et la Loi sur les services de santé et les services sociaux considèrent le droit au consentement libre et éclairé aux soins comme étant le fondement de la relation contractuelle entre le patient et le médecin ou tout autre professionnel de la santé. Ce droit comporte l'obligation de fournir une information claire et complète. La récente loi sur l'aide médicale à mourir va plus loin que de consentir à une mesure proposée en établissant le droit du patient de demander des soins de fin de vie et en maintenant l'obligation concomitante du médecin de donner toute l'information pertinente à la prise de décision.

La population est rendue là, comme la majorité des médecins et des professionnels de la santé. Il faut respecter les croyances de ceux qui pensent différemment, mais la norme et les règles sociales ont changé. Les patients et la population sont les décideurs. Les professionnels et les gestionnaires ont le devoir de les éclairer et de mettre en œuvre des mesures appropriées pour appliquer les décisions.

Les commentaires et les réflexions de Josée Blanchette sur la base d'une expérience personnelle éprouvante de même que les nombreux témoignages qu'elle a recueillis constituent un plaidoyer solide. Plusieurs s'y retrouveront, certains seront interpellés, d'autres formuleront des objections, mais je crois que personne ne restera indifférent. Voilà comment cheminent les idées et se construisent les consensus qui font évoluer la société.

Dr Jean Rochon
28 mai 2016

—

Avant-propos

La face cachée du cancer

«La prévention du cancer et de ses récidives par la modification des
habitudes de vie est une véritable révolution dans notre approche du cancer.
Par le passé, notre réflexe a souvent été de placer notre sort entre les mains
de l'intervention médicale, en espérant que la découverte de traitements
plus efficaces permettrait enfin de gagner le combat. L'énorme fardeau
individuel et sociétal que constitue toujours le cancer indique que cette
approche a ses limites et qu'elle ne peut à elle seule répondre à nos attentes.»
Richard Béliveau, *Prévenir le cancer*

LA MÉDECINE est un art qui repose à la fois sur l'instinct, l'écoute, les
connaissances et la science. J'ajouterais aussi l'empathie et l'ouverture d'esprit pour les «artistes» les plus doués. Cet art compose de
plus en plus avec la technologie et de puissants intérêts financiers.
Ce qu'on enseigne aux médecins aujourd'hui a très peu à voir avec
ce qu'ils apprenaient il y a 20 ou même 10 ans. Le patient évolue au
cœur d'un système qui s'est métamorphosé en industrie et peine à
trouver sa place. Il suffit d'avoir déjà fréquenté un mégahôpital pour

se sentir dépassé par ce projet dantesque dont même les gestionnaires aguerris ne peuvent mesurer tous les tenants et les aboutissants. Au secours! Cherchez la sortie.

J'écris ce livre pour m'en sortir, pour que d'autres s'en sortent aussi, trouvent une sortie en évitant l'ultime sortie. À titre de patiente atteinte du cancer trois fois plutôt qu'une (soyons fous), à titre de fille de médecin à qui les doctes et les savants ne font plus peur et qui fraie avec le milieu médical depuis l'enfance, à titre de journaliste curieuse, jamais satisfaite des réponses toutes faites et des recettes formatées pour tous, je me suis lancée dans l'aventure de me guérir en alchimie entre médecine dure et douce, entre approche conventionnelle et intégrative, entre science et intuition, entre réflexion et pratique.

En faisant flèche de tout bois, j'ai offert mon corps à toutes les sciences. Tant pis si ça ne faisait pas l'affaire de ceux qui croient détenir les réponses – ils sont nombreux – parce que rien n'est «prouvé» hors de tout doute. Et la face cachée du cancer va bien au-delà des statistiques qu'on nous sert, des dollars qu'on y investit, des tentatives de traitements qui ressemblent aussi à des modes. Le business du cancer a encore de beaux jours devant lui : le cancer est la première cause de décès au Canada.

On devrait plutôt parler *des* cancers car il ne s'agit pas que d'*une* maladie pour laquelle il existe *une* cure. Deux personnes ne réagissent pas de la même façon au même cancer ni aux mêmes traitements.

Au cours de la recherche pour ce livre, j'ai rencontré des scientifiques, des chercheurs, des médecins, des infirmières, des thérapeutes, des éthiciennes, des psys, des naturopathes, des patients ordinaires et extraordinaires; chacun entretenait sa petite idée sur le (ou les) cancer. Une idée qui pouvait aussi ressembler à une croyance puisque personne n'a de certitude. Pour certains, on doit accuser l'hérédité ou l'environnement, le mode de vie et l'alimentation, les émotions et le stress, quand ce n'est pas carrément la malchance, si pratique lorsque la passivité nous semble une solution viable.

Pour d'autres, dont beaucoup de scientifiques, le cancer est une maladie multifactorielle. J'adhère à cette dernière hypothèse qui me permet de m'intéresser à tous les fronts et d'agir. Mon corps et ma psyché sont un vaste laboratoire que j'ai pu explorer à maintes reprises au cours de mon demi-siècle d'existence.

Depuis le début de cette décennie, on entend de plus en plus parler d'épigénétique, « la modulation de l'expression des gènes en fonction du comportement[1] », telle qu'expliquée par le scientifique Joël de Rosnay. Si le terme existe depuis 1939, les preuves scientifiques n'ont cessé de s'accumuler depuis. Cette petite révolution au sein de la science permet de redéfinir la médecine préventive en accordant une plus grande place à l'alimentation, au stress ou à l'état d'esprit comme facteurs d'influence sur les gènes.

La science est limitée face au cancer et il faut voir avec quelle facilité (ou quel désespoir) notre médecine a vendu son âme aux pharmaceutiques, aux plus offrants, devant son incapacité à nous promettre des miracles dans ce domaine. Notre déni doublé de panique face à la mort fait le reste. Nous sommes prêts à nous plier à tous les protocoles, même ceux qui peuvent nous faire mourir, plutôt que d'affronter la bête et la regarder droit dans les yeux. Nous devons souffrir pour guérir, mais nous sommes généralement trop paresseux, en plein déni, ou trop occupés ailleurs pour nous investir dans la prévention.

La majorité des gens ont peur du cancer, mais peu de personnes s'activent à le prévenir de façon efficace et systématique. Pourtant, notre monde civilisé fait face à un raz-de-marée de crabes divers causés à 70 ou 90 % par notre mode de vie et notre environnement, des facteurs extrinsèques plutôt qu'intrinsèques, selon les plus récentes études[2]. Des chercheurs des universités d'État de l'Oregon et du Mississippi ont conclu récemment que seulement 2,7 % de la population américaine pouvait se considérer comme adepte d'un mode de vie sain : une bonne alimentation, de l'activité physique modérée, l'absence de tabagisme et un indice de masse corporelle dans la norme[3]. Quatre facteurs : moins de 3 %. Ces quatre facteurs influent malheureusement sur la possibilité réelle de devenir ami Facebook avec la Société canadienne du cancer.

Il est stupéfiant de constater que seulement 5 % des survivants d'un cancer colorectal adoptent 3 des principales recommandations émises par l'American Cancer Society, soit faire de l'exercice modérément, 5 fois par semaine, à raison de 30 minutes chaque fois, manger 5 fruits et légumes par jour et ne pas fumer[4]. Et ce n'est guère mieux pour les autres formes de cancer. La « postvention » est rarement appliquée ni même suggérée en première ligne.

Une personne sur deux recevra un diagnostic de cancer au cours de son existence. On dénombre actuellement 15 000 sortes de tumeurs et les traitements *one size fits all* ne tiennent pas compte des particularités individuelles face à cette maladie plurielle.

Sans oublier que le cancer nous taxe tous en tant que contribuables : 4,2 milliards de dollars en 2013 au Québec en coûts directs et indirects[5]. Et ces chiffres ne font qu'augmenter.

J'ai écrit ce livre parce que je fus aidée de façon inestimable par le public lorsque j'ai parlé du cancer sur différentes tribunes. Par l'entremise des réseaux sociaux, de courriels, de lettres, d'envois de toutes sortes, on a tenté de me soutenir. J'ai reçu des champignons séchés et un livre de prières par la poste, un col de laine tricoté, beaucoup d'amour et d'encouragements.

Toute une « science » alternative plus ou moins connue ou reconnue, qu'on retrouve éparse, de-ci de-là, sur Internet ou dans les officines de praticiens qui ne sont pas endossés par notre système de santé officiel, a abouti sur mon bureau. C'est aussi cela, la face cachée du cancer. Faire le tri n'est pas si simple entre les promesses et les résultats avérés.

Chacun, survivant, thérapeute, médecin, parfois même spécialiste, y allait de son expérience, de son témoignage, de ses conseils, trucs, adresses et autres tuyaux pour m'aider. En fait, je réalisais qu'il existait tout un monde parallèle et toute une mouvance populaire de gens qui n'attendaient plus des médecins qu'ils les sauvent. Quelques patients étaient même devenus des experts de la question, plus informés que certains médecins au sujet du cancer, moins aveuglés par des dogmes scientifiques et ne balayant pas d'emblée toute approche thérapeutique « non orthodoxe » du revers de la main.

De plus, je découvrais que le Québec accusait un retard évident en médecine intégrative, cette médecine qui « intègre » des approches complémentaires diverses. *Intégrer* vient du latin *integrare*, qui veut dire « rétablir ». J'ai tenté à la fois de me rétablir tout en rétablissant certains faits.

Après une dysplasie du col de l'utérus (lésion précancéreuse) à 23 ans, un mélanome à 42 ans, je me retrouvais avec un cancer du côlon à 50 ans. La surprise était chaque fois totale. Mais la dernière néoplasie (tumeur) fut la bonne. Encore une fois, on me renvoyait chez moi sans instructions, sans mode d'emploi et sans autre explication que la malchance.

Sans antécédents héréditaires, sans lien avec mon mode de vie – je suis végétarienne à tendance bio, non fumeuse, adepte du gym 3 fois par semaine depuis 30 ans et pas très portée sur la dive bouteille –, ce diagnostic m'a jetée sur le derrière. Et j'ai voulu comprendre le pourquoi tout en m'intéressant au comment.

Voici le livre que j'aurais aimé lire à 23 ans, alors qu'il était encore temps de prévenir.

Introduction

MON PÈRE, pneumologue et philosophe à ses heures, cultivait des dizaines de métaphores grinçantes. Il nous éduquait en paraboles.

À ses patients qui n'avaient de cesse de lui demander s'il avait déjà eu le cancer ou s'il avait déjà subi une bronchoscopie, il répondait invariablement : «Je ne sais pas pondre l'œuf, mais je sais quand il est pourri.» Ça vous bouche le trou de la pondeuse, ça, monsieur!

Aujourd'hui, je me sers à mon tour de cette image. Même sans posséder un doctorat en biologie moléculaire ou en oncologie, je constate qu'il y a quelque chose de pourri dans l'empire du Danemark, pour reprendre les mots de Shakespeare dans *Hamlet*.

L'omerta règne dans «l'industrie de la santé», surtout sous le règne du «gouvernement Barrette[1]», et ce sont les «clients» qui en font les frais. Le fait que cela soit devenu une industrie n'est pas à négliger.

Les mêmes guerres de pouvoir observables ailleurs dans la chaîne alimentaire humaine se jouent. Chercheurs, médecins, pharmaciens et représentants pharmaceutiques, gestionnaires et décideurs tentent de conserver un filon lucratif. Tous ne se prêtent pas au jeu et certains souffrent en silence car ils sont aux prises avec un système qui broie les motifs mêmes pour lesquels ils ont choisi de «faire médecine».

Sans parler des compagnies pharmaceutiques qui font leur caviar du manque de temps accordé aux patients, d'éducation des médecins et de politiques de prévention. Rappelons que ce même gouvernement a cru bon couper le tiers du budget en santé publique (qui s'occupe de l'aspect préventif) alors qu'il ne représente que 2 % du budget total de la santé. Selon des experts comme l'ex-ministre de la Santé et des Services sociaux, le Dr Jean Rochon, nous faisons figure de cancres à l'échelle nationale, en consacrant le tiers de ce que l'Ontario ou la Colombie-Britannique déboursent pour la prévention[2].

Dans la première partie, «Bien traités mais mal soignés», j'explique le cancer, ce compagnon réputé immortel, et je revisite certaines pratiques médicales dites scientifiques qui ressemblent parfois à du tâtonnement dans le noir doublé d'un manque flagrant d'autocritique. Je fais également une petite incursion dans la médecine intégrative et présente des découvertes surprenantes dont on n'entend pas souvent parler.

Dans la seconde partie, «Ils sont humains», je présente des soignants de toutes sortes et de toutes obédiences, qu'ils soient chirurgiens, oncologues, psychiatres, éthiciennes ou techniciens en radiologie. On saisit mieux à quel point la médecine est un art.

Dans la troisième partie, «Être dans son assiette», je m'intéresse aux tripes, notre deuxième cerveau, et à l'aspect nutritionnel de plus en plus et de mieux en mieux étudié et compris, en particulier par des chercheurs et médecins s'appuyant sur l'*evidence-based nutrition*, la nutrition basée sur des évidences scientifiques plutôt que sur des lignes de conduite établies par le gouvernement (comme chez nous, le *Guide alimentaire canadien*) et sujettes aux différents lobbys.

Dans la quatrième partie, «Métastases intimes», les aspects plus psychologiques ou intimes reliés au cancer sont abordés. La maternité, la sexualité, le couple, les finances, la peur de mourir, le rapport aux autres, tout y passe et la psycho-oncologie a encore de beaux jours devant elle.

Dans chaque partie, des témoignages reçus et récoltés émaillent les propos. Je les surnomme «les sans-voix». Certes, ce ne sont que des anecdotes. En médecine, celles-ci ne sont pas considérées comme des données probantes. On les perçoit comme les mouches du coche ; on voudrait les chasser du revers de la main. L'anecdote devient intéressante lorsqu'elle prend la forme d'une étude sur une cohorte importante. Sinon, haussement d'épaules ; votre histoire, même si c'est la vôtre, est forcément subjective et peu représentative.

Malgré tout, ces anecdotes retenues parmi toutes celles que j'ai reçues au fil des mois méritent notre attention. Tantôt une erreur médicale, tantôt une qualité de vie altérée, tantôt des proches ahuris de s'être fait voler les derniers instants avec un être aimé, tantôt la simple constatation que la mort a pris le dessus, la garce ; tant de tantôt constellent les mots de véritables personnes qui ont énormément souffert des dérives de l'acharnement médical ou pharmaceutique, ou ont préféré tenter une autre voie.

Il ne manque qu'une voix à toutes celles que j'ai reproduites ici. Une voix que nous n'entendrons jamais, celle de ceux qui sont morts à cause des traitements qu'on leur a infligés, en insistant pour leur faire croire que cela s'avérait être leur unique planche de salut. C'est aussi pour eux que j'ai écrit cet ouvrage.

1.

BIEN TRAITÉS MAIS MAL SOIGNÉS

Anarchique, asocial et contre-productif

TOUT LE MONDE pense savoir ce qu'est le cancer : un tueur silencieux, une tumeur, un amas de cellules anormales qui se reproduisent et finissent par vous terrasser. Mais encore ?

Dans son best-seller et grand classique des années 1990, *How We Die*, le Dr Sherwin B. Nuland[1] nous explique comment les cellules malignes se désorganisent. Elles n'atteignent jamais la maturité, mais sont encore assez jeunes pour se reproduire.

> « Elles sont restées fixées à un âge où elles sont trop jeunes pour avoir appris les règles de la société dans laquelle elles vivent. Comme tant d'individus immatures dans le monde vivant, tout ce qu'elles font est excessif et sans coordination avec les besoins et les contraintes de leur voisinage. »

On dirait un party d'ados. Mais en fait, ce sont des Hells Angels.

Une cellule cancéreuse de l'intestin ne participera pas à la digestion, non plus qu'une cellule cancéreuse des poumons ne participera à la respiration. Ces cellules malignes concentrent leur énergie sur la reproduction (des obsédées sexuelles, au final), plutôt que de prendre part à la mission de promouvoir la vie à travers les tissus où elles logent. « Ces bâtards d'une fornication hyperactive (et asexuelle) n'ont d'autre ressource que de causer des problèmes et des soucis à la communauté qui les entoure », poursuit le Dr Nuland dont la mère est décédée d'un cancer du côlon lorsqu'il avait 11 ans. « Ils sont reproductifs mais pas productifs ! »

Le médecin ajoute que les cellules cancéreuses n'ont même pas la décence de mourir lorsqu'elles le devraient. Leur longévité est indéfinie. En fait, elles sont immortelles. « Ne connaissant aucune loi, le cancer est amoral. N'ayant aucun but autre que de détruire la vie, le cancer est immoral. » Il le compare à des adolescents en crise qui ragent contre la société qui les a vus naître. C'est un gang de rue qui sème la pagaille. « Mais à la fin, il n'y a pas de victoire pour le cancer. Quand il tue sa victime, il se tue lui-même. Un cancer est né avec un désir de mort. Dans tous les sens possibles, c'est un non-conformiste. » Et un suicidaire, j'insiste...

Tout cela pourrait s'arrêter ici. Mais ce qui fait la grande force du cancer et cause tant d'inquiétudes pour qui le porte en son sein (et pas seulement là), c'est sa possibilité de se muer en métastases. *Meta* veut dire « au-delà, loin de » en grec. Une place (*stasis*) au loin. *A home away from home.* Cette migration possible des cellules cause bien des maux de tête aux médecins et oncologues car c'est le jeu du chat et de la souris qui défie toutes les prévisions. Cette transplantation de la tumeur dans une autre structure ou partie du corps devient plus difficile à traiter en général que le foyer principal.

> « La capacité du cancer de métastaser est à la fois sa marque de commerce et sa menace la plus caractéristique, nous rappelle le Dr Nuland. Si une tumeur maligne n'avait pas cette habileté à voyager, les chirurgiens seraient en mesure de guérir toutes celles qui peuvent être enlevées d'un organe sans compromettre la vie. Pour voyager, la tumeur doit traverser le mur d'un vaisseau sanguin ou d'un canal lymphatique et là, certaines de ses cellules doivent se détacher pour entrer dans le système sanguin. Ces cellules sont entraînées ailleurs où elles s'implantent et grossissent. »

Bien sûr, c'est ce que la chimiothérapie tente d'éviter en partie. Et c'est ce que notre système immunitaire devrait faire comme boulot naturellement : détruire les cellules malignes et les empêcher de se multiplier.

Des cellules cancéreuses implantées chez la souris ont très peu de chances de survivre et de migrer, nous apprend le Dr Nuland. En fait, seulement un dixième de 1 % survivra plus de 24 heures. On estime que 1 cellule sur 100 000 qui entre dans le système sanguin va survivre assez longtemps pour atteindre un autre organe et une infime proportion réussira à s'implanter.

D'une certaine façon, c'est rassurant et cela nous permet de comprendre à quel point notre rôle préventif et actif est important dans cette lutte de chaque jour.

—

Chronique horizontale

Votre inconfort de 0 à 10 ?

Ce texte a été publié le 11 avril 2014
dans *Le Devoir*.

ICI, L'HORIZON est à l'image de notre société : en déni, efficace, en vase clos, à la fois humain et froid, remédiant au plus grave, compartimenté, bureaucratisé, hygiénique, sobrement supérieur, hiérarchique, médicamenté. Et la pression artérielle du malade (devenu patient-partenaire) est variable. Ici, on vous demande régulièrement, comme un sondage maison : votre inconfort de 0 à 10 ? Depuis quelques jours, j'irais même jusqu'à 11.

J'y suis entrée sur mes deux pieds, inconfort normal d'impatiente anxieuse, les ai observés durant quatre jours, inconfort croissant à décroissant, de grabataire à valétudinaire. Dans l'intervalle, je me suis réveillée après quelques heures en salle d'op, inconfort sous sédation, entourée d'une muraille insensible de technologie et de machines sourdes et futuristes dignes des meilleures sciences-fictions. Un instant, j'ai douté : suis-je dans les limbes ou dans une succursale de la NASA ? Les ions positifs doivent être en surnombre, je songe à mes amis granoles qui n'ont toujours pas de micro-ondes : ils feraient un infarctus ici. Pas grave, ils ont tout ce qu'il faut pour la réanimation.

Une infirmière se penche vers moi (ou est-ce un ange ?) et m'informe de mon retour sur Terre après ce petit voyage de quelques heures en orbite. Vive l'anesthésie. C'est une noble profession, tant en médecine qu'en politique. La médecine est devenue le premier pouvoir depuis les dernières élections. De mèche avec le politique, cela fait de cet apparatchik une espèce redoutable, entre le droit divin et populaire. On peut endormir tout un peuple sans sortir ses aiguilles. Et comme le disait le philosophe Jacques Dufresne dans un texte récent («Mon pays, ce n'est pas un pays, c'est un hôpital*»), «en ce moment, c'est la médecine qui est la religion dominante». Amen. Ceci est mon corps, ceci est mon sang. Servez-vous.

Encore groggy, on me roule vers une chambre équipée comme un laboratoire dernier cri, surfaces nickel, angles droits, ordis, capteurs dans le matelas reliés aux écrans (afin de savoir à distance si vous bougez encore), haut-parleurs et micros camouflés dans les murs qui permettent de communiquer avec le poste de garde sans hurler, une multitude de fils, de robots, de compressions pneumatiques nuit et jour (drainage lymphatique des jambes pour éviter les phlébites), de distributeurs de bonheur (morphine) et d'oxygène. Et tout cela offert «gratuitement», une aubaine avec ma carte-soleil. J'ai pris le forfait fidélité.

Ne vous demandez pas pourquoi la santé pompe la moitié du budget annuel de l'État. Il n'y a pas que les disciples d'Esculape qui nous coûtent cher, il y a aussi notre vision de la médecine, curative et agressive, défensive plutôt que préventive.

On ne me lâchera plus durant ces 96 heures chez les zombis et les mutants ; parfois j'ai droit à 4 injections et prélèvements avant 8 heures du matin. On a beau avoir inventé la laparoscopie et la chirurgie au laser, les aiguilles font toujours aussi peur et un peu mal. Inconfort de 1 à 4. Dans ce théâtre où je ne suis pas certaine de tenir le premier rôle, j'assiste à une chorégraphie huilée au quart de tour, où chacun tient sa place, où les rapports hiérarchiques sont régis par un code de conduite précis.

Mon père ayant été médecin spécialiste, je l'ai observé quelques fois dans le feu de l'action, je connais la déférence envers les blouses blanches, tant de la part des patients que du personnel infirmier.

—

* Jacques Dufresne, «Mon pays, ce n'est pas un pays, c'est un hôpital», *Le Devoir*, 1er avril 2014, p. A7.

Pour ma part, les docteurs ne m'impressionnent pas au point de voter pour eux, sauf lorsqu'ils me sauvent la peau et prennent le temps de s'asseoir à mon chevet, le *bedside manner* minimal. Quant à ceux qui me donnent leur numéro de cellulaire, je les canoniserais!

Comme disait mon père narquois, à sa femme qui ne l'était pas moins, «nul n'est un héros pour son valet». Et ma mère de répondre invariablement : «Merci pour le valet!»

Mais je m'égare. Je constate qu'ici, à l'hôpital, les déités suscitent un respect tacite. Ce sont les vraies stars au sillage étoilé. Les infirmières appliquent le protocole, les aides-infirmières distribuent les potions sans marge de manœuvre. Les préposés apportent un peu plus de chaleur humaine à toute cette procédure inflexible.

Je m'accroche à ma joyeuse Ndethiou, préposée sénégalaise musulmane, habillée en rose ou en turquoise, un sourire large comme un banc de neige en février, une douceur bon enfant doublée de la fatalité africaine. À jeun depuis trois jours (ça vaut mieux que les plateaux de «nourriture» dévitalisée avec lesquels ils tentent de nous achever), je la taquine et lui demande de me refiler la recette de son poulet aux épices «de chez Costco». Nous sympathisons sur le terrain des cuisinières sans frontières. Comme le reste du personnel, les préposés sont bousculés, n'ont pas le temps de bavarder, tout va vite pour eux. Inconfort de 2 à 3, même dans le meilleur hôpital du plus meilleur pays du monde.

La maladie confine à une dépendance toute relative, une passivité temporaire, et au lâcher-prise. On s'abandonne à cette science financée en grande partie par la pègre des molécules chimiques, le Big Pharma. S'y glissent des instants de lucidité, des épiphanies, la grâce. Comme ce moment où j'observe la préposée à l'entretien dans ma chambre, silencieuse, solitaire, la vadrouille à la main : «Vous savez, mon père était médecin et prétendait que l'employée la plus importante de l'hôpital, c'est vous!» Elle s'arrête net, stupéfaite, et me lance : «Il devait être un médecin bien spécial, votre père.» Mon paternel se plaisait surtout à rappeler que l'hôpital est le meilleur endroit pour tomber malade à cause des microbes qui y copulent.

Et cette femme qui tient un rôle de figurante de me réciter la fable du *Lion et du Rat* de La Fontaine. Le lion sauve le rat et ce dernier lui retourne la politesse en rongeant les mailles des rets dans lesquels le gros animal est piégé. «On a toujours besoin d'un plus petit que soi», conclut-elle tout en reprenant sa vadrouille.

Vous ne pensez pas si bien dire, ma chère dame. Parlez-en au Dr Couillard. Un million soixante-quinze mille plus petits que lui ont voté pour son parti. « Patience et longueur de temps font plus que force ni que rage. »

To chimio, or not to chimio ?

La statistique est une pute

« Les outils que nous utiliserons pour combattre le cancer changeront tellement dans les cinquante prochaines années que la géographie de la prévention et de la thérapie du cancer pourrait être méconnaissable. Les futurs médecins souriront de nos mélanges de cocktails primitifs de poisons destinés à tuer la maladie la plus magistrale que notre espèce connaît. »
Dr Siddhartha Mukherjee, cancérologue, *L'empereur de toutes les maladies* (Pulitzer, non-fiction, 2011)

« La rationalité économique ne joue pas face à la peur du cancer et face à l'espoir de pouvoir vaincre le cancer. »
André-Pierre Contandriopoulos, professeur honoraire au Département d'administration de la santé de l'Institut de recherche en santé publique de l'Université de Montréal

« Ce sont des intérêts financiers gigantesques qui permettent d'expliquer que la vérité scientifique soit encore aujourd'hui trop souvent occultée : 85 % des chimiothérapies sont contestables, voire inutiles. »
Pr Henri Joyeux, cancérologue

LA MÉDECINE n'a pas énormément d'armes dans son arsenal guerrier contre le cancer : prévention, dépistage, chirurgie, chimiothérapie, hormonothérapie et radiothérapie. On parle de plus en plus d'immunothérapie, dont les effets secondaires peuvent être taxants et provoquent parfois... la mort.

Le dépistage fait déjà l'objet de nombreuses remises en question, ne serait-ce que celle des mammographies qui donne lieu à des débats réguliers. Certaines personnes refusent aussi de subir des coloscopies pour le dépistage du cancer du côlon car il existe des risques (perforations, saignements importants), si minimes soient-ils. Personne n'a envie de se retrouver avec un sac (stomie) dans le pantalon à vie.

La chirurgie comporte elle aussi ses dommages collatéraux, parfois mortels, sans compter l'anesthésie. Bref, le risque zéro n'est pas au programme en ces matières. Et on a intérêt à se choisir un chirurgien qui n'a pas un compte fidélité à l'espace Cellier ou Cocktail.

La radiothérapie n'est pas une sinécure non plus et peut causer des cancers secondaires en aval, sans compter les effets indésirables multiples. Quant à la chimio, cette bête noire des traitements, on la suggère automatiquement, quand le cancer s'est déployé dans le système lymphatique et a débordé de l'organe atteint, quand la tumeur est jugée trop importante ou quand un type de cancer est trop imprévisible. Vous avez un seul ganglion cancéreux : c'est la chimio adjuvante (préventive), même si on vous a retiré ce ganglion au moment de la chirurgie. Un principe de précaution s'applique. Et parfois, on la suggère même s'il n'y a plus trace de cancer et même si le cancer est contenu dans le site initial. Vous prendriez bien l'Extra ?

Il existe aussi la chimio curative, qui vise à guérir une tumeur, et la chimio néoadjuvante en vue de la faire diminuer. La chimio palliative ne tente plus de guérir un cancer incurable mais de prolonger la vie du patient le plus longtemps possible.

De toutes les décisions que j'ai eu à prendre durant ma vie, celle d'aller ou non en chimio fut la plus difficile. La pression sociale, familiale, amicale et médicale qui accompagne la chimiothérapie est de nature à influencer le patient au-delà de ce qu'il le souhaiterait parfois. J'y ai succombé, moi aussi. Les médecins ne savaient pas si j'avais besoin de 0 ou 12 traitements, ils y allaient au pifomètre. Pour ne rien avoir à me reprocher, pour rassurer ma famille, pour mon fils de 10 ans («Vous ne voulez pas le voir entrer à l'université, Mme Blanchette?»), pour toutes les raisons auxquelles je pouvais penser, j'ai décidé d'y aller, même si les effets secondaires – dont le plus important demeurait un risque de décès dont je reparlerai – peuvent vous empoisonner la vie pour toujours.

Folfox (c'était le nom de mon poison) est un dérivé du platine et peut vous paralyser les membres, vous empêcher de sentir vos extrémités (donc, d'écrire ou de jouer aux cartes si vous devez prendre une retraite prématurée), vous faire perdre la vue (momentanément, on l'espère), altérer le sens du goût, créer des troubles du système nerveux, vous donner l'impression de ne plus pouvoir respirer au froid (je vis au Québec!), la liste est longue...

Lorsque j'ai ouvert la pochette d'un bel orange fluo généreusement distribuée par la compagnie pharmaceutique (via nos oncologues... troublant), que j'y ai trouvé un foulard en tissu polaire pour respirer dehors et des gants de la construction – pour prendre ma pinte de lait dans le frigo car vous devenez hypersensible au froid –, j'ai compris pourquoi cette chimio coûtait en moyenne 20 000 $ à l'État pour 6 mois. Le kit de survie avec une couverture d'urgence métallisée (comme pour un naufrage) n'est que la cerise sur le sundae.

Et on ne se gêne pas pour offrir ces traitements de la dernière chance à des personnes âgées – déjà bien fragilisées physiquement et moralement –, en insistant lourdement. Je sais, c'est mal, je devrais applaudir devant notre dévouement : la vie n'a pas de prix. Et c'est précisément cette idée généralisée qui profite aux compagnies pharmaceutiques. Dans un rapport datant déjà de 2009 (*Accès aux médicaments contre le cancer pour les Canadiens*), la Société canadienne du cancer avance le chiffre de 65 000 $ pour le coût moyen d'un traitement.

Selon André-Pierre Contandriopoulos, professeur honoraire au Département d'administration de la santé de l'Institut de recherche en santé publique de l'Université de Montréal, les compagnies pharmaceutiques font payer très cher leurs médicaments car les patients ne peuvent généralement pas être traités sur de longues périodes (certains meurent!), d'autant plus que ces médicaments s'avèrent peu efficaces : «Leur durée de consommation est faible et ils ne prolongent la vie des cancéreux que de quelques semaines et, au mieux, de quelques mois.» Le chercheur se demandait, dans une entrevue accordée à Télé-Québec en novembre 2014, si le jeu en valait la chandelle, compte tenu du peu de gains et des conditions de vie, souvent lourdes et difficiles, provoquées par ces médicaments[1].

Combien de gens m'ont dit regretter d'avoir insisté auprès de leurs vieux parents pour qu'ils se soumettent à des traitements de chimiothérapie? Ces personnes n'arrivaient pas à faire un deuil inévitable et en retardaient l'échéance sur le dos de malades déjà fragilisés. Les enfants sont égoïstes, on le sait, même quand ils sont devenus grands. Et il existe certainement de meilleures façons de témoigner son amour filial qu'en déployant l'artillerie lourde de l'acharnement thérapeutique. J'ai lu des descriptions déchirantes des derniers mois de septuagénaires et d'octogénaires qu'on aurait mieux fait de laisser tranquilles, à méditer sur le sens de leur fin de vie. D'ailleurs, on consulte rarement les mourants sur ce qu'ils entrevoient comme futur proche en termes de petits plaisirs et de dernières révérences.

Des chercheurs ont publié une étude en 2015 dans *JAMA Oncology*[2] sur la qualité de vie et les chimios palliatives administrées à des patients à qui l'on donnait un pronostic de survie de six mois et moins. Celle-ci parvenait à la conclusion que ces chimios n'apportaient rien et, qui plus est, nuisaient aux patients. À la surprise des chercheurs, ceux qui se portaient le mieux au départ finissaient dans un piètre état à cause de la chimio et n'avaient pas fait de gain en termes de longévité.

J'ai moi-même observé des vieillards assis sur leur fauteuil de chimio, livides, décharnés, alors qu'ils auraient probablement été mieux entourés de leur famille et de leurs amis à ressasser des souvenirs heureux plutôt que de venir là, dans cette antichambre de la mort, étirer la vie comme une peau de chagrin.

Mais voilà, nous avons l'impression que la chimio va tout régler. Qu'en est-il dans les faits? Un vaste champ d'expérimentation sur le dos de cobayes humains?

Si je prends mon cas en exemple, les études (quelles études? fournies par qui?) démontrent que j'avais de 3 à 15 % de plus de chances d'être encore en vie dans 5 ans en prenant Folfox durant 6 mois. Si mes chances de survie, établies statistiquement selon le type de cancer et sa gravité, sont de 83 %; on ajoute au pronostic initial ces 3 à 15 %, toujours dans 5 ans. En ne tenant pas compte des effets secondaires, c'est un bonus, si tout va bien et si je réponds au traitement. «Je dirais que ça vous donne 6 % de plus, a tranché la

gastro-oncologue. Si vous êtes dans les 6 %, c'est vous que je sauve ! »
C'est l'argument massue de tout médecin : si vous êtes dans le 1, le
3 ou le 6 %. C'est un pari qui se défend, mais un pari coûteux pour
le patient et la société qui dispense ses largesses à tout va, même
aux 99 % qui échouent à l'examen. Et je ne suis pas une néolibérale
bobo égoïste, plutôt d'obédience sociale-démocrate avec un fort
penchant pour le gros bon sens et le réalisme déconcertant.

Ici, il faut apporter une nuance. La statistique est une pute,
mon économiste de mari – statisticien aussi – me le répète souvent. Ces chiffres ne veulent strictement rien dire, ni dans un
sens ni dans l'autre. Ils s'appliquent à un échantillon général, pas
à vous en particulier. Personne ne peut dire comment VOUS réa-
girez à une chimio, encore moins dans le cas d'une chimio préventive (adjuvante) puisqu'on ne peut pas mesurer le progrès. On peut
même faire plus de tort que de bien. Dans certains cas, on vous tue
« préventivement ».

Ajoutez à cela qu'on peut arranger les chiffres comme on
veut. Si une chimio prolonge votre vie de 4 mois (plutôt que de 2),
les compagnies pharmaceutiques pourront prétendre qu'elle augmente votre espérance de vie de 50 %.

J'ai demandé à mon oncologue si je pouvais prendre part à
une étude qui établirait mes chances de guérir en me faisant injecter du champagne dans les veines et en fumant du cannabis en Pro-
vence. Elle m'a répondu qu'une telle étude n'existe pas. Il faudrait
une commandite de Dom Pérignon et des Hells. La seule étude à
laquelle j'aurais pu participer établissait si mes chances de survie
demeuraient les mêmes avec seulement trois mois de traitement.

Au risque d'y laisser ma peau et mon âme, j'ai tout abandonné
après 1 mois, soit 2 traitements de 48 heures, pour un beau total
de 96 heures qui m'ont laissé un souvenir impérissable (certains
patients n'hésitent pas à parler de choc post-traumatique), dont
l'impression très vive que j'étais en train de mourir par intoxication
médicamenteuse. Je ne ferai partie d'aucune statistique. Je suis un
cas perdu pour cette science sélective. Mon instinct de survie m'a
sauvée, ça, j'en suis intimement persuadée.

Nonobstant tous les facteurs de risque, si je fais partie de ce
lot qui augmente ses chances de survie de 6 % grâce à la chimio, j'ai
peut-être choisi la combinaison gagnante : 2 traitements. J'ai peut-
être aussi aggravé mon cas avec ces traitements. Personne ne pourra
me le confirmer. Et rien ne dit que, dans cinq ans et un jour, mon

pronostic sera toujours aussi bon. En fait, les courbes statistiques démontrent que plus on avance dans le temps et plus les chances de survie diminuent. Cancer ou pas, d'ailleurs...

J'ai 0 % de chances de me tromper en affirmant avoir 100 % de chances de mourir un jour. Et c'est la difficulté à laquelle se bute tout patient : sa propre répulsion face à la mort, celle de son entourage et celle des médecins qui sont formés pour sauver des vies à tout prix et ne sont pas « éduqués » pour accepter la mort, ni la leur ni celle des autres. Ajoutons que les médecins ont l'obligation de vous offrir tous les traitements réputés « efficaces », « prometteurs » ou endossés par leurs corporations (sous le vocable *evidence-based* ou *best standard of care*), sous peine d'éventuelles poursuites. Pour parler de consentement libre et éclairé, il faut tout d'abord clarifier la notion de « devoir d'information ».

Les compagnies pharmaceutiques qui ont réussi à implanter la chimio comme ultime repoussoir de la mort dans nos hôpitaux capitalisent exclusivement sur des peurs ataviques bien compréhensibles et sur certains succès très circonscrits. Avec les profits que l'on sait.

Sans oublier que les médecins ont tout intérêt à promouvoir le fait qu'ils « gagnent la guerre » contre le cancer. La couverture médiatique et les sous pour la recherche dépendent de cette « croyance » bien ancrée qui sert également la motivation épinglée avec moult rubans roses ou blancs. Où va l'argent récolté par des hordes de patientes qui marchent, courent et volent pour amasser des fonds ? Nous applaudissons l'effort, la foi, la sueur et l'espoir, mais sommes bien peu vigilants quant au reste. Même les porte-parole vedettes des fondations ne savent pas où vont les sommes recueillies et associent leur nom de bonne foi à des causes récupérées. La cinéaste Léa Pool a réalisé un fabuleux documentaire pour l'ONF à ce sujet en 2011, *L'industrie du ruban rose*. Le cancer du sein étant devenu « l'enfant chéri du marketing social », il profite davantage aux entreprises peinturlurées en rose qu'aux femmes atteintes.

Notre médecine est plus axée sur le curatif que sur le préventif, beaucoup moins spectaculaire et excitant. Il est plus facile pour un médecin dont on comprime constamment l'horaire et dont on augmente le nombre de patients à l'heure de prescrire une chimio que de s'asseoir et de philosopher sur les options possibles et le sens de la vie et de la mort. « Certains patients ne sont pas prêts à entendre qu'il n'y a pas de solution pour eux », m'ont dit des oncologues.

Alors, on prescrit une chimio inutilement même si de nombreuses études démontrent qu'elle nuit au patient[3, 4, 5].

Au final, et en épluchant la littérature, nous apprenons que les résultats sont assez pauvres en regard de l'investissement monétaire et humain. Les succès dans la lutte contre la leucémie en pédiatrie, contre le cancer du testicule chez les jeunes hommes ou contre la maladie de Hodgkin ne justifient pas toutes les promesses déployées ailleurs. Tous cancers confondus (foudroyants ou non), les taux de survie, selon une méta-analyse conduite en Australie et aux États-Unis, sont de 63 % après 5 ans[6]. Les chimiothérapies contribueraient au rehaussement de cette longévité d'un peu plus de 2 %, certaines de 0 % et d'autres l'abrégeraient de façon brutale. Voici un extrait de cette étude jugée sérieuse par Jean-Pierre Perreault, spécialiste en biologie moléculaire et vice-doyen à la recherche à l'Université de Sherbrooke, à qui je l'ai soumise :

«Dans l'ensemble, on a observé une amélioration du taux de survie après 5 ans pour seulement 13 des 22 cancers étudiés et une amélioration de plus de 10 % dans seulement 3 des 13 cancers en question. Les 5 cancers les plus chimiosensibles, nommément le cancer du testicule, la maladie de Hodgkin, le lymphome non hodgkinien, le cancer du col de l'utérus et le cancer de l'ovaire, ont compté pour 8,4 % de l'incidence totale notée en Australie en 1998. Dans ce groupe, le taux de survie après 5 ans uniquement attribuable à la chimiothérapie cytotoxique était de 14 %.

«Les 5 cancers les plus fréquents chez les adultes (cancer colorectal, cancer du sein, cancer de la prostate, mélanome et cancer du poumon*) ont compté pour 56,6 % de l'incidence totale notée en Australie en 1998. Dans ce groupe, le taux de survie après 5 ans uniquement attribuable à la chimiothérapie cytotoxique était de 1,6 %.

«L'impact minime sur le taux de survie pour les cancers les plus répandus va à l'encontre de la perception de

—

* Au Canada, en 2013, les cinq cancers les plus fréquents étaient le cancer du poumon, le cancer du sein, le cancer colorectal, le cancer de la prostate et le cancer de la vessie. Source : Statistique Canada, «Incidence du cancer au Canada, 2013», *Le Quotidien*, 15 mars 2016. [www.statcan.gc.ca/daily-quotidien/160315/dq160315a-fra.htm]

nombreux patients, convaincus de recevoir un traitement qui améliorera considérablement leurs chances de guérir. Ce phénomène s'explique en partie par le fait que les résultats sont présentés comme une "réduction des risques" plutôt que comme un avantage absolu pour la survie et par le fait qu'on exagère le taux de réponse en incluant les "maladies stables". »

On arguera que l'étude date de 2004, mais plusieurs des médicaments cités sont toujours utilisés. Et depuis longtemps! Plusieurs chimios encore prescrites aujourd'hui datent de 20 à 60 ans. Même si les chimiothérapies se sont prétendument raffinées pour certains cancers, il y a loin de la coupe aux lèvres. L'effet placebo semble plus efficace dans la majorité des cas. Un chercheur de renom qui développe des médicaments anticancéreux m'a même avoué, *off the record*, que la chimiothérapie ne viendrait jamais à bout du cancer car elle ne cible qu'un gène en particulier alors qu'une cellule cancéreuse présente une panoplie de gènes défectueux, ce qu'on appelle l'approche monogénétique pour une maladie multigénétique.

Oserais-je ajouter que plusieurs médecins spécialistes, oncologues, chirurgiens ont tous admis qu'ils auraient aussi abandonné la chimio s'ils avaient été à ma place? À une différence près : ils n'auraient pas publicisé la chose comme je l'ai fait.

ELLE S'EN SOUVIENDRA

Le jour de ses 50 ans, Marie-France rencontrait sa chirurgienne en vue d'être opérée pour un cancer du sein. Début 2011, elle voit l'oncologue, qui, sans la regarder, décrète : «Avec un résultat comme le vôtre, c'est clair qu'on s'en va en chimio!» Marie-France a commencé un cycle de traitements de chimiothérapie qui devait la conduire en enfer. Elle devait recevoir 4 traitements de Taxotere, suivis de 20 séances de radiothérapie. Dix jours après le premier traitement de chimiothérapie, elle fut admise d'urgence à l'hôpital, ses intestins étaient nécrosés, calcinés. Marie-France fut hospitalisée 8 mois, opérée 4 fois à l'abdomen en 14 mois, en plus d'une trachéotomie et d'un arrêt cardiaque dont elle fut chanceuse de sortir sans séquelles. «J'ai failli mourir trois fois, me dit-elle. À force d'être alitée, j'ai perdu 4,5 pouces (11,5 cm). Je mesurais 5 pieds et 3 pouces (1,60 m) avant... »

L'oncologue de Marie-France n'avait jamais vu une telle chose. Pourtant, après elle, l'oncologue lui a confirmé qu'il y avait eu deux autres cas semblables, dont un qui s'est soldé par un décès.

« Je pense que c'est une erreur médicale, mais personne ne veut l'admettre, accuse Marie-France. Ils ont fait des recherches pour savoir si quelque chose clochait avec le dosage du fabricant, mais n'ont rien trouvé. » Les plaintes officielles de Marie-France et de sa sœur, qui a sacrifié sa vie pour s'occuper d'elle, sont demeurées lettre morte.

« Ça n'a rien donné, constate la patiente. Mon dossier médical est plus épais que le bottin téléphonique de la ville de Québec, je vois un psy depuis deux ans, je suis toujours en choc post-traumatique. J'étais quelqu'un de positif et naïf. Je ne voulais pas entendre parler des aspects négatifs. Je disais aux médecins : "Faites ce que vous avez à faire !" J'avais confiance. »

Aujourd'hui, Marie-France est partiellement invalide. Sa confiance envers les médecins s'est émoussée. Elle a changé d'oncologue et elle aimerait écrire un livre sur son histoire. « On m'a appelée "la miraculée", je dois avoir une mission. Je n'ai pas vécu ça pour rien. Il faut que ça serve aux autres. »

Marie-France a peut-être rapetissé, mais elle voit encore grand.

Externalités négatives

« Les chiffres sont des innocents qui avouent facilement sous la torture. »
« Ce n'est pas l'honnête instrument qu'il faut incriminer, mais celui qui s'en sert ; un marteau peut servir à enfoncer des clous, mais aussi à défoncer un crâne. Jamais encore un juge d'instruction n'a traduit un marteau en cours d'assises. »

Alfred Sauvy, *Mythologie de notre temps*

PEU IMPORTE les statistiques, lorsque le malheur s'abat sur vous, c'est 100 % de votre vie qui y passe. La fatalité dont on ne parle jamais, c'est la sœur d'une amie de ma mère, décédée dans son fauteuil de chimio à la quatrième visite (à cause de la chimio !), c'est ce jeune collègue d'une amie, retrouvé mort 15 minutes après la première injection. Ce à quoi les médecins répondent : « Il serait mort de toute façon. » Façon de voir les choses et dont personne ne peut être certain.

« Peu de patients refusent la chimio, m'a affirmé une oncologue. Même si les gens n'ont plus que les sudokus comme raison de vivre, ils vont y aller.» Le problème réside aussi dans le fait que les effets secondaires permanents massacrent la qualité de vie des survivants, provoquent parfois célibat, dépression, incapacités physiques, faillite personnelle, pauvreté, suicide...

Cela n'est comptabilisé dans aucune statistique servie par les médecins à leurs patients, ceux-ci préférant demeurer plus qu'optimistes en ces matières. Ce sont des externalités négatives, comme disent les économistes. Si les sudokus s'avèrent votre unique raison de vivre et que vous n'arrivez plus à tenir un crayon ou un iPad, postchimio, on peut imaginer que la vie ne vaut plus grand-chose pour vous.

Je me demande si notre société réalise combien il lui en coûte pour prescrire ces poisons de luxe inconsidérément et à tout va dans le seul but de «sudokuiser» un individu qui a «droit» à la vie. Évidemment, l'éthique, les questions morales et philosophiques nous empêchent de statuer sur ce droit. Et la valeur d'une vie est de prime abord la même pour tous. Si les patients savaient ce qui les attend vraiment pendant et après et s'ils devaient défrayer eux-mêmes ne serait-ce qu'un infime pourcentage du traitement, je serais curieuse de voir combien y renonceraient. Ils poseraient certainement autant de questions qu'avant l'achat d'une automobile.

Nous en sommes là, face à un endoctrinement généralisé devant une science approximative et peu rentable du point de vue du coût-avantage. Il n'est pas inutile de savoir que les compagnies pharmaceutiques établissent le prix d'un médicament anticancer selon ce que le marché et les compagnies d'assurances (régimes publics inclus) peuvent payer. Elles font des études préalables pour établir ce tarif en fonction des médicaments déjà disponibles et de ce que les consommateurs (via leurs assurances privées ou publiques) sont prêts à débourser. Le prix moyen d'un médicament pour le cancer est de 10 000 $ par mois aux États-Unis[1]. Sans oublier qu'il est plus avantageux pour les compagnies pharmaceutiques d'investir dans la recherche pour des médicaments destinés aux patients en phase terminale (les brevets n'ont pas le temps d'expirer qu'on propose déjà une autre version) plutôt que dans la prévention[2].

Les oncologues américains commencent tout juste à évaluer ce prix et refuser certains traitements[3, 4], justement parce qu'ils ne remplissent pas leurs promesses et coûtent trop cher aux hôpitaux en vertu de l'*evidence-based medicine* (EBM), la médecine basée sur les faits. Certains médecins, plus conscientisés, réalisent que leurs patients font littéralement faillite en raison des coûts en partie absorbés par les malades (c'est de plus en plus vrai au Québec). On peut aussi «tuer» un patient financièrement.

Pendant qu'on tente de prolonger la fin de vie d'un adepte de sudokus avec une chimio peu «rentable», on coupe combien de postes de psychologues en pédiatrie, on retarde combien de chirurgies faute de salle et de personnel, on laisse poireauter combien de patients pour des problèmes jugés mineurs mais qui leur pourrissent l'existence, on coupe combien de bains en CHSLD?

Ces questions délicates, parce qu'éthiques, presque personne ne les aborde officiellement – trop explosif –, mais elles méritent d'être regardées en face et froidement.

Les médias sont tout aussi lobotomisés que les médecins en ce qui concerne ce protocole à l'issue incertaine présenté comme LA solution. Quand on n'a qu'un marteau dans son coffre à outils, on cherche des clous. Sans oublier qu'une portion des patients caucasiens ne toléreraient pas la chimio, tout comme les autochtones ne supportent généralement pas l'alcool.

«Tu es une colley, eux non plus ne peuvent pas supporter la chimio», m'a dit la vétérinaire que j'ai ajoutée à mon équipe multidisciplinaire.

Je suis une colley sans collier.

M. GILLES

«*Don't cry because it's over, smile because it happened.*»
Dr Seuss

M. Gilles a 83 ans, il a mené une existence riche et excitante et estime être un privilégié de la vie. Il a voyagé pour son travail, vécu en Irlande, en France et à Washington, il a eu une épouse aimée, des enfants aimants, bref, ce n'est pas un petit cancer de la prostate à 73 ans qui allait le démoraliser. Cet optimiste a subi beaucoup de traitements depuis 10 ans, prend des médicaments anticancéreux depuis des années avec des noms en «ex», sans se plaindre et en aimant la vie. Je vous parle un peu du patient idéal.

En octobre 2013, son oncologue lui a annoncé que le cancer progressait. Fils de médecin, frère et beau-frère de médecin, M. Gilles a foi en la science et a même participé à un protocole de recherche expérimentale en immunothérapie pour le cancer dont il est atteint. On lui injectait un mélange de grippe aviaire et de petite vérole aux deux semaines durant deux mois.

« J'ai voulu faire ma part. Nous étions 1200 patients sélectionnés dans le monde. La compagnie pharmaceutique payait tout... sauf le stationnement. À 25 $ la fois, ça fait cher. Surtout qu'on faisait ça bénévolement. Je ne sais pas si j'étais de ceux qui ont reçu le placebo, mais ça n'a rien donné. »

M. Gilles a tout essayé : l'opération, la radiothérapie, les médicaments. Jusqu'à ce que son uro-oncologue lui propose un nouveau traitement : des médicaments aux effets secondaires « épouvantables » et au prix exorbitant.

« Ça coûtait 48 000 $ par année et on ne pouvait pas me dire si ça prolongerait ma vie de 2 mois ou de 1 an. On m'a répondu que c'était un secret médical. Ma compagnie d'assurances était prête à payer le traitement, mais moi, je ressentais déjà beaucoup de fatigue à cause de mes autres médicaments. J'ai refusé. »

M. Gilles a fait une maîtrise en économie ; il sait compter et il connaît les courbes démographiques. Il considère que notre système de santé ne pourra continuer à offrir tous les traitements actuels en oncologie à une population qui vieillira à vue d'œil. Les médecins ont leur part de responsabilité, le gouvernement et les patients aussi. Quant aux pharmaceutiques et aux compagnies d'assurances, M. Gilles ne se fait pas trop d'illusions, elles veillent au gain.

« Faut pas trop en demander, dit-il. On ne peut pas exiger du gouvernement qu'il nous maintienne en vie à tout prix. J'en ai vu des gens de 70-80 ans en chimio. Ça faisait pitié. Et c'est très coûteux. Nous n'avons pas les moyens de nous payer ça. Moi, je profite de chaque instant. Ce sont l'infirmière et la médecin du CLSC qui viennent me rendre visite chaque semaine qui m'ont donné le goût de vivre chaque jour. Je vais au bord du fleuve, je regarde les couchers de soleil. Je suis prêt à mourir. Si on apprenait à aimer la nature, on vivrait plus heureux et on accepterait la mort. Il faut habituer les gens à ne plus avoir peur de la mort. »

M. Gilles est un grand lecteur et sa curiosité intellectuelle l'a aidé à entrevoir sa fin avec sérénité.

« Je me suis acheté une pile de bouquins et j'espère pouvoir tous les lire avant de mourir. Je pratique l'évasion littéraire. J'ai lu Machiavel, David Levine, Raif Badawi, Noam Chomsky, Max Gallo, Frédéric Lenoir. J'ai étudié l'hindouisme à travers mes lectures et j'ai fait la paix avec ma fin. La solution, c'est de ne plus avoir peur de mourir. Quand je regarde comment se comportent les humains, je ne vois pas pourquoi on mériterait une autre vie... »

Le pari
de Pascal

« Vous avez deux choses à perdre : le vrai et le bien, et deux choses à engager : votre raison et votre volonté, votre connaissance et votre béatitude ; et votre nature a deux choses à fuir : l'erreur et la misère. Votre raison n'est pas plus blessée, en choisissant l'un que l'autre, puisqu'il faut nécessairement choisir. Voilà un point vidé. Mais votre béatitude ? Pesons le gain et la perte, en prenant croix que Dieu est. Estimons ces deux cas : si vous gagnez, vous gagnez tout ; si vous perdez, vous ne perdez rien. Gagez donc qu'il est, sans hésiter. »

Blaise Pascal, *Pensées* (1670)

Y CROIRE ou ne pas y croire change-t-il quelque chose à l'affaire ? Courir le risque d'y croire, c'est courir le risque de guérir. Mais certains préfèrent demeurer athées plutôt que de passer pour des êtres crédules, faibles et sans discernement. La science a réussi à nous convaincre de son omniscience.

« Tu prends le pari de Pascal », m'a suggéré le psychiatre en oncologie qui m'a aidée à prendre la décision d'aller en chimio même si je sentais que je n'étais pas armée pour cette solution brutale et possiblement létale.

Un des problèmes, en médecine, c'est qu'on nous demande d'adhérer à une religion qui peut nous être fatale, contrairement à Dieu, qui est juste et bon et n'exige pas une crucifixion ou une flagellation chaque fois qu'on se met à genoux pour expier nos péchés. Enfin, tout dépend des religions.

Je devais gager que les gains de la chimio l'emporteraient sur les pertes. Et comme les médecins ne pouvaient pas me dire si j'avais besoin de 0 ou 12 traitements, j'avais l'impression de jouer ma vie avec un 25 sous. Pile, tu survis, face, tu tombes.

De la même façon, mais avec des effets secondaires inexistants, j'ai tenté le tout pour le tout en me tournant vers les médecines alternatives (que j'ai toujours pratiquées avec un certain succès) pour poursuivre ma guérison telle que je l'entendais. Le pari de Pascal, toujours. Et dans ce cas-ci, ça ne me coûtait pas la vie d'y croire. Personne ne tentait de me convaincre que je pouvais m'éviter une récidive non plus. Une mesure de prudence, sans plus, mais non négligeable.

Quant aux coûts sonnants et trébuchants, les critiques sont nombreuses sur les débours des patients en médecines douces et traitements complémentaires. Dépenser des milliers de dollars pour aller jeûner ou boire des jus verts dans des instituts spécialisés, fréquenter l'herboristerie ou s'abonner aux suppléments, est-ce réellement une arnaque? Je réponds toujours que les traitements offerts à l'hôpital ont un coût bien supérieur que nous oublions facilement parce qu'il ne nous est pas facturé directement au Québec.

Quant à l'arnaque, bien malin celui qui pourra nous dire où elle se situe. Ce qui ne fonctionne pas pour l'un peut s'avérer un miracle pour l'autre. Le journaliste américain Norman Cousins, auteur du best-seller *La volonté de guérir*, a défié tous les pronostics médicaux (1 chance sur 500 de survivre à une spondylarthrite ankylosante) en prenant des doses massives de vitamine C et en découvrant les vertus thérapeutiques du rire! En 1964, son approche originale en a inspiré d'autres, mais plus que tout, elle a convaincu maints patients d'assumer une part de responsabilité dans leur parcours de guérison.

«La science professe qu'il faut voir pour croire, mais en réalité il faut commencer par croire si nous voulons voir. Soyons réceptifs à certaines possibilités qu'ignore encore la science si nous ne voulons pas passer à côté. Il serait absurde de négliger des traitements efficaces sous prétexte qu'on ne comprend pas encore leur mode d'action.»

D'Bernie Siegel, chirurgien, *L'amour, la médecine et les miracles*

LA POLITIQUE DE L'AUTRUCHE

Chère Madame Blanchette,

Il y a bientôt cinq ans, j'ai refusé la chimio postopératoire qu'on me proposait, de même que les cinq traitements de radiothérapie (curiethérapie) préopératoires qu'on m'avait prescrits pour une tumeur classée T-3, très près de la sortie.

Je vous assure que je n'ai pas pris cette décision à la légère. J'ai épluché la littérature sur le sujet car elle est facilement disponible et j'ai suffisamment de connaissances en science et de jugement pour pouvoir l'interpréter.

Ces deux procédures additionnelles réduisaient de seulement quelques points de pourcentage mes risques de récidive locale mais rien de plus sur le reste.

La décision a été difficile à prendre, mais, une fois prise, je ne l'ai jamais remise en question. Aujourd'hui, à 62 ans, c'est comme si rien ne s'était passé et je profite de la vie au maximum.

Depuis l'opération, je ne consomme aucun médicament. Je prends 3000 UI de vitamine D3 chaque jour et, depuis près de 2 ans, je prends quotidiennement une décoction de chaga, un champignon aux vertus médicinales étonnantes et tout à fait inoffensif, même en consommation régulière, et une aspirine de temps en temps.

Je mange varié, je suis mes envies et je me tiens relativement en forme, sans plus.

Je vous félicite d'avoir eu le courage d'exprimer cette opinion passablement à contre-courant mais tellement importante à prendre en compte lorsqu'on est confronté à cette décision.

Oh, j'oubliais! Le suivi : je n'en fais pas. Si je sens que quelque chose ne tourne pas rond, j'aviserai. En attendant, j'ai des choses bien plus plaisantes à penser qu'à mon cancer.

La politique de l'autruche me convient parfaitement.

JJ

Les aiguilles et le Folfox

Chimio pour les nuls

Ce texte a été publié le 13 juin 2014 dans *Le Devoir*. Il a obtenu le prix Judith-Jasmin, catégorie Opinion, à l'automne 2014.

AVERTISSEMENT : n'arrêtez pas vos traitements ou médicaments sans consulter votre médecin, votre psy ou votre mère. Ne m'écrivez pas pour me dire que la chimio vous a sauvé la vie. Ceux qui en sont morts ne se feront jamais entendre.

« Mme Blanchette. Salle 2. Fauteuil 16 », m'indique la voix dans le haut-parleur. Dans la salle d'attente, l'ambiance est lourde, le silence plombé. Chacun sait ce qu'on attend ici : un match en prolongation ou l'élimination. Dans chaque salle, moderne, éclatante de propreté, impersonnelle, lumineuse, des fauteuils capitonnés réglables avec écrans de télé individuels nous accueillent. J'y serai cinq heures chaque fois à me faire infiltrer du Folfox, un mélange de plusieurs poisons extrêmement agressifs, sans compter tous les antinauséeux et antivomitifs, cortisone et autres qu'on nous administre avant.

Six mois aux deux semaines, c'est le protocole prévu. Une partie à l'hôpital et une partie dans un «biberon» porté à la ceinture durant 48 heures, à la maison.

Nous sommes quatre patients par salle et nous partageons une infirmière qui a reçu un entraînement particulier, a lu tous les livres sur le bonheur et la motivation intérieure, sait que ce qui nous guérit peut nous tuer et ce qui nous tue peut nous guérir.

Je n'ai jamais éprouvé autant de compassion envers les souris qu'aujourd'hui. Combien d'entre elles ont dû lever les pattes dans d'atroces souffrances pour me permettre de percoler sous haute surveillance ici?

Ici. À la fois la (fine) pointe de l'iceberg de notre médecine de laboratoire et un no man's land déshumanisant où les pelés et les tondus ont l'air de condamnés à vivre, pour reprendre l'expression décapante de l'écrivain Pierre Gagnon, qui a commis un très joli livre sur sa chimio il y a quelques années (*5-FU*). Justement, j'en reçois du 5-FU. Et de l'oxaliplatine, du platine, comme son nom l'indique, qui se déposera sur mes cellules folles et sages. On fait dans les métaux lourds. Et je relis *5-FU* pour me donner du courage.

J'en ai besoin d'une bonne dose pour oublier les paroles de la gastro-oncologue: 1 chance sur 50 000 d'en mourir après la première perfusion. Ce n'est rien qu'une statistique, un désagréable effet secondaire, mais mon infirmière pivot a perdu une patiente comme ça. Elle n'oubliera pas son nom de sitôt. C'est la faute d'un gène qui provoque une réaction auto-immune. Le corps se suicide. J'y penserai chaque minute durant ces deux interminables semaines auxquelles j'ai survécu non sans effets secondaires débilitants. «Il se pourrait que vous ne puissiez plus écrire...», m'avait aussi avertie ma docteure. Plus capable de sentir ses doigts. Tout a un prix, mais celui-là, pas du tout temporaire dans 5 % des cas, équivalait à m'amputer.

C'est à la seconde salve que je suis tombée K.-O. Et j'ai compris ce que le cycliste Lance Armstrong voulait dire quand il parlait de «l'expérience la plus difficile de ma vie» au sujet de la chimio. Il en a fait une dépression. Guy Corneau aussi en a fait une; il en parle dans son excellent récit *Revivre!*

La mienne aura été de courte durée, mais j'ai glissé vers la psychose, ou quelque chose d'approchant, une perte de contact avec la réalité. C'est la cortisone qui fait ça. Sans compter le reste, l'impression que la vie nous quitte, qu'on se vide de son essence.

Intoxication médicamenteuse, m'a confirmé un ami psychiatre en oncologie qui soigne non seulement des gens déprimés d'avoir le cancer, mais aussi les dépressions causées par la chimiothérapie.

La chimio peut tuer de bien des façons. Et pourtant, tant les médecins que l'entourage la perçoivent comme l'ultime planche de salut. «C'est pas de la faute aux médecins, m'a dit le psychiatre des cancéreux. Ils sont formés pour sauver des vies. Peu importe le prix, même au détriment de la qualité de vie. Et puis, ils craignent les poursuites...»

J'allais mourir guérie, quelle ironie! Car mes médecins m'ont prescrit une chimio adjuvante, «au cas». Tout ça pour 6 % de chances supplémentaires d'allonger ma vie de 5 ans. «Vous savez, nous, on se lève dans nos congrès pour applaudir 6 % d'amélioration du taux de survie», m'a dit l'oncologue, très emballée. Moi, la dernière fois que j'ai vu un *standing ovation*, c'était au TNM devant *Les aiguilles et l'opium*. Chacun sa drogue.

Le fermier chez qui j'achète mes œufs est tranchant comme un hachoir : «Y a trois choses qui mènent le monde : le cul, l'argent pis les pharmaceutiques.» Depuis que j'ai visité les limbes, je ne suis pas loin de penser comme lui. Un traitement comme le mien vaut 20 000 $. Certaines chimios orales qui peuvent prolonger la vie de quelques mois ou quelques années (ou pas du tout) coûtent de 7000 à 10 000 $ par mois et peuvent être poursuivies durant 1 an.

Bien sûr, dans un système comme le nôtre, pas un médecin, un pharmacien d'hôpital (quoique l'oncologie gruge la plus grande part de leur budget) ou un fonctionnaire du ministère de la Santé ne se hasardera à tamponner un signe de dollar sur une vie et à stigmatiser un groupe aussi important que les cancéreux actuels et potentiels. On ne se met pas à dos 41 % des femmes et 46 % des hommes d'une population. Aux États-Unis, le privé s'en mêlant, on parle de plus en plus de coûts-bénéfices dans les traitements de chimio.

À tort ou à raison, les patients estiment que leur vie n'a pas de prix. Les médecins pensent qu'il faut la prolonger coûte que coûte ; et au Québec, la chimio a grugé 37 % du budget de médicaments dans les hôpitaux en 2012-2013[1]. Et on ne parle pas de tous les médicaments pour traiter les effets secondaires des effets secondaires. Ils sont nombreux. On ne parle pas non plus du temps d'hospitalisation, du fauteuil, des pharmaciens, des infirmiers...

Même dans un climat d'austérité budgétaire, nos politiciens ne veulent pas s'attirer du capital d'antipathie en se prononçant sur l'épineuse question des traitements de chimio. Et les pharmaceutiques empochent sur ce tabou qui fait parfaitement leur affaire. Tellement qu'un médicament comme le Taxol utilisé pour les chimios contre le cancer des ovaires ou du poumon est passé de 42 $ à 4000 $ la dose à Montréal le mois dernier. Cent fois plus cher! Dans son rapport remis au printemps 2014 à l'Assemblée nationale[2], le Vérificateur général notait que l'Alimta (médicament utilisé pour les cancers du poumon) a augmenté de 926 % en 2012-2013.

Une pharmacienne d'hôpital me mentionnait du bout des lèvres qu'elle voyait de plus en plus de patients de plus de 80-85 ans en chimio et que certains n'y tenaient pas vraiment... la famille et le médecin insistent.

Il n'y aura jamais de lobby des producteurs de canneberges ou de thé vert pour accommoder les 5 % de Caucasiens, qui, comme moi, ne peuvent pas tolérer la chimio, mais sont familiers avec les recherches du chercheur Richard Béliveau.

J'ai averti mon oncologue après un mois en enfer : « J'arrête tout! Je préfère mourir par mes propres moyens... »

Et, pour ça, je ne connais pas de meilleure façon que de continuer à vivre.

Note d'une éthicienne : Le Commissaire à la santé et au bien-être (CSBE) se fait taper sur les doigts par des associations et organismes de patients, ainsi que par le Conseil pour la protection des malades, pour avoir osé mettre un prix sur certains traitements et soulever les enjeux sociaux et éthiques[3].

Le CSBE et l'Institut national d'excellence en santé et en services sociaux (INESSS), qui jouent le rôle de chiens de garde, se voient bâillonnés et leurs rapports « réinterprétés » et tablettés sous les pressions exercées par les groupes de lobby de patients (cancer, autisme, infertilité). On note une grande ingérence politique, tous gouvernements confondus. Donc, on crée des organismes de surveillance, mais on ne les écoute pas ou, pire, on les discrédite selon la saveur du mois.

Tiré du forum Colon Talk :

« Post by Megansmom, Monday May 23, 2016 5:54 pm
Ma fille de 34 ans est décédée soudainement après son premier traitement par Folfox pour un cancer du côlon de stade 4 qui avait métastasé du rectum jusqu'aux poumons et au foie. Elle a été hospitalisée pour une forte fièvre après le premier traitement. L'oncologue a indiqué que l'un des médicaments employés pouvait être responsable de cette mort soudaine, un effet secondaire rare, mais nous n'avions pas sélectionné ce traitement. Nous n'avons pas reçu d'explication au sujet de sa mort et l'oncologue était en état de choc. La suivre de plus près n'aurait pas aidé. Elle était à l'hôpital lorsqu'elle est tombée dans mes bras, j'ai appelé pour recevoir de l'aide et on a tenté une réanimation cardiorespiratoire en vain. »

Five feet under

« Même si tu ne connais rien en chimie, tu sens bien que si tu te mets ça dans les veines, tu vas finir comme de la barbe à papa [...] Quinze jours plus tard, tu te retrouves avec des maladies du Moyen Âge. »
Dieudonné, *Le cancer*

« Face à la complexité de la mise au point des thérapies ciblées, à leurs cibles restreintes et leur toxicité non négligeable, on peut se demander quel est le bénéfice réel de ces chimiothérapies de nouvelle génération. L'Avastin, dont les ventes se sont chiffrées à quelque sept milliards de dollars en 2010, est même accusé d'accroître le risque de mortalité. »
Anne Gourvès, docteure en génotoxicologie, cadre dans l'industrie pharmaceutique

LE 5-FU, c'est le petit nom sympa qu'on donne à un médicament, le fluorouracile, couramment utilisé en oncologie pour « guérir » les cancers du côlon, du rectum ou même du sein, des ovaires ou du cou. C'est le médicament le plus prescrit pour traiter les cancers digestifs. Il a été mis au point à la fin des années 1950. On le surnomme affectueusement «five feet under»...

Je savais que la chimio pouvait être toxique et que je risquais d'en mourir : 1 chance sur 50 000, m'avait informée l'oncologue en me soulignant que ça n'arrivait ja-mais et de ne pas écouter ce chiffre même si elle était obligée de me le dire. Je la félicite ; tous les oncologues n'ont pas une éthique aussi poussée. Certains n'abordent jamais cette question avec leurs patients, se disant que cela pourrait les décourager d'entreprendre le traitement.

J'ai pris du 5-FU durant 96 heures ; cela faisait partie du combo anticancéreux qu'on m'administrait. Je «dormais» avec, aussi bien dire que je dormais peu.

C'est en lisant le dossier intitulé «Chimio fatale. La roulette russe», signé par la journaliste Marie-Claude Malboeuf dans *La Presse+* du 8 septembre 2015[1], que j'ai reçu mon dernier uppercut du Service d'oncologie, un an et demi après avoir abandonné le traitement qui devait prévenir une récidive dans 6 % des cas.

Après une recherche de plusieurs semaines sur le seul sujet de la toxicité de la chimio (un travail colossal), Marie-Claude a monté un dossier fouillé et complètement béton, avec histoires de cas à l'appui, pour démontrer à quel point on contournait ce trou noir des traitements – la toxicité létale – avec une «immense désinvolture». Ce sont ses mots. Cette journaliste a redonné une voix à des milliers de gens qui ne l'avaient plus, à la suite d'un traitement qui était censé les sauver et les avait tués ou handicapés à vie. Dans le cas particulier du 5-FU, on parle de toxicités graves dans le tiers des cas[2] ! Des patients développent parfois ces effets secondaires après le traitement complet, d'autres après une seule séance, mais plusieurs gardent des séquelles à vie.

Même si Marie-Claude Malboeuf était plutôt favorable à la chimio avant d'entreprendre cette enquête journalistique, elle émet maintenant des réserves :

> «Certains oncologues semblent sous-estimer nettement les risques d'effets secondaires graves et, par conséquent, ils n'en parlent pas assez à leurs patients et peuvent être trop lents à réagir quand certains effets se manifestent. Pour le bien des patients et pour que ceux-ci puissent prendre des décisions plus éclairées, il faudrait sans doute réajuster la barre. Mais bien des médecins semblent programmés pour traiter coûte que coûte. Ils sont aussi submergés de travail,

donc pas toujours au courant des derniers progrès et des dernières études.»

J'ai rencontré Marie-Claude pour pouvoir relayer ses informations, étant certaine qu'elle n'avait pas divulgué tout son matériel de recherche. Effectivement, faute d'espace, elle n'en a utilisé que la moitié. Elle est arrivée à notre rendez-vous avec une tonne de dossiers numérotés et de publications scientifiques surlignées de toutes les couleurs. J'avais devant moi la preuve qu'on m'avait menti ou qu'on ne m'avait pas bien renseignée pour prendre une décision éclairée. Mes chances de mourir à cause du 5-FU n'étaient plus de 1 sur 50 000 (0,000 02 %) mais plutôt de 0,5 à 1,3 % en tenant compte de chiffres conservateurs et en se rappelant que les médecins ne sont pas tenus de signaler ces effets secondaires navrants à Santé Canada (MedEffet Canada[3, 4])... Donc, combien de patients meurent vraiment au champ de bataille? Nul ne le sait vraiment. D'après les études citées sur le site de Ken Surprenant, un homme du Michigan dont la conjointe est décédée des effets secondaires du 5-FU (www.know-the-risk-of-5fu-chemotherapy.com), les statistiques seraient même de 0,5 à 3 % de mortalité[5]. Quand je pense que mon oncologue m'a vivement conseillé ce traitement pour réduire mon risque de récidive de 3 à 15 % (un écart trop important pour être fiable selon d'autres oncologues consultés), j'en reste bouche bée.

Marie-Claude Malboeuf présentait le cas d'un homme de 69 ans qui a reçu une chimio préventive en 2011 pour un cancer du côlon, opéré sans séquelles, sans métastases ni ganglion atteint. Paul Allard était de retour sur les courts de tennis après son opération et il avait plus de trois chances sur quatre de s'en sortir. Il est mort de façon atroce après avoir avalé cinq comprimés de Xeloda (l'équivalent du 5-FU). Son médecin n'a rapporté la cause du décès qu'après trois ans, soit au moment où la veuve a porté plainte (voir le témoignage de Colette Bibeau, p. 58).

Marie-Claude Malboeuf m'a dit avoir eu les larmes aux yeux en voyant les photos prises par la femme de ce patient décédé aux soins intensifs deux semaines après le traitement de chimio. «Nous n'avons publié que la moins pire des photos, me dit-elle. C'était insoutenable. À l'hôpital, on pensait qu'on leur envoyait un grand brûlé...»

Au Canada, pour le seul 5-FU, il y aurait de 20 à 30 morts par année attribuables au traitement – et quelque 500 cas suspects annuellement – selon les recherches effectuées par Marie-Claude dans les bases de données de Canada Vigilance (Santé Canada).

Elle a également appris dans ses travaux d'excavation – dans un texte publié en 2014 par la Personalized Medicine Coalition – que les médicaments anticancéreux sont inefficaces chez 75 % de la population[6]. De plus, de 30 à 50 % des effets indésirables du 5-FU sont attribuables à une déficience d'enzymes (DPD).

Les médecins et chercheurs parlent depuis longtemps de médecine personnalisée et de thérapies ciblées, mais c'est la quête du Graal : beaucoup de promesses et d'espoirs. Sauf qu'il existe des tests génétiques, notamment utilisés en France, qu'on peut passer avant d'aller en chimio. Ces tests, dont fait état Marie-Claude Malboeuf dans son dossier, permettent de déterminer si vous avez les enzymes nécessaires pour métaboliser la chimio. Et on les propose aussi dans certains hôpitaux aux États-Unis pour déterminer quel type de traitement agira sur le cancer, comme pour le cancer du côlon qui serait réceptif à l'immunothérapie chez 15 à 20 % des patients qui présentent une mutation génétique particulière[7]. Lorsque j'ai émis la possibilité de me soumettre à ces tests, on m'a répondu qu'ils n'étaient pas disponibles, prétextant que les résultats ne seraient pas connus avant six semaines, alors qu'en France on les obtient en cinq jours... Les médecins doivent envoyer les prélèvements à l'étranger pour obtenir des analyses génétiques dans le cadre des traitements comme le 5-FU.

Entendons-nous, ces tests ne garantissent pas l'innocuité des médicaments à 100 %, mais le dosage personnalisé permet d'en augmenter l'efficacité et de limiter les dégâts. Ils préviendraient 98 % des toxicités même si cela n'augmente pas l'efficacité des chimios au bout du compte. Et ils ne coûtent que 285 $ par personne...

Ils permettent également à des gens de refuser la chimio sans se sentir coupables. C'est le cas d'une des patientes que j'ai interviewées et qui n'avait pas un taux de réponse très favorable pour son cancer du sein (voir le témoignage de la D[re] Anne-Marie Gagnon, p. 293).

Un médecin spécialiste qui préfère conserver l'anonymat m'a écrit ceci :

> « Les traitements "sur mesure" aidés par des tests
> enzymatiques et recherches de mutations spécifiques de
> tumeurs sont le futur de la médecine moderne, mais, pour
> cela, il faut que le gouvernement, les fonds de recherche

et les directeurs d'hôpitaux soient prêts à investir ; rendre accessibles les tests disponibles et financer la recherche en ce sens [8]. »

En terminant, Marie-Claude Malboeuf me souligne avec justesse que nous avons 1 chance sur 90 millions de mourir dans un accident aérien et que nous déclenchons des commissions d'enquête lorsqu'un avion pique du nez. Comment se fait-il qu'avec des chiffres tels que ceux invoqués sur les risques de mortalité associés à la chimio nous restions aussi négligents ?

Le premier ministre et son bras droit au ministère de la Santé et des Services sociaux (MSSS) pourraient peut-être répondre à cette question qui touche des milliers de gens chaque année ?

JOUER À LA ROULETTE RUSSE

Chère Madame Blanchette,

Avertissement :
Toute personne qui lira le témoignage qui suit prend le risque de ne plus voir la médecine de la même façon.

Le 10 février 2011, mon mari, Paul Allard, me demande de l'accompagner à l'urgence car il se sent vraiment mal. Il juge inutile de revoir l'oncologue qui lui a prescrit son traitement de chimiothérapie, puisque ce dernier lui a dit à trois reprises, soit le 3, le 7 et le 9 février, de ne pas s'inquiéter parce que ce médicament était léger et qu'il pouvait l'arrêter s'il trouvait que sa qualité de vie était changée. «Pauvre monsieur Allard, vous n'avez pas été chanceux.» Pas chanceux ! Est-ce tout ce qu'il avait à dire ? Paul, en acceptant ce médicament, a joué à la roulette russe car il y avait une balle dans le pistolet, mais le médecin avait oublié de le lui dire ! Paul est décédé le 3 mars, un mois après avoir avalé la première dose de chimiothérapie.

Paul a entrepris ce traitement pour augmenter de 5 % ses chances de non-récidive d'un cancer du côlon diagnostiqué en septembre 2010 et opéré 2 mois plus tard. Ce cancer était de type 2, sans métastases, et ne semblait pas s'être propagé ailleurs puisque 17 ganglions de part et d'autre avaient été enlevés et qu'ils étaient tous sains.

Fait à noter, il avait repris, en janvier 2011, toutes ses activités sportives : tennis à sept heures le lundi et demi-journées de ski les autres jours. En outre, son chirurgien l'avait autorisé à reprendre son entraînement au gym, et ce, en décembre, puisqu'il récupérait au-delà des normes habituelles de récupération des personnes qui subissent ce genre d'opération. Il a tout simplement signé son arrêt de mort lorsqu'il a rencontré cet oncologue le 3 février, qui lui a prescrit ce traitement à titre préventif. Avant cette date fatidique, il avait une belle qualité de vie et avait même présenté à nos amis des plans de voyage pour l'été 2011.

Comment se fait-il que 5 doses de Xeloda, un médicament contenant du 5-FU, aient été suffisantes pour qu'il meure 28 jours après ? Vingt-sept jours de souffrances atroces, voilà ce qu'a causé ce médicament dit léger. Or, mystère et boule de gomme ! Comment deux jours et demi de ce traitement dit léger peuvent-ils faire en sorte qu'une personne soit incapable d'avaler quelque nourriture que ce soit après cinq jours, ne puisse plus prononcer un son après sept jours, ait des croûtes brunes sur son visage et perde ses cheveux ?

Durant son séjour aux soins intensifs, Paul a fait une jaunisse, son taux de sucre a monté à 16, son rein droit a arrêté de fonctionner, il a été placé sous dialyse, a été opéré en soirée, a eu un scan, etc.

Des soins ultra-spécialisés lui ont aussi été prodigués : transfusions de sang, de plasma, de plaquettes, administration de facteurs de coagulation à la suite d'une hémorragie interne, intubation, mise sous respirateur, transfert sur un lit d'eau pour éviter les plaies de lit, etc.

Et voilà à quoi aura servi cette médication dite légère et donnée à titre préventif, dont le coût était à l'époque tout près de 900 $ aux 2 semaines.

Quelqu'un peut-il me dire combien a coûté son séjour aux soins intensifs ? (NDA : plus de 1500 $ par jour seulement pour le lit !) Pour une fois, il serait intéressant d'aligner deux colonnes de chiffres afin de comparer le prix d'un simple test permettant de savoir si Paul avait la carence enzymatique qui lui a causé toutes ces souffrances et l'a précipité dans l'au-delà.

Il est plus qu'urgent que notre ministre de la Santé et des Services sociaux se penche sur cette question d'autant plus que, paraît-il, nous sommes en période d'austérité et que des compressions budgétaires sont exigées de la part de certains ministères.

Pour 0,5 à 1,3 % des personnes qui ont cette mutation, le 5-FU s'attaque à leurs organes vitaux et les tue. Un médicament n'est pas censé tuer, surtout si on le prescrit à titre préventif.

Enfin, je me bats pour que des tests soient offerts avant qu'une personne accepte un traitement de chimiothérapie. Il peut s'agir d'une question de vie ou de mort.

Autre avertissement :

Toute personne malade doit être accompagnée d'une autre qui ne l'est pas avant de se présenter devant un médecin afin de pouvoir penser et parler en son nom. Une personne malade étant généralement très vulnérable et démunie, elle doit déléguer à quelqu'un d'autre son pouvoir de discuter avec le médecin avant d'accepter quelque médication que ce soit, n'en déplaise au médecin traitant. Puisqu'il s'agit de la vie du patient, il est primordial qu'il le fasse. Un médecin a bien deux oreilles pour entendre, mais ça ne veut pas dire pour autant qu'il écoute ce que vous lui dites.

Colette Bibeau, veuve de :
« PAUL ALLARD
19 mai 1941–3 mars 2011 »

« L'homme exploite l'homme… et parfois c'est l'inverse. »
Woody Allen

Oui mais si ?

« Être malade n'est pas ma spécialité, même si c'est gratuit. »
Maxime-Olivier Moutier, *Journal d'un étudiant en histoire de l'art*

QUE FERAS-TU si tu as une récidive ? Regretteras-tu d'avoir refusé la chimio ?

La question m'est posée assez souvent pour que je m'y attarde. De un, je n'ai jamais refusé la chimio, je l'ai abandonnée. De deux, les récidives ne sont pas obligatoires et on peut agir au quotidien (et pour toujours, c'est la clé) pour déjouer l'intrus. De trois, la question de la chimio présuppose que celle-ci est efficace et empêcherait une récidive. Or, les patients qui subissent la chimiothérapie connaissent des récidives, eux aussi. Et parfois à cause d'elle... car la chimiothérapie peut créer des cancers secondaires. De quatre, je n'avais pas le choix de cesser cette mort lente dont les effets sont cumulatifs : mon corps et mon esprit coulaient à pic. Le but n'est pas d'offrir des signes vitaux à ses proches pour les rassurer (hourra ! son cœur bat !) mais de pouvoir continuer à jouir d'une *qualité de vie* – telle que définie par le patient –, un concept qui englobe plusieurs paramètres que balaient parfois du revers de la main certains médecins un peu trop prompts à jouer les sauveurs.

De quatre et demi, même si mon pronostic de survie était encourageant (plus de 80 % sur 5 ans), je n'aurais pas réagi différemment s'il avait été de 20 %. C'est une erreur de penser que vous tolérerez mieux une amputation de la jambe parce qu'il vous en reste une.

De cinq, je ne peux pas regretter un traitement « préventif » dont on ne sait s'il s'avérera utile ou non, ni dans quelle proportion, ni à quelle dose, ni durant combien de temps. Je veux bien offrir mon corps à la science, mais encore faut-il que je sache dans quelle embarcation je prendrai place, quelle destination on me propose et qui commandite le voyage. J'ai souvent eu l'impression, au cours de ces tribulations « à l'étranger », que j'étais bien attachée dans un véhicule rutilant et au design séduisant mais sans freins et avec un gros klaxon. Une migrante à bord d'un tank de l'armée dans une zone bombardée.

En terminant, avec des si et des mais, on pourrait mettre le cancer en bouteille. Jamais je n'oserais généraliser ma démarche et en faire une règle ; ce choix est trop personnel même si, comme société, nous avons à nous poser de sérieuses questions sur la pertinence de tels soins offerts les yeux fermés. En cela, le « personnel » déborde vers l'universel. De la même façon, je ne crois pas qu'on puisse appliquer la chimiothérapie ou la radiothérapie comme traitement *one size fits all* à tous les patients. Comme me l'a répété un oncologue, c'est du cas par cas.

J'ai décidé d'agir en alliant mon instinct, la logique et la recherche, saupoudrés d'un soupçon de rébellion et de courage. Et cela ne regarde que moi, même si cela dérange autrui au-delà de ce que j'aurais pu soupçonner. À ma grande surprise, on m'a subtilement ou ouvertement fait subir un procès (une animatrice connue m'a même demandé si j'avais abandonné la chimio par instinct suicidaire !), par ignorance, tant en privé qu'en public, et c'est ce qui a déclenché la rédaction de ce livre qui tente de faire œuvre utile et d'informer au mieux. Un patient averti en vaut deux.

C'est l'espoir
qui tue

«On ne peut pas résoudre un problème avec le même mode de pensée que celui qui l'a créé. »
Albert Einstein

NOUS, LES JOURNALISTES, sommes généralement plus habiles avec les mots qu'avec les formules mathématiques ou chimiques. Notre peu de formation scientifique – souvent, nous avons choisi le programme de lettres au cégep ou de littérature française à l'université parce que nous avons coulé nos cours de statistiques 101 – explique que nous sommes aussi vulnérables que le restant de la population face aux dogmes de la science.

J'écoute des émissions pseudo-scientifiques totalement dépourvues d'esprit critique qui ne servent, en fait, qu'à relayer la pensée scientifique, ses succès et ses guerres de pouvoir pour obtenir les subventions de recherche et les médailles. Sinon, nous nous faisons une spécialité de tomber dans le *human interest* et le sujet qui fait larmoyer.

Un exemple ? Un journal nous présente des patientes atteintes du cancer qui ne peuvent recevoir une chimio spécifique (offerte dans d'autres provinces) car le rapport coût-efficacité n'a pas été démontré. Autrement dit, quelqu'un, quelque part, à l'Institut national d'excellence en santé et en services sociaux (INESSS), a regardé les chiffres et a décidé que cela n'en valait pas le coût. Le journaliste pousse des cris d'indignation sans avoir les données, sans nous présenter ces coûts.

Sa conclusion : ces patientes ont besoin d'espoir et ces médicaments représentent l'espoir pour elles. Fort bien. On l'appelle aussi l'effet placebo. Et cela coûterait pas mal moins cher à notre système de santé si on offrait l'espoir sous forme de comprimés sucrés.

Une vie n'a pas de prix, on le sait maintenant, cela fait partie des conventions sociales occidentales. Pour avoir voyagé un peu, j'ai pu constater que les conventions ne sont pas les mêmes au Cambodge, au Népal ou en Haïti. Vous me direz que l'espérance de vie n'est pas très élevée dans ces pays. Effectivement. On y pratique d'autres religions pour accepter la mort. Ça ne coûte rien et ça ne fait pas mal, tant que ça ne dégénère pas en guerre. Au pire, on sacrifie une poule en se livrant à quelques incantations vaudoues. Au mieux, on fait brûler un bâton d'encens.

Lors d'entrevues dans les médias, on m'a accusée d'ôter l'espoir aux patients en révélant la vérité sur le peu d'efficacité des chimiothérapies. Pour l'espoir, les lampions à l'oratoire Saint-Joseph se détaillent entre un et cinq dollars dans la chapelle votive.

Tandis que nous traitons des patients avec des médicaments qui ont peu ou pas d'effets à des coûts exorbitants – une chimio à 30 000 $, ce n'est pas rare et on peut pousser le bouchon jusqu'à 150 000 $ sans se forcer –, nous ne pouvons pas offrir de traitements plus efficaces pour d'autres pathologies à des gens qui pourraient guérir. Notre système de santé ploie sous le poids de nos demandes d'espoir[1]. Et Dieu sait qu'il n'y a pas plus désespéré que des athées. Le ciel s'écroule régulièrement sur leur tête. Le seul dieu qui leur reste porte une blouse blanche et baragouine des mots en latin.

En 2011, la compagnie Bristol-Myers Squibb offrait aux États-Unis (et plus tard en Ontario et en Saskatchewan) un médicament antimélanome métastatique, l'ipilimumab, commercialisé sous le nom de Yervoy. Le coût ? On l'estime à 116 000 $ pour une espérance de vie moyenne supplémentaire de 4 mois. Et il faut parfois compter le double du prix pour une réinduction (répétition du traitement) du patient, donc 232 000 $! Je veux bien que les médias nous tartinent l'espoir à grandes bouffées d'indignation, mais il faut parfois aller un peu plus loin dans la lecture de la posologie. Ça ne fait pas vendre de copies, mais c'est plus réaliste. Comme il est tordu de prétendre qu'un médicament prolonge la vie du patient de 65 % lorsque, dans les faits, il ne lui reste que 6 mois à vivre mais qu'on oublie de le mentionner (180 jours × 65 % = 117 jours supplémentaires).

L'INESSS a conseillé au ministre de la Santé québécois d'approuver le médicament Yervoy en 2012, dans un document qui a disparu depuis. Je le cite : « Les données cliniques démontrent que l'ipilimumab entraîne un important gain de survie globale de 3,7 mois chez les patients atteints d'un mélanome non résécable ou métastatique ayant déjà reçu une thérapie systémique[2]. »

Québec l'a refusé, au grand dam des organismes qui défendent les droits des patients atteints de mélanomes métastatiques.

J'imagine que le gain important de 3,7 mois ne semblait pas suffisamment... important. Et lorsqu'on ajoute la somme des effets secondaires associés à ce médicament, on peut clairement se demander s'il est pire de mourir avec ou sans Yervoy.

En février 2015, voici un extrait plus nuancé de l'avis envoyé au ministre par l'INESSS au sujet de Yervoy :

> « Chez les patients n'ayant jamais été traités, les données sur Yervoy[MC] proviennent de plusieurs études de faible niveau de preuve. Toutefois, toutes les données cliniques semblent indiquer que Yervoy[MC] permet aux patients de survivre quelques mois de plus comparativement aux traitements usuels. De plus, l'usage de Yervoy[MC] permet à environ 20 % des patients traités de survivre 5 ans comparativement à 10 % avec les traitements actuels, ce qui est important cliniquement. Il est toutefois actuellement impossible d'identifier d'avance les patients qui pourraient obtenir une telle réponse.

> « Chez les patients ayant déjà été traités, malgré la faiblesse de la preuve, les données montrent que l'usage de Yervoy[MC], après Tafinlar[MC] ou Zelboraf[MC], permet aux patients de survivre environ un an. L'effet du traitement sur la survie apparaît semblable à celui observé après une chimiothérapie.

> « Le coût de traitement par personne avec Yervoy[MC] est très élevé, soit de 116 000 $. Le rapport entre son coût et son

efficacité (les effets réels sur la durée de vie et la qualité de vie) est très élevé, que les patients aient déjà été traités ou non.

« L'INESSS est conscient que de prolonger la vie de quelques mois est un argument majeur pour les patients. Mais dans un contexte de ressources limitées, il doit émettre des recommandations pour que ces ressources soient investies de façon responsable afin de permettre d'aider le plus de patients possible dans l'ensemble du système de santé. Par ailleurs, comme le prix de Yervoy [MC] est très élevé, l'INESSS estime qu'il nécessiterait un budget de près de 32 millions de dollars sur 3 ans [3]. »

Certains des organismes qui défendent les droits des personnes touchées par le cancer sont directement financés par l'industrie pharmaceutique, histoire de compliquer un peu plus les équations [4]. Le plus simple, c'est encore d'espérer.

« On sait que le "Big Pharma" influence indûment – pour être poli – une bonne partie de la réglementation du médicament, de la formation des médecins, de la recherche clinique, des institutions médicales, des revues savantes et de la conception de la santé et, en conséquence, du savoir médical et pharmaceutique. »

Jacques Dufresne, philosophe, éditeur de *L'Agora*, *Le Devoir*, 16 avril 2015

LA FATALITÉ

Bonjour Madame Blanchette,

Mon père est décédé à l'été 2015 d'un cancer du poumon de stade 4*; il avait 70 ans. Son oncologue lui a fait miroiter la possibilité de vivre encore deux ou trois ans s'il faisait les traitements de chimio. Quatre mois plus tard, il était décédé, complètement affaibli par le traitement. Lorsqu'il a commencé les séances de chimio, il est passé de

—

* NDA : on divise le cancer en quatre stades et quatre grades. Les stades touchent au degré d'invasion du cancer (si des ganglions ou autres organes sont atteints) ; les grades s'appliquent au degré de différenciation cellulaire et à leur vitesse de croissance.

valide à invalide en l'espace d'une semaine. Ce fut très difficile pour lui et surtout pour ma mère.

J'apprends par la suite qu'il est complètement ridicule de proposer un traitement de chimio à un homme de 70 ans atteint d'un cancer du poumon de stade 4 car les chances qu'il s'en sorte sont bien minces, presque inexistantes. Dans mon entourage immédiat, j'entends également que d'autres hommes d'un certain âge ont suivi le même protocole de traitement que mon père, avec le même résultat précoce et fatidique.

Comment expliquer cette situation ? Est-ce que les oncologues travaillent pour leurs patients ou les pharmas ? Sachant également que les traitements de mon père ont dû coûter une fortune au système de santé, c'est incompréhensible.

Frédéric Pard

Jamais deux
sans trois

« Si l'efficacité de la chimiothérapie s'avère limitée et qu'elle induit de nombreux effets secondaires, on ne s'attend tout de même pas à ce que le cancer lui-même fasse partie de ses effets secondaires ! »
Anne Gourvès, docteure en génotoxicologie

LES SECONDS CANCERS – un cancer qui n'a pas de lien de parenté avec le premier – sont en nette augmentation aux États-Unis. Ils seraient passés de 9 % de 1975-1979 à 19 % de 2005-2009[1]. Un cancer sur cinq serait désormais un second cancer (quand ce n'est pas un troisième ou un huitième !) selon le National Cancer Institute[2]. Vous pouvez très bien avoir un cancer du cerveau, mais, si vous êtes une femme, vous conservez tout de même une chance sur neuf de développer un cancer du sein.

Prédispositions héréditaires ? Mode de vie ? Vieillissement de la population ? Environnement ? Effets des radiothérapies et chimiothérapies ? Peut-être toutes ces réponses, mais la dernière hypothèse fait tiquer le patient confiant.

« Une étude publiée en octobre 2014 dénonce le risque élevé de cancer du pancréas après le traitement du lymphome de Hodgkin par chimiothérapie et radiothérapie[3]. Cette étude a été menée sur 19 882 patients diagnostiqués pour un lymphome de Hodgkin entre 1953 et 2003, tous traités pour ce lymphome et tous considérés comme "survivants". En 2002, l'augmentation de cancers du poumon chez des personnes traitées pour ce type de lymphome avait déjà été mise de l'avant[4]. »

Voilà ce qu'avance la docteure en génotoxicologie – étude des substances chimiques ou rayonnements qui peuvent compromettre l'ADN – et cadre dans l'industrie pharmaceutique, Anne Gourvès, dans un article percutant et très fouillé dans la revue *Nexus* sur l'immoralité des compagnies pharmaceutiques qui entretiennent des « amitiés » – ce que d'aucuns qualifieraient de conflits d'intérêts – avec des organismes publics chargés d'édicter les protocoles de traitement du cancer en France[5].

Mme Gourvès soulignait également que ces seconds cancers induits par les traitements avaient un plus fort taux de mortalité (notamment dans les cas de cancers du pancréas et du poumon). Elle achevait de taper sur le clou en ajoutant que des chercheurs américains ont démontré que la chimiothérapie peut favoriser la croissance des tumeurs[6,7] :

« En effet, en endommageant les cellules saines, elle induit la production de la protéine WNT16B par ces mêmes cellules. Cette protéine active la survie et la croissance des cellules tumorales. C'est également cette protéine qui permet à la tumeur de devenir résistante à tout traitement ultérieur en modulant la réponse immunitaire. Lorsque l'on parle de survie à cinq ans des patients atteints de cancer, nous sommes donc en droit de nous demander si les survivants sont des survivants du cancer ou des survivants de la chimiothérapie? »

Et pour compliquer le diagnostic, on peut être sujet à plusieurs facteurs aggravants en même temps : être assez âgé pour s'offrir un second tour de manège, subir les dommages à long terme des traitements déployés durant un premier cancer, présenter des prédispositions héréditaires et continuer à pratiquer une hygiène de vie déficiente.

Dans mon cas, ce fut « jamais deux sans trois » !

CANCERS SECONDAIRES

Madame Josée,

J'ai eu un cancer du sein en 2012. Heureusement pour moi, c'était la forme la plus bénigne des cancers du «saint organe». Très peu de chances de récidive. Dans mon cas, le traitement, c'était l'opération. Pas une mastectomie totale, mais un ménage dans les tissus malades et autour. Plus 20 traitements de radiothérapie en prévention, au cas où on aurait échappé quelques cellules malignes qui auraient trouvé le tour de voyager. Le cancer qui m'a prise d'assaut était hormonodépendant, ce qui faisait de moi une candidate pour prendre du tamoxifène pendant cinq ans, une hormone qui vise à réduire les risques de récidive.

Mais attention! Cette hormone, ce n'est pas du bonbon. Elle comporte une pléthore d'effets secondaires assez impressionnants qui peuvent se manifester, comme la multiplication des symptômes de la ménopause, des nausées, la formation de caillots dans les vaisseaux sanguins, mais surtout l'augmentation du risque de cancer de l'endomètre, qui impose une surveillance annuelle. J'ai commencé par dire que je refusais de prendre ce couteau à deux tranchants, mais devant l'insistance de la chirurgienne-oncologue et de la radio-oncologue, j'ai fini par acquiescer.

Voilà qu'on vient de découvrir que j'ai l'endomètre tapissé de petits kystes, conséquence directe de la prise du tamoxifène. Biopsie lundi pour en connaître la nature, bénigne ou maligne, et encore un plongeon dans l'angoisse de l'attente. J'ai parlé à mon infirmière pivot qui m'a dit que mon médecin ne veut pas que je cesse de prendre ladite hormone, pas avant d'avoir les résultats de la biopsie!!!

Finalement, celle-ci est négative, mais la gynécologue me précise que ça ne veut pas dire que tout est beau pour autant. Elle me propose un examen plus poussé où on me découvre un gros polype dans l'utérus. Par prudence, on a fini par m'enlever l'endomètre en décembre dernier pour éliminer les risques, assez élevés dans mon cas, de développer un deuxième cancer relié à la prise du tamoxifène.

Marlène Gagnon

Du cannabis au charlatanisme

LORS DE L'OUVERTURE de la première clinique de cannabis médical à Montréal, à l'automne 2014, notre ministre de la Santé, le Dr Barrette, a hurlé à l'imposture, à l'improvisation, a déploré qu'on transforme les médecins en vulgaires *pushers* et a parlé d'effets primaires et secondaires dont on ignorait tout. Le mot « charlatanisme » a été employé et la « médecine du XIXe siècle », évoquée.

Mon cher ministre de la Maladie,
La marijuana à des fins thérapeutiques est utilisée depuis des milliers d'années, notamment en Inde, cette gang de poteux qui ont un ministre du Yoga. Même la reine Victoria en ajoutait quelques gouttes à son thé pour se soulager de son syndrome prémenstruel ou du protocole. Parmi les effets secondaires reconnus, une fringale soudaine redonne des couleurs aux malades affligés de cachexie, privés d'appétit. Je ne vous le conseille pas. On peut penser aux cancéreux, mais on peut songer à toutes sortes d'autres maladies qui vous couperaient l'appétit, à vous aussi.

Vous n'avez peut-être jamais subi de chimiothérapie et tenu entre vos mains les dépliants distribués dans les départements d'oncologie à l'intention des patients qui reçoivent du poison dans leurs veines. Ces 32 pages de littérature portent sur les subtilités des nausées et vomissements en chimio et la moitié sur les divers médicaments disponibles qui donnent des effets secondaires, eux aussi. On peut même changer de personnalité avec l'Ativan. Ce n'est pas loin de ressembler au cannabis et ça endort aussi. Zofran, Décadron, Ativan, Emend, Maxeran, Motilium, toute une panoplie d'antinauséeux sont offerts au patient, au besoin et à volonté. Les compagnies pharmaceutiques ont pensé à tout : on vous soulage des effets secondaires par d'autres médicaments qui provoquent d'autres effets secondaires.

J'ai essayé quelques-uns de ces médicaments, sans succès. La seule chose qui s'est avérée efficace contre la nausée, la déprime et pour stimuler l'appétit fut le cannabis. Mon oncologue ne pouvant me le prescrire, je l'ai obtenu par de bons amis. Mais comme je ne pouvais me résoudre à passer mes journées *stone*, j'ai laissé tomber le cannabis puis, quelques jours plus tard, la chimio.

Il est vrai que, sous l'effet du cannabis, j'ai eu l'idée d'appeler un médium caché dans les Hautes-Laurentides parce que je voulais entrer en contact direct avec mon papa médecin décédé en 2003. Je me disais qu'il saurait me conseiller, lui qui a soigné tant de cancéreux à titre de pneumologue. « Papa, j'arrête la chimio ou pas ? » J'étais à ce point désespérée ou *stone*, c'est selon... Le voyant ou médium a eu l'honnêteté de me préciser qu'il ne choisissait pas les entités, j'ai laissé tomber aussi. Vous me direz que j'abandonne facilement. Même sous influence, j'étais capable de m'apercevoir que je prenais le champ. Pire, que je faisais peut-être affaire avec un charlatan ! Le gros mot...

Bref, ce que vous qualifiez de charlatanisme peut être follement divertissant. Et pour les effets secondaires, on peut faire un concours avec ceux de la chimio, si vous le voulez. J'ai même songé au suicide une fois ou deux sous l'effet des molécules chimiques. Je ne dois pas être la seule... mais les plus persévérants ne sont plus là pour en témoigner.

Je serais bien la dernière à juger un patient qui se tournerait vers le cannabis pour soulager les effets secondaires de traitements dévastateurs ou de maladies graves (et même bénignes comme la ménopause). Et d'aucuns prétendent même que l'huile de chanvre guérirait certains patients du cancer! À preuve, j'ai mis la main sur un document de 750 pages de liens d'études scientifiques sur le cannabis classées par maladie, incluant les cancers[1].

Vous dénoncez la méthode empirique employée pour administrer le cannabis? Je vous assure qu'après un joint la méthode employée ne vous dérange plus. Et la légalisation de la marijuana ne pourra qu'aider à développer une multitude d'approches.

Sur une note plus historique, j'ai même découvert dans la Bibliothèque du Parlement canadien[2], que mon ancêtre, Louis Hébert, l'apothicaire de Samuel de Champlain, a initié les colons blancs du Québec au cannabis en 1606. Je suis la digne fille d'un poteux coureur des champs, des mers et des bois. Un charlatan lui aussi, très certainement.

Internet, c'est pas net

«Combien de marketeurs continuent aujourd'hui à réécrire Wikipédia pour promouvoir leurs intérêts commerciaux? Un conseil si vous êtes malade : ne consultez surtout PAS Wikipédia!»
Mikkel Borch-Jacobsen (dir.), et autres, *La vérité sur les médicaments*

NOUS AVONS tous le même réflexe comme patient : aller consulter sur Internet l'étendue des dégâts. Alors qu'auparavant il fallait ouvrir un dictionnaire médical à la bibliothèque, nous avons aujourd'hui un formidable outil de connaissance et de diffusion planétaire du savoir à portée de l'index. Alléluia. Le savoir, c'est le pouvoir.

Les médecins ont d'ailleurs dû apprendre à composer avec ce nouvel outil. Certains ont vécu la perte de pouvoir comme une chute de leur ego, les autres en ont profité pour récupérer un temps précieux à expliquer et réexpliquer des maladies et des symptômes et se consacrer à autre chose. «Vous irez voir sur Internet!»

Sauf qu'Internet, c'est vaste.

Selon eyeforpharma.com, le site le plus consulté en matière de santé dans tous les marchés examinés : Wikipédia. C'est sur la foi des informations diffusées sur ce site participatif populaire – une encyclopédie libre et collective – que les visiteurs prennent leurs décisions médicales.

> « Même si les compagnies ne peuvent pas contrôler Wikipédia de la même manière qu'une campagne de publicité classique, cela ne veut pas dire que les messages envoyés par le truchement de Wikipédia soient moins efficaces – au contraire, le fait que le contenu ne soit pas sponsorisé peut ajouter à la crédibilité d'une entrée[1]. »

Dans le livre *La vérité sur les médicaments,* on nous explique comment WikiScanner a repéré des entrées Wiki modifiées par des ordinateurs appartenant à des compagnies pharmaceutiques. Plusieurs exemples de caviardage (retrait préventif) sont présentés dans ce livre où l'on nous explique comment Big Brother et Big Pharma réécrivent la médecine. Ainsi, les laboratoires Abbott ont réussi à enlever la mention d'un article scientifique « qui révélait que le médicament contre l'arthrose Humira augmentait considérablement les risques de développer des infections graves ainsi que certains types de cancer[2] ».

Non seulement ces pratiques sont immorales, mais elles sont illégales, selon la loi américaine. Pourtant, personne n'est poursuivi.

Si vous avez des doutes, allez consulter Wikipédia sur un sujet que vous connaissez à fond. Il me suffit d'aller visiter l'entrée publiée à mon nom pour y apprendre que j'écris au journal *Le Devoir* depuis 1993, alors que j'y suis depuis 1984. C'est le détail qui tue...

Une aspirine chaque matin garde le médecin au loin

« Prendre de l'aspirine est la chose la plus importante à faire pour réduire le cancer, après l'arrêt du tabac et la lutte contre l'obésité. »
Jack Cuzick, directeur du Centre de prévention contre le cancer au Queen Mary College en Angleterre

« TOUT A COMMENCÉ il y a une vingtaine d'années[1] », nous rapportait un article de *Québec Science* de décembre 2014. Les médecins remarquaient que leurs patients qui prenaient de l'aspirine pour prévenir des problèmes cardiaques étaient moins sujets aux cancers colorectaux, le second cancer le plus meurtrier au Québec après celui du poumon. De nombreuses analyses portant sur des dizaines de milliers de personnes ont confirmé ce phénomène, qui s'explique en partie par l'effet anti-inflammatoire et antiplaquettaire de l'aspirine. Des cellules cancéreuses capables de se « cacher » après un traitement ou une chirurgie seraient débusquées par l'acide acétylsalicylique.

Mieux, l'aspirine préviendrait aussi presque toutes les autres déclinaisons de cancer. En août 2014, *Annals of Oncology* publiait les résultats d'une vaste étude sur les essais cliniques accessibles sur le sujet.

> « La prise quotidienne d'aspirine pendant 10 ans permet de
> réduire le taux de cancer du côlon de 35 % et de 40 % le taux
> de décès liés à cette maladie ! Ce n'est pas tout. L'aspirine
> réduit aussi de 30 % le risque de cancers de l'œsophage et de
> l'estomac – et de 35 à 50 % la mortalité qui y est associée[2]. »

C'est ce que rapportait *Québec Science* en ajoutant qu'en médecine rares sont les substances dont l'effet protecteur est aussi radical. D'autant que l'aspirine diminuerait aussi le risque de cancers du sein, des ovaires, du pancréas, du poumon et de la prostate selon des recherches menées à l'Université d'Oxford. La protection oscillerait entre 9 et 29 % et réduirait le risque de métastases de 30 à 50 % !

Dans une étude présentée en septembre 2015 au Congrès européen sur le cancer tenu à Vienne[3, 4, 5], un suivi de 13 715 patients aux Pays-Bas a permis de démontrer que les patients atteints d'un cancer digestif (côlon, rectum) doublaient leurs chances de survie en gobant une aspirine quotidienne. La D[re] Martine Frouws en charge de l'étude conclut :

> « Étant donné que l'aspirine est un médicament bon marché
> ne bénéficiant plus de la protection d'un brevet et dont
> les effets secondaires sont relativement peu nombreux,
> on produira un impact marqué sur les régimes de santé de
> même que sur les patients. »

Un chirurgien à la retraite m'avait déjà conseillé, après l'abandon de la chimiothérapie, d'ajouter l'aspirine à faible dose (80 mg) à mon coffre à outils, plus prometteuse en termes statistiques que tous les poisons officiels pour prévenir les récidives. Bien que certains craignent les saignements digestifs qui peuvent être causés par l'aspirine, les études montrent que vous avez beaucoup plus de chances de mourir du cancer que d'une hémorragie cérébrale, sauf prédisposition connue, bien sûr. Tous les médecins n'approuvent pas cette utilisation systématique et y consentent seulement en « postvention » (si on a eu un AVC par exemple).

Quoi qu'il en soit, une chirurgienne-urologue m'a confié qu'elle ne demandait même pas à ses patients de cesser l'utilisation de l'aspirine à faible dose avant une opération, tant le produit est inoffensif. Le Dr Jack Cuzick, directeur du Centre de prévention du cancer du Queen Mary College, qui a étudié l'aspirine, prétend que les adultes de plus de 50 ans devraient prendre de l'aspirine à titre préventif. C'est un médicament accessible et peu coûteux.

Rappelons ici que l'aspirine est une enfant de l'herboristerie et que l'acide acétylsalicylique est présent dans les feuilles, les racines et l'écorce de saule. Hippocrate prescrivait déjà des tisanes de saule blanc au IVe siècle avant notre ère pour faire baisser la fièvre et soulager les douleurs à l'accouchement, et les autochtones l'utilisaient également chez nous. Le brevet du médicament a expiré, ce qui explique qu'on ne le voit plus publicisé nulle part.

Bien traités
mais mal
soignés

« La pensée paresseuse, c'est de choisir son clan. On n'a qu'une revue à lire, on a un petit groupe d'amis, on répète toujours la même chose. On se fait une carrière, mais on ne comprend pas. »
Boris Cyrulnik, psychiatre et psychanalyste

LA MÉDECINE scientifique moderne, dite traditionnelle ou conventionnelle, occupe toute la place officiellement. Grand bien nous fasse. Lorsqu'il s'agit de nous retirer 30 centimètres de côlon par le nombril à l'aide d'une caméra miniature, en laissant une cicatrice large comme un dollar, je me prosterne bien bas. Mais pour la suite des choses, après un cancer, la médecine demeure bien muette et impuissante. Le mot d'ordre général, c'est on attend et on voit. *Wait and see!* Après cinq ans, on vous considère comme guéri. Cinq ans... c'est long pour une personne active.

Et quand un autre médecin vous parle plutôt de 10 ans et qu'un dernier vous achève avec le diagnostic de « maladie chronique », vous avez toute la latitude pour vous taper un cancer de l'anxiété, chronique aussi.

Quatre-vingts pour cent des patients qui font face à une maladie comme le cancer se tournent vers des traitements alternatifs, dits non conventionnels ou la *complementary and alternative medicine*[1]. Ceux-ci peuvent regrouper tant le yoga, la pleine conscience – forme de méditation laïque qu'a popularisée le spécialiste en biologie moléculaire Jon Kabat-Zinn – que l'hypnose, la musicothérapie, le massage, la visualisation avec les formes de traitements plus classiques.

Le patient va voir ailleurs parce qu'il veut être traité dans son ensemble, de façon holistique. Les médecins sont souvent accusés de s'occuper des maladies et non pas des personnes. Certains d'entre eux ont heureusement compris qu'il fallait aborder l'humain en entier plutôt qu'en compartiments. Ce qui ne veut pas dire que tous les praticiens en médecines complémentaires sont des charlatans et que tous leurs patients sont des naïfs qui se roulent des joints de persil en examinant leur carré Saturne-Neptune, prêts à être saignés par des sangsues, tant s'en faut. Mais c'est généralement la perception véhiculée : imposition des mains et de pierres chaudes, ponction du portefeuille à la clé.

J'ai été guérie par un homéopathe de bien des maux, par un ostéopathe aussi (ils commencent d'ailleurs à trouver leur place dans les hôpitaux), je consulte également une naturopathe-herboriste qui m'a énormément aidée, j'ai fréquenté une acupunctrice chinoise, médecin dans son pays, qui m'a soulagée de plusieurs problèmes que ses collègues occidentaux n'arrivaient pas à régler.

Je parle ici de guérisons concrètes et identifiables, pas d'une vague impression de mieux-être. La plupart des gens réagissent souvent en minimisant les bienfaits de ces pratiques et en les attribuant au hasard ou à l'effet placebo. Curieusement, ils ne remettent jamais en question l'effet d'un comprimé de Tylenol sur leur mal de tête.

J'ai eu à me farcir des potions infectes (surtout les chinoises) et à surmonter quelques pratiques un peu déroutantes, mais je ne jette jamais le bébé avec l'eau du bain. «Peu importe la façon de renverser la vapeur, m'a dit une naturopathe spécialisée en cancer, ce n'est pas si important. Ce qui compte, c'est d'aller dans une voie et d'agir, même si c'est par la prière.» Je crois, moi aussi, que cet effet positif de la mobilisation, même si ce n'était que l'effet placebo (dans 35 % des cas et plus), joue pour beaucoup. Et pas un médecin n'a pu me certifier le contraire car ils ont tous assisté à des miracles inexplicables.

La seule chose qui m'importe, c'est la responsabilisation du patient. Il me semble que j'ai un rôle primordial à jouer dans cette guérison et que les médecins et praticiens qui m'entourent sont là pour m'y aider, pour favoriser ce travail quotidien et non pour l'accomplir à ma place. On parle de plus en plus de patient-partenaire dans les officines des universités. Je préfère plutôt la notion de médecin-partenaire.

En général, les professionnels de la santé se sentent menacés par les médecines complémentaires et alternatives. Ils maîtrisent rarement les concepts et le langage qu'ils associent à la pensée magique et au chamanisme. En fait, les médecins ont horreur de la subjectivité et du cas unique, anecdotique à leurs yeux. Il leur faut des valeurs reproductibles et du vérifiable pour pouvoir en tirer une «science». Les histoires de cas individuelles n'excitent pas autant qu'une bonne grosse étude commanditée par l'industrie pharmaceutique.

«Oui, mais tu ne sauras pas ce qui t'a guérie», me suis-je fait répondre devant la panoplie de cures auxquelles j'ai eu recours. Ça aussi, ça énerve beaucoup certains esprits partisans de la méthode. J'agis selon un principe fort simple qui consiste à mitrailler mes cellules malsaines de toutes les façons possibles, y compris en étant un hôtel inconfortable pour elles.

Il m'importe peu de savoir ce qui m'aura guérie puisque le mot le plus important est «guérie». Que ce soit grâce aux granules mensuels de mon homéo, à la tisane d'armoise, aux décoctions de reishis, à l'amour de mes proches, aux jus verts, à l'aspirine quotidienne, au murmure du ruisseau, au qi gong ou au chant des oiseaux, le flux de vie est énergisant et guérisseur.

Inscrivez «rémission spontanée» dans mon dossier, si vous préférez. En passant, sur trois cancers, la seule personne à m'avoir suggéré fortement de traiter mon «terrain» favorable au cancer est un médecin également homéopathe défroqué de la RAMQ. J'aurais dû l'écouter avant le troisième cancer.

Les médecins ne peuvent à la fois reprocher aux patients d'être passifs face à la maladie et vouloir conserver le contrôle sur la démarche curative. Tant qu'ils n'auront pas une réponse définitive à offrir pour éliminer le cancer, nos soignants devront accepter la concurrence. Le lâcher-prise s'impose tout autant pour le patient que pour l'impatient.

Sur le site drboukaram.com du radio-oncologue Christian Boukaram, on peut lire des extraits d'une conférence du Dr David Nash, médecin et titulaire d'une maîtrise en administration des affaires :

> « David Nash suggère la prévention comme maître d'œuvre. Il propose une réforme en bonne et due forme des habitudes de vie. Mais le chemin à parcourir pour changer cette vision s'annonce long. Très long. Aux États-Unis, rien n'incite le patient à se responsabiliser face à sa santé. "Pourtant, en réalité, environ 15 % seulement de notre santé dépend des soins médicaux. Le reste est entre nos mains." »

Le Dr Nash explique en outre qu'un des défis majeurs est lié au statut économique : « Notre code postal définit notre état de santé[2]. »

L'ÉVEIL DE MICHÈLE

Michèle est ma plus vieille amie ; je la connais depuis l'âge de 12 ans. Elle affirme avoir été sauvée du cancer du sein par sa petite voix intérieure. En 1998, elle subit une mammographie dont les résultats sont normaux. Mais une petite voix la tenaille et gruge sa sérénité. L'oncologue consulté lui affirme que tout va bien. Malgré tout, elle n'est pas tranquille et décide de se présenter à la Clinique du sein pour un autre test. Bien lui en prit. On lui découvre un cancer du sein métastatique ganglionnaire. À l'âge de 50 ans, le diagnostic est tombé, puis ce fut la chirurgie suivie de la chimiothérapie. Au second traitement de chimio : intoxication médicamenteuse. Elle se retrouve sur un lit de glace à l'hôpital et frôle la mort.

> *« De retour chez moi, je ne me souviens plus de rien. J'étais seule, mon mari était au travail, les enfants aussi. Je me suis sentie partir. Je m'éteignais tranquillement. C'est mon chien qui m'a sauvée. C'est mon amour et mon sens des responsabilités envers lui qui m'ont ramenée. Il pleurait et me poussait avec ses pattes pour que je ne meure pas. »*

Huit ans plus tard, en 2006, Michèle reçoit un autre diagnostic de cancer dans l'autre sein, après une année qu'elle qualifie de traumatisante. Elle prend la décision de subir une mastectomie bilatérale et refuse les traitements de chimio et de radiothérapie. «Jamais je ne laisserais un chirurgien-oncologue m'enlever un sein et laisser l'autre. J'ai deux amies qui ont fait confiance au chirurgien et en sont mortes. J'ai insisté pour qu'on m'enlève les deux seins. C'est la seconde fois que j'ai écouté ma petite voix et cela m'a sauvée.»

Cela fait 10 ans aujourd'hui et Michèle se porte très bien. Mais elle n'est pas restée passive, loin de là. Son parcours a été semé d'embûches médicales; elle a eu droit à son lot d'erreurs de diagnostic. Elle a même été guérie d'une infection aux seins postopératoire par des herboristes mexicains alors qu'un chauffeur de taxi la ramenait chez elle, souffrante, dans ses montagnes au Mexique.

«Il est revenu le soir avec des herbes fraîches cueillies dans la journée. Je les ai appliquées sur mes seins et, au bout de 10 jours, l'inflammation et les sécrétions dans les plaies avaient disparu. Là-bas, ils se soignent encore avec des plantes car ils n'ont pas l'argent pour acheter des médicaments. Ils n'ont pas perdu cette science en chemin.»

Cette femme sensible et généreuse s'est toujours méfiée des levées de fonds qu'elle considère comme très profitables, mais pas forcément pour les patientes. Au risque d'être jugée égoïste, elle a refusé de marcher pour la cause des rubans roses.

«Je marche six kilomètres par jour pour l'éveil et la conscientisation du monde, mais c'est la peur et la pitié qui fonctionnent lorsqu'on ramasse les fonds. Je refuse qu'on se serve de moi et qu'on m'exploite parce que je fais partie d'une statistique; les compagnies pharmaceutiques empochent encore une fois – grâce à moi – l'argent qu'on investit pour trouver de nouveaux médicaments.»

Pour Michèle, la solution est ailleurs.

«Je fais plus confiance à l'éducation, à la santé holistique, à l'alimentation équilibrée, au végétarisme, à la prière et à la pratique de la méditation et du yoga. Le jour où l'on marchera pour ça, j'irai me joindre au mouvement. Je fais plus confiance à l'optimisme, à la curiosité, à la foi, à l'espoir, aux rires, à *la pratique de la joie et de la compassion, au partage et à l'encouragement. Et à mon instinct, ma petite voix. »*

Michèle m'écrivait souvent, après mes traitements, de longs courriels remplis de sagesse et de vécu. J'ai mis plus d'un an à saisir dans mes tripes ce qu'elle tentait de me dire.

« Aussi facile qu'il soit de penser que si ça nous arrivait, on ferait ceci ou cela, quand on est frappé d'un coup de masse, toute notre perception change soudainement. Les oncologues deviennent notre seule planche de salut. On a tendance à les croire, à s'agripper à l'espoir qu'offrent leurs traitements. Moi, j'ai dit à mes médecins : "Vous êtes spécialistes de la maladie, je suis la spécialiste de mon bien-être. Nous travaillerons ensemble." Ils n'aiment pas entendre cela. Surtout les hommes. Ça prend du courage et une grande force intérieure pour parier sur le bien-être au lieu d'accepter la certitude de l'empoisonnement avec ses conséquences. C'est comme la roulette russe, mais chacun doit respecter ses croyances propres. Nos croyances déterminent souvent les résultats espérés, mais procurent surtout la paix d'esprit. »

Michèle s'est métamorphosée en guide spirituelle depuis le cancer. Elle s'est même retirée du monde durant plus de sept ans, coupant le contact avec son cercle amical, retrouvant le silence et apprenant l'amour de soi. Elle s'est choisie. Mon amie est demeurée la même, mais avec une compréhension de la vie beaucoup plus sentie, incarnée.

« J'ai vécu des périodes où j'étais remplie d'émotions négatives, où je vivais la rage et la révolte. Un jour, j'ai compris que la maladie commence toujours sur le plan des émotions puis se matérialise dans les cellules du corps. J'ai réalisé aussi que j'avais le choix de mes pensées, d'agir au lieu de réagir ; j'ai endossé une nouvelle façon de gérer le stress, j'ai essayé de me respecter davantage, d'être plus patiente avec la stupidité et l'ignorance qui m'accablent, moi aussi, à plusieurs niveaux. J'ai choisi d'arrêter de vouloir avoir raison pour plutôt être heureuse. Ma nouvelle prière est devenue mon mantra : Let go, let God. Et j'ai choisi de rire le plus souvent possible et d'être moins critique envers moi-même et les autres. »

Vaste programme !

Chaque matin, au réveil, Michèle prononce cette phrase men-
talement : «Fais ce que dois et fais confiance à ce qui pourrait être. »
Mon amie m'a beaucoup apaisée face à la lenteur du processus
de guérison, l'énergie qui ne revient pas, le corps qui se rebiffe un an
après une chirurgie majeure, l'esprit qui tourne en rond, le parcours
intérieur qu'on ne peut expliquer à personne. Pour elle, les moments
les plus difficiles à traverser ont eu lieu après les traitements. Michèle
a fait partie de mon groupe de soutien.

«Ça prend des heures pour digérer un repas. Ça prend des
mois, voire des années, pour se débarrasser des toxines de
la chimio. Ça en prend encore davantage pour retrouver
l'énergie nécessaire vers le retour à l'équilibre. Ça prend une
vie pour comprendre ce qui est important. Quand on plante
des semences, on ne les déterre pas pour voir si elles germent
et, une fois que les tiges sortent de la terre, on ne tire pas dessus
pour qu'elles poussent. Toute chose a une saison. »

Michèle s'est tournée vers la nature, les animaux, la prière et
la méditation pour se soutenir. C'est à l'intérieur d'elle et au fil de ses
lectures qu'elle a puisé la force et la confiance nécessaires. «J'ai eu la
chance de conserver une foi inébranlable ainsi que l'espérance, qui
furent mes fidèles compagnes vers mon but primordial : la compré-
hension, l'assimilation pour atteindre l'équilibre. »
Aujourd'hui, Michèle porte un regard lucide, humble et distant
sur toute cette aventure qu'elle qualifie d'éveil.

«J'ai tendance à voir le cancer comme l'ultime outil pour
réveiller les êtres humains face au débalancement engendré
tant par notre époque que par notre façon de gérer nos
pensées, nos actions, nos réactions et nos interactions. Je ne
vois pas le cancer comme une sentence, je le vois plutôt comme
un rappel de s'arrêter et prendre du recul, une pause pour
devenir conscient et faire un bilan global afin de changer des
mauvaises habitudes ou des façons négatives de gérer sa vie. Je
crois qu'un jour nous consulterons des spécialistes du bien-être
pour le cancer, que nous nous joindrons à des groupes d'aide
psychologique, que nous étudierons notre façon d'intégrer le
stress, trouverons des solutions alternatives afin de devenir
conscients de notre mal de vivre, afin de nous ramener vers
l'équilibre parfait. Nous avons perdu la foi, l'espérance, la joie,
la confiance. Nous vivons quasi totalement détachés de notre

nature intrinsèque. Comment être surpris de l'état du monde ? Et notre corps contient le monde...»

Pour Michèle, le pire n'est pas la mort du corps, mais vivre le mal-être, comme un mort-vivant. Elle ne parle plus jamais de maladie mais plutôt de «mal-a-dit».

Mon docteur indien

UN BEL EXEMPLE de synergie médicale entre la médecine conventionnelle et la médecine ayurvédique, le documentaire *Mon docteur indien*[1] nous invite à suivre le parcours atypique de Marinella Banfi, atteinte d'un cancer du sein en 2000. Cette Française opiniâtre rencontre cinq cancérologues qui lui suggèrent cinq protocoles d'intervention... différents. Pour Marinella, c'est l'alerte. Comme pour la plupart des patients, la médecine était pour elle une science exacte. Elle réalise qu'en matière de cancer tous les médecins ne partagent pas les mêmes opinions.

Elle décide de refuser la chimiothérapie, d'accepter la radiothérapie et fait la connaissance de la médecine ayurvédique, vieille de cinq millénaires, en vacances en Inde. Son traitement durera trois ans et sera ponctué de nombreux allers-retours entre la France et le pays des vaches sacrées.

Présenté en 2012, *Mon docteur indien* raconte le voyage de Marinella et de son oncologue parisien en Inde du Sud, une rencontre inusitée entre le professeur Thomas Tursz de Villejuif et des médecins indiens, dont un moine philosophe. Ce dernier soulignera que le cancer est une maladie à part qui doit être abordée tant sur les plans physique et mental que sur le plan de l'âme. «Le cancer commence dans l'âme puis s'installe dans le corps, dit-il. Tout remède doit d'abord rejoindre l'âme. Ensuite, on utilise les aliments et l'ayurvéda. *Ayu* veut dire "vie" et *veda*, "science".» Cette science s'intéresse davantage à la personne qu'à la maladie.

Quête initiatique aux effluves exotiques, *Mon docteur indien* nous présente un médecin conventionnel qui découvre la médecine traditionnelle (la vraie) et tente de saisir en quoi elle réussit mieux avec certaines afflictions, dont les maladies chroniques comme le cancer. «Nous, nos résultats sont très pauvres avec ces maladies», convient le Dr Tursz. Deux approches : l'une, allopathique *one size fits all*, et l'autre, holistique et plus personnalisée, se rencontrent ici.

L'esprit frondeur de Marinella, l'authentique curiosité de son oncologue et la grande humilité des médecins et pharmaciens indiens font espérer des jours meilleurs où toutes les médecines du monde uniront leurs connaissances pour venir à bout d'une maladie qui se fiche bien des jeux de pouvoir et des esprits de clocher.

La santé intégrative sur les bancs d'école

« L'esprit, c'est comme un parachute. Il n'est utile que s'il est ouvert. »
Frank Zappa

Définition de l'Organisation mondiale de la santé :
« La médecine occidentale contemporaine est de plus en
plus confrontée à des perspectives et des traitements qui
ne font pas partie de la panoplie allopathique classique.
On a proposé, entre autres, l'approche de la médecine
intégrative pour unir les approches biomédicales et d'autres
traditions de guérison, y compris les remèdes à base de
plantes médicinales, les interventions manuelles comme la
massothérapie ou la chiropratique, et les pratiques à la fois
physiques et mentales, comme l'hypnose. »

Nous sommes une douzaine de participants réunis dans cette salle de classe de l'éducation permanente de l'Université de Montréal. La Faculté veut mettre sur pied incessamment 10 cours de 45 heures sur la santé intégrative et sollicite notre avis. On distingue ici médecine et santé car on s'adresse à une clientèle plus large que les professionnels de la santé.

Qu'on parle de médecine traditionnelle (chinoise, ayurvédique ou amérindienne) ou non traditionnelle (homéopathique, naturopathique, ostéopathique), peu de médecins sont familiers avec les fondements de ces approches diverses. Souvent, ce sont leurs patients qui les en informent... quand ils osent le faire. La frange qui résiste – c'est documenté –, c'est le « vieux docteur mâle[1] ».

La Fédération des médecins omnipraticiens du Québec (FMOQ) est très intéressée par la formation de ses membres en approches complémentaires en santé. Nous sommes ici pour discuter autant yoga que méditation pleine conscience, acupuncture ou pharmacopée chinoise, nutrithérapie (alimentation fonctionnelle), qi gong ou toucher thérapeutique.

Autour de moi, un enseignant en aromathérapie, une sage-femme, un moine bouddhiste habillé « en moine », un neuropsychologue, une professeure en microbiologie et immunologie, une infirmière qui enseigne le toucher thérapeutique et l'imagerie mentale, une médecin en soins palliatifs au CHUM qui a fait une maîtrise en science des religions et s'est intéressée à l'expérience spirituelle des patients qui pratiquent le yoga en fin de vie, un doctorant en anthropologie qui étudie les soins complémentaires en médecine, une professeure de yoga en centre de réadaptation spécialisée dans la douleur, un radio-oncologue à l'hôpital Maisonneuve-Rosemont, grand manitou de la médecine intégrative.

Tout ce beau monde issu du domaine scientifique (ou pas) cultive sa vision propre d'un partenariat possible entre médecine conventionnelle (allopathique, ou liée à la médecine qui a recours à des médicaments ayant l'effet contraire de la maladie à traiter) et médecine holistique (globale).

Le Québec s'avère être à la traîne pour ce qui est de l'intégration des approches complémentaires dans la formation universitaire. Et, ne nous le cachons pas, un tel programme n'est possible qu'à l'éducation permanente même si les autres facultés concernées (médecine, pharmacie, vétérinaire) doivent approuver le programme offert.

Aux États-Unis, on propose déjà 126 programmes universitaires de 1er ou 2e cycle, en formation continue ou à distance, sur le sujet. L'Université McGill offre depuis 1999 un programme de Whole Person Care[2]. Au Québec, il n'existe qu'une poignée de médecins diplômés de l'American Board of Integrative Holistic Medicine.

D'après un sondage mené auprès des membres de la FMOQ, la première attente des médecins face à ce programme serait de se familiariser avec les nombreuses médecines complémentaires afin de mieux gérer... leur propre santé ! Quelle ironie.

Ces programmes n'en feront pas des experts ni des spécialistes (tant s'en faut), mais ils les outilleront pour mieux aider le patient à trouver ce qu'il cherche pour se soigner ou se soulager ; une distinction plus évidente en anglais est faite entre le *curing* et le *healing*.

En ce moment, dès qu'on sort du champ scientifique, le mot «charlatanisme» ressurgit plutôt très rapidement. On condamne plus facilement ce qu'on ne connaît pas.

L'aromathérapeute ajoute :

> «C'est presque insoluble. On n'accorde pas de valeur scientifique aux approches alternatives parce qu'il y a peu d'études sur le sujet. Et il y a peu d'études parce que ce n'est pas payant pour les compagnies pharmaceutiques de développer une huile essentielle de cannelle avec des probiotiques pour traiter l'*E. coli*, alors qu'il y a eu des recherches concluantes à ce sujet, par exemple. Toute la problématique des médecines douces est là.»

«On ne pense pas, comme Faculté, qu'il n'y a que ce qui a été évalué qui est bon», nous souligne le directeur de la Faculté d'éducation permanente.

La ligne sera délicate à tracer entre le connu et le farfelu, l'essentiel et le superficiel, le solide et le gazeux, tout en conservant un périmètre de données probantes. C'est pourquoi nous sommes ici aujourd'hui : pour tenter de baliser un idéal pédagogique et pour définir les besoins sur le terrain, lequel précède souvent les professionnels. La Faculté retiendra quatre avenues dans un premier temps : la méditation pleine conscience (déjà enseignée obligatoirement aux étudiants en médecine), la nutrithérapie, la médecine traditionnelle chinoise et l'acupuncture et la médecine ayurvédique indienne.

«Tout n'a pas été étudié. Nous aussi, nous étions victimes d'une chasse aux sorcières il n'y a pas si longtemps», fait remarquer la sage-femme, assise avec nous, et qui pratique en milieu hospitalier. Le corporatisme aidant, effectivement, on freine tout ce qui peut entraîner une ouverture, un dialogue et une remise en question des façons de faire...

Il n'y a pas si longtemps, on aurait considéré qu'opérer un patient sous hypnose était totalement farfelu. Or, cela se fait aujourd'hui, pour les mastectomies notamment, avec une récupération plus rapide des patientes qui ont évité l'anesthésie, même locale.

«C'est un *work in progress*», estime le radio-oncologue qui a donné une cinquantaine de conférences en médecine intégrative et constate les énormes poches de résistance causées par l'ignorance et le statu quo. «Les percées qui se font présentement aux États-Unis sont dues aux impacts financiers. On a constaté que la médecine intégrative faisait économiser au système de santé, avait des répercussions sur la qualité de vie des patients et diminuait les taux d'hospitalisation.»

«C'est un défi de taille, souligne le moine bouddhiste. Regrouper la quantité d'informations objectives et les références fiables sur tous ces sujets, est-ce possible?»

Probablement pas. Mais l'ignorer, ça, on a déjà essayé.

–

Rémission spontanée ou radicale

« Offrir de faux espoirs veut dire qu'on berne les gens avec quelque chose qui n'est pas vrai. Les cas de rémissions spontanées ne sont peut-être pas explicables – pour le moment –, mais ils sont *vrais*. Ces gens ont guéri leur cancer de façon inattendue d'un point de vue statistique. »

« Après tout, si nous tentons de gagner la guerre contre le cancer, est-ce que ce n'est pas sensé de parler avec ceux qui ont déjà gagné ? »

Kelly A. Turner, chercheuse en oncologie intégrative

LES RÉMISSIONS spontanées – ces « miracles » jugés aléatoires par bon nombre de médecins – sont rarement spontanées, comme nous l'apprend la chercheuse américaine en oncologie intégrative, Kelly A. Turner, titulaire d'un B. A. à Harvard et d'un doctorat à l'Université de Californie (Berkeley). C'est pourquoi elle leur préfère le terme de « rémissions radicales [1] ».

Cette scientifique s'est intéressée dès le départ aux médecines complémentaires. Elle ne désavoue ni la chimiothérapie ni la radiothérapie, mais elle a décidé de s'attarder à tous ces patients que les études ne comptabilisaient pas : les cancéreux que la médecine conventionnelle condamnait. Elle a isolé 3 types de patients : ceux qui refusaient les traitements conventionnels pour préférer une approche holistique et guérissaient, ceux qui abandonnaient les traitements conventionnels parce qu'ils ne fonctionnaient pas et se tournaient vers des méthodes alternatives qui enclenchaient la rémission ou ceux qui combinaient les 2 approches pour finalement guérir du cancer mais présentaient au départ un pronostic de survie de moins de 25 % avant 5 ans.

Financée par une bourse de l'American Cancer Society pour sa thèse de doctorat, la chercheuse américaine s'est intéressée à plus de 1000 patients et a mené de longues entrevues avec 200 d'entre eux. Elle a rencontré une cinquantaine de praticiens holistiques et des survivants de cancer condamnés par la médecine moderne dans 10 pays durant un voyage d'un an. Cela a donné un livre qui se lit comme un thriller et que j'ai trouvé palpitant : *Rémission radicale* (Flammarion Québec, 2016).

Aujourd'hui, Kelly A. Turner donne des conférences et a développé une sorte d'expertise autour de ce phénomène peu étudié. De fait, tous les médecins à qui Kelly a parlé lui ont avoué avoir vu des rémissions spontanées chez leurs patients. Pas un de ces scientifiques ne s'y était intéressé... Mieux, certains patients mentionnaient que leur médecin leur avait demandé de ne pas parler de leurs découvertes aux autres patients dans la salle d'attente pour ne pas susciter de faux espoirs.

En entrevue sur Skype, elle me parle des patients qui l'ont inspirée :

> «Ces gens-là ont tous fait quelque chose, ce n'est pas arrivé par miracle. Simplement, la science les a ignorés parce qu'elle ne pouvait pas l'expliquer. Ça va à l'encontre de tout ce qu'on m'a enseigné : s'intéresser aux anomalies. Si Alexander Fleming avait fait la même chose, il serait passé à côté de la pénicilline.»

Pour chaque cas de rémission spontanée documenté, une centaine d'autres seraient négligés par la science, selon Kelly A. Turner : «Même si nous ne pouvons expliquer immédiatement quelque chose, cela ne veut pas dire que nous devons l'ignorer ou, pire, dire aux autres de ne pas en parler.»

La chercheuse nous rappelle avec à-propos que, pour certains, la chimiothérapie sera efficace, pour d'autres, pas du tout, qu'il n'y a pas de recette mais plutôt des gens différents qui réagissent différemment à des traitements différents.

Au fil de ses recherches, Kelly A. Turner a réussi à dégager neuf facteurs fondamentaux communs à tous ces patients exceptionnels qui ont défié leur pronostic fatal. Certains comportements rendent le corps plus hospitalier face aux cellules cancéreuses et ces neuf facteurs semblent réussir à de nombreux patients en rémission radicale (ou spontanée). La chercheuse insiste pour dire que le mot « spontané » est peut-être erroné car les modifications se font sur plusieurs mois ou plusieurs années pour la plupart de ces personnes atteintes d'un cancer et condamnées par la médecine moderne.

Voici ces neuf facteurs :
– Changer radicalement son alimentation
– Prendre sa santé en main
– Suivre son intuition
– Prendre des suppléments et des plantes médicinales
– Libérer les émotions refoulées
– Cultiver les émotions positives
– Miser sur le soutien social
– Approfondir sa spiritualité
– Avoir de bonnes raisons de vivre

Parmi les facteurs avancés, celui de l'alimentation n'est pas à négliger et exige des efforts parfois héroïques pour la plupart. Il faut quelquefois avoir un fusil sur la tempe pour mettre fin à de mauvaises habitudes. Les survivants ont radicalement modifié le contenu de leur assiette et coupé la viande, le blé, le sucre (les cellules cancéreuses utilisent de 10 à 50 fois plus de sucre qu'une cellule normale) et les produits laitiers. Certains ont éliminé ces aliments progressivement ou complètement, quelques années ou pour toujours, selon les cas. Certains ont jeûné durant quelque temps. Mais les fruits et légumes bios occupent 50 % de leur assiette et le jus vert a remplacé le jus d'orange le matin. La chercheuse mentionne également l'utilisation de probiotiques, de prébiotiques (la nourriture des probiotiques) et d'enzymes pour mieux absorber les nutriments, l'utilisation de champignons, d'aloe vera et de vitamine C.

Si certains ont modifié leur diète, d'autres ont carrément mis fin à leur mariage. Kelly A. Turner constate que l'aspect psychologique a parfois un impact très important sur la guérison. Elle mentionne également que la spiritualité (se connecter à une énergie plus grande que soi) a pu y jouer un rôle. On ne parle pas de croyances nécessairement, mais plutôt de pratique spirituelle comme la méditation. La chercheuse rappelle que, dans une étude[2] sur des patients cancéreux qui n'avaient jamais médité et à qui on a montré comment, une simple et courte méditation quotidienne modifiait significativement les gènes des cellules cancéreuses après six semaines seulement.

Au-delà de tout, les patients qu'a interrogés Kelly A. Turner n'avaient pas une attitude passive, démontraient un désir de changer et furent capables de négocier avec les résistances et critiques de leur entourage ou de leur équipe médicale. Sans oublier l'instinct, le fer de lance de cette artillerie intime.

Ce que ces survivants du cancer et de la statistique impitoyable lui ont appris? «Guérir est possible n'importe quand et à n'importe quel stade de la maladie, même quand ton médecin a abandonné tout espoir.»

Sur son site[3], une foule de patients qui ont bravé un diagnostic les condamnant à mourir expliquent comment ils s'en sont sortis: en agissant. Chacun est invité à partager son expérience avec les autres si elle semble concluante. Une sorte de *work in progress* à la fois inspirant et fascinant.

> «Pour la plupart, me confie la chercheuse, leur démarche ne coûte rien sauf du temps. Soixante-quinze pour cent des cancers se préviennent par le mode de vie. Il n'y a pas un sou à faire avec ça. J'aimerais approfondir mes recherches, mais il n'y a pas de médicament à vendre au bout. Il me faudrait un million de dollars en financement...»

SE CHOISIR

Bonjour Madame Blanchette,

Fin 2013, pour donner suite à un examen de routine, je subis une première biopsie qui conduit à un diagnostic très «alarmant»: un cancer agressif nécessitant l'ablation de la vessie dans un délai rapproché. Le choc est déconcertant. Ce soir-là, je dis à ma conjointe : « On vient de passer 12 heures d'enfer. C'est fini. Y en aura pas d'autres de même ! Je me mets en action. Je ne sais pas encore quoi faire, mais on va faire quelque chose. »

Je crois qu'il est bon de spécifier qu'au moment du diagnostic j'avais 52 ans et j'étais plutôt terre à terre. J'étais un entrepreneur et coach d'affaires certifié.

Rapidement, le cas est remis entre les mains de spécialistes à Montréal. Une cystoscopie chez l'oncologue confirme qu'il y a urgence, mais il subsiste une légère incertitude parmi les spécialistes quant à la nature de la tumeur. On m'annonce qu'une deuxième biopsie sera nécessaire afin de privilégier une ablation partielle ou totale. Si tout va bien, on procédera dans environ un mois. UN MOIS ?! J'ai les larmes aux yeux.

Depuis le premier examen qui a démontré la présence de la tumeur, j'avais lu et entendu toutes sortes de témoignages sur les traitements alternatifs et notre pouvoir de guérison. Cependant, les choses allaient très vite et, même si je croyais profondément pouvoir agir et influencer ma guérison, je manquais de temps.

Puis, tout à coup, UN MOIS me tombe droit du ciel ?! C'est tout le temps dont j'ai besoin pour explorer d'autres possibilités. Peut-être même me guérir moi-même. Je dis au docteur : « Je vais faire tout ce que je peux de mon côté. » Je revois son expression intriguée. Il me demande : « Que voulez-vous dire par là ? » Je lui cite alors quelques approches dont j'ai entendu parler, notamment sur YouTube. Il me met la main sur l'épaule et me dit en pointant la pathologie en couleur sur l'écran : « Vous savez, vous aurez beau faire ce que vous voulez, ce n'est pas avec des jus verts et des vitamines que vous allez guérir ça... » C'est à ce moment que je saisis les limites de la culture médicale et pharmaco-logique. En renfilant mon pantalon après cette cystoscopie, je me dis : « Y créeront pas ça ! »

Je choisis donc de m'investir dans ma guérison. Dès lors s'installe un processus, une série de choix que je fais, basés sur mes croyances. Pour moi, il est inconcevable de pratiquer l'ablation de quelque organe que ce soit.

Un sage médecin de campagne de ma région m'a dit un jour : « La médecine d'aujourd'hui se retrouve souvent devant le constat qu'il n'y a plus rien à faire. » C'est ce que les médecins annoncent alors comme diagnostic fatal à leurs patients. Ce qu'ils devraient plutôt

dire, c'est : «Nous ne savons plus quoi faire.» Il y a une grande différence. Une énorme différence.

La culture médicale, bien implantée depuis plus de 200 ans,
ne permet pas cette importante nuance, que les médecins en soient
conscients ou non. Les médecins sont de bonne foi et s'investissent
avec conviction et avec tout leur cœur dans leur désir de nous soigner.
Ils le font avec les connaissances et le savoir-faire qu'ils ont acquis,
celui qui leur a été enseigné. Et c'est à nous de déterminer si leur
apport est suffisant pour nous. Le niveau de conscience par rapport à
cette notion est en pleine émergence partout dans le monde.

Par la suite, deux choses s'imposent très rapidement pour moi,
face à ma guérison.

La première est de refuser la notion de combat ou de guerre
contre le cancer. Les cellules cancéreuses ne savent pas qu'elles me
nuisent. Elles sont en santé, elles. Elles ne savent pas que leur existence vient d'un déséquilibre de mon corps et de mon être. Il m'appartient de trouver la provenance et la nature de ce déséquilibre
et d'y remédier. Se choisir ne peut pas vouloir dire se détruire. En
fait, je choisis de les accueillir et de les remercier de m'alerter de ce
déséquilibre.

La deuxième est de choisir de ne pas m'approprier la maladie.
Ce n'est pas MON cancer.

À la suite de ces constats, ma conjointe Céline, une âme d'une
grande sagesse, m'initie à une forme d'autohypnose légère. J'y
apprends à déléguer à mon inconscient afin de trouver les actions que
je devrais entreprendre.

C'est en répétant ce petit exercice tout à fait accessible pour moi
que s'opère un début de saut quantique. Je me retrouve dans un état
de grâce et de limpidité que je ne connaissais pas avant. Désormais, je
sais quoi faire. Je le sens de l'intérieur. J'entends les messages de ma
petite voix. Ça résonne.

Le premier message clair est que je dois me constituer une
équipe : des intervenants solides et fiables qui partagent ma vision.

Le deuxième message est que mes intervenants, mes «anges»,
sont à proximité de moi, dans la région de Montréal et dans nos
Cantons-de-l'Est.

J'ai donc rencontré plusieurs «anges» qui m'ont accompagné
dans de grandes prises de conscience avec différentes approches et
différents outils.

En voici une liste abrégée :
– Une biochimiste qui pratique la méthode Dalak
– Deux naturopathes
– Une dame qui s'est guérie d'un cancer du pancréas qui la condamnait et qui a déjoué les pronostics. Elle m'a introduit à la biologie totale et au lien qui existe entre la maladie et les émotions. Aller en amont : la maladie est une résultante. Pas une finalité
– La méditation guidée et des mantras de guérison sur YouTube
– Les conférences du Dr Wayne Dyer
– Le défi méditation de 21 jours du Dr Deepak Chopra
– L'Ho'oponopono du Dr Hew Len

Aussi, quelques-unes des notions que j'ai intégrées :
– La cohérence cardiaque
– L'alimentation : pas de viande, de sucre, de gluten ni de produits laitiers, éliminer l'acidité, ajouter le curcuma, le citron, la chlorophylle
– L'épigénétique : le pouvoir d'influencer notre corps par nos comportements et notre environnement
– Rire aux éclats. Souvent !
– La puissance de la gratitude
– La visualisation
– Choisir ses relations et fréquentations
– Entre l'amour et la peur, je choisis l'amour

Aujourd'hui, je suis conscient que ma guérison a d'abord été la résultante d'un CHOIX. Je ME suis choisi. J'ai réalisé ce grand acte d'amour envers moi pour choisir de me choisir.

Au bout d'un mois, je me rends en salle d'opération pour subir la fameuse biopsie, celle qui déterminera la nature de l'ablation à effectuer dans un deuxième temps. À mon réveil, un médecin résident vient me voir pour me dire que tout a bien été. «Tant mieux», me dis-je. L'infirmière nous signifie que nous pouvons retourner à la maison, d'attendre des nouvelles de l'oncologue. Quelques semaines plus tard, le centre hospitalier nous contacte pour un rendez-vous.

Petit serrement à l'estomac...

Nous nous présentons au cabinet du médecin. Dehors, le soleil brille, enfin le printemps ! C'est mon docteur lui-même qui vient nous chercher. Une fois assis, il lit encore mes fiches d'un air perplexe. Je *n'en peux plus. J'ai l'impression que mes boyaux vont se rompre à force de me tordre d'anxiété. Le soupir que je n'arrive pas à retenir le ramène à nous et il nous explique que, «comme ils vous l'ont dit à l'hôpital lors de la biopsie...», TOUT EST BEAU!*

Effectivement, ils nous ont dit ça à l'hôpital, mais nous n'avions pas saisi ce que cela signifiait. «Eh bien, il n'y a plus de cancer», explique le médecin.

Céline et moi échangeons un regard hébété et j'insiste : «Que voulez-vous dire par "Il n'y a plus de cancer"?!!!»

«Il n'y a plus de tumeur! Lorsque nous avons voulu effectuer la biopsie, il n'y avait plus rien à prélever.»

Je ne vois plus clair et je n'entends plus bien pendant quelques secondes. Une grande émotion nous envahit tous les deux, Céline et moi.

Je demande alors au spécialiste : «Que fait-on maintenant?»

Il y a trois possibilités.

La première serait de procéder à l'ablation quand même, à titre préventif. «Je ne pense pas...» que je lui dis d'emblée.

«La deuxième serait de ne rien faire du tout, reprend le médecin, mais je ne le recommande pas. Après tout, on vous a sauvé la vessie!»

Avec tout mon amour et tout mon respect, vous ne m'avez rien sauvé du tout, docteur.

Et finalement la troisième : un médicament préventif. Voilà qui me semble représenter une option raisonnable. Je demande de faire transférer mon dossier au centre hospitalier de ma région pour la suite des choses. Ce qui ne se fait pas sans une certaine résistance de sa part.

En repassant par la salle d'attente, j'ai envie de dire à tout le monde de s'en venir avec moi. Que je peux les aider à voir autrement. Que notre pouvoir de guérison est bel et bien réel! Il nous appartient de l'utiliser. ÇA FONCTIONNE VRAIMENT!!!

Dès le lendemain, le service de rendez-vous de mon centre hospitalier régional me contacte pour me convoquer à mon premier traitement le vendredi même. Je leur demande plus de détails sur celui-ci et on m'informe que le médicament préventif est un vaccin de tuberculose injecté dans la vessie pendant deux heures chaque vendredi durant six semaines. Une pause de quelques semaines, puis trois semaines de vaccins, et cela durant des années. Je leur dis que je vais me documenter et que je leur ferai connaître ma décision la semaine suivante. Après avoir effectué mes recherches, je décide de ne pas procéder au traitement. Depuis, je subis des examens périodiques pour m'assurer du bon état de ma vessie.

Jean-Luc Marcil

Ça fait suer

«LE CURCUMA ne va pas te sauver... Ton meilleur atout pour éviter une récidive, c'est le sport!» Ce n'est ni mon médecin ni mon oncologue qui parle, c'est mon ostéopathe.

Et il a raison. On peut diminuer les récidives de moitié, selon les cancers, en intégrant de 30 minutes à 1 heure d'activités sportives modérées à intenses chaque jour. Tous les patients qui sont atteints du cancer devraient savoir cela. Le sport est plus efficace que la plupart des chimios!

Et tous ceux qui ne se sentent pas encore concernés devraient s'y mettre aussi car on réduit notamment nos risques de cancer du sein de 25 % et de cancer du côlon de 60 % (!) en pratiquant une activité physique régulière[1]. Les chiffres sont semblables pour les cancers de l'utérus et du poumon.

Voici ce qu'en dit le chercheur Richard Béliveau dans *Prévenir le cancer* : «Le plus important est de réaliser que la sédentarité est un comportement anormal, complètement mésadapté à la physiologie humaine, et d'éviter autant que possible de rester inactif trop longtemps, quel que soit le type d'activité entrepris.»

Lorsque le chercheur écrit «trop longtemps», il ne parle pas de mois mais d'heures...

Le sport agit comme un anti-inflammatoire. Le cancer est une maladie à caractère inflammatoire. Il ne faut pas être un grand sorcier pour comprendre l'avantage d'en faire[2]. Pourtant, à peine 5 % de la population canadienne adhère à ces recommandations en étant active 30 minutes, 5 fois par semaine. En vérité, il faudrait se rapprocher davantage de l'heure de marche par jour pour remplacer les médicaments par le sport[3, 4].

Malgré tout, il n'est pas mauvais de rappeler que notre mode de vie sédentaire devant un écran d'ordi fabrique des cancers, et cela, *même* si nous bougeons modérément ou vigoureusement. C'est encore plus décourageant. Cela explique le fait qu'on puisse, comme ce fut le cas pour moi, hériter d'un cancer du côlon même en ayant fréquenté le gym 3 fois par semaine pendant 30 ans et en marchant beaucoup. Deux heures et plus en position assise *par jour* augmentent vos chances d'héberger un cancer du côlon, du poumon, des ovaires, de la prostate ou de l'utérus. Et le fait de pratiquer un métier sédentaire durant 10 ans et plus double ce risque de développer un cancer du côlon[5, 6].

J'aurais dû être prof de yoga...

Allez saint Pierre, coupe !

TRÈS SOUVENT, je songe à mon père, atteint du cancer de la prostate et qui a précipité sa propre fin de manière délibérée et brutale, à l'âge de 66 ans, sachant qu'il ne s'en sortirait pas. Évidemment, ce qui n'aidait en rien, il était affligé d'une dépression sévère. Son oncologue nous a dit que le geste était excessif compte tenu de l'état du cancer qu'il hébergeait. Allez savoir... Chose certaine, mon père était assez volontaire pour préférer choisir la date de départ lui-même.

Mon père était médecin et savait e-xac-te-ment comment son cancer évoluerait : très mal. Métastases dans les os du petit bassin, fauteuil roulant, beaucoup de douleurs. Et ce n'est pas le projet de loi 2, concernant les soins de fin de vie, qui l'aurait empêché de mettre fin au cirque à sa façon.

Il m'arrive de penser que si le suicide assisté existait vraiment, les patients n'auraient pas besoin de se supprimer eux-mêmes. Le Québec a beau s'être prononcé sur les soins de fin de vie en 2014 (loi adoptée en décembre 2015), il faut être aux prises avec une maladie autrement plus débilitante que le cancer pour avoir droit au privilège de mourir en quelques minutes et aussi dignement qu'un chien.

2.

ILS SONT HUMAINS

Les chapelles

« La vérité est rarement pure et elle n'est jamais simple. »
Oscar Wilde

NOUS AVONS échappé aux curés mais pas à la religion. Que nous regardions du côté de l'État (un PM et un ministre de la Santé médecins spécialistes) ou des médias (nombre de médecins y tiennent une tribune, une chronique ou y animent des émissions), ils sont omniprésents.

Notre religion officielle est un mélange de catholicisme refoulé et de judéo-christianisme doloriste. Plus ça fait mal, plus nous souffrons et plus nous croyons à la rédemption. Nos péchés seront effacés par magie à force de larmes, de sang, de tests d'urine et de sueur.

Les médecins nous coûtent cher et en mènent très large. Certains sont compétents, d'autres non. Certains sont dépourvus de sensibilité, d'autres s'épuisent à donner le maximum à leurs patients en y ajoutant même leur numéro de téléphone cellulaire et un supplément d'âme. Leur *bedside manner* apporte énormément d'humanité à la pratique.

J'ai à peu près tout vu à ce chapitre. Mais chose certaine, nous demandons aux médecins de nous sauver alors que nous sommes les seuls maîtres de l'équipage. Les doctes peuvent nous accompagner dans la traversée, nous indiquer les écueils, nous servir de GPS, mais ne peuvent pas naviguer à notre place. Comme le dit si bien l'urgentologue Alain Vadeboncoeur, «mon art consiste donc surtout à aider le malade en attendant qu'il se guérisse lui-même». Mon papa médecin pensait à peu près la même chose : «Nous soignons, la nature fait le reste. Et parfois, nous n'avons même pas à intervenir.»

J'ai rencontré des gourous de toutes les allégeances, que ce soit en médecine dure ou douce. Chacun prêchait pour sa paroisse, son dieu, son autel. Pour l'un, c'est l'alimentation vivante, pour l'autre, les herbes et les champignons, pour celui-ci, l'hypnothérapie en chirurgie, pour celle-ci, les aiguilles et les molécules chimiques en chimio, pour celui-là, le sport ou le rire, le dialogue avec les cellules ou la vitamine C.

En matière de santé, et surtout de cancer, chacun des spécialistes obéit à ses convictions les plus profondes en ignorant souvent quel dieu on prie dans la chapelle voisine. Quels sont les rites et les croyances derrière chaque porte? Qui croire, justement?

Faute de certitude, j'en suis venue à une simple réponse : mon instinct. Et ce n'est pas si simple, justement, car peu de gens sont habitués à se faire confiance, à s'écouter, à poser les bonnes questions, surtout lorsque la maladie les rend inquiets et vulnérables.

Je préfère de loin consulter ma naturopathe très terre à terre et pas du tout néo-grano-chakras qu'un chirurgien qui ne croit pas à l'incidence des aliments sur le cancer du côlon et boit du Coke diète bourré d'aspartame. Chacun son truc. Moi, ce n'est pas l'iridologie ni le bicarbonate de soude. Mais si j'en juge par toutes mes lectures, croire est plus important que le choix du dieu.

Mon père disait aussi que la dernière chose à faire avec un patient, c'était de tuer l'espoir.

Ça n'arrive qu'aux autres

« Les gens sont réconfortés par leurs croyances, même quand elles sont fausses, car elles apportent une sécurité, une solidité à leur moral casanier. Ils préfèrent voir le monde continuer tel qu'ils l'ont toujours connu, car modifier leurs croyances détruirait leurs fondements et leur imposerait donc une grande insécurité. Ils choisissent l'ignorance et non le changement [...] C'est le cercle vicieux qui entretient le dogmatisme. »
Dr Christian Boukaram, oncologue

L'ÊTRE HUMAIN est ainsi fait, capable de pensées magiques et d'idées de grandeur, du meilleur et du pire. Il s'immortalise en fantasmes jusqu'à ce que l'épée de Damoclès s'abatte sur lui. Il héberge des cellules cancéreuses que son système immunitaire combat (ou pas) chaque jour par apoptose (mort cellulaire programmée), mais il persiste à penser que le cancer... c'est pour les autres.

Quelle drôle de bête. Capable de saisir la complexité d'un atome mais incapable de se situer dans l'immensité de l'univers.

Et c'est sans compter sa résistance atavique au changement. Le déni doublé d'obstruction passive donne des résultats épidémiques. J'ai vu des gens attendre une troisième récidive du même cancer avant d'entreprendre des changements.

Imaginez lorsque vous semblez être en santé...

Certains patients empruntent une autre route lorsque leur oncologue leur annonce qu'il ne peut plus rien pour eux.

En date d'aujourd'hui, une personne sur deux a ou aura le cancer. Un chiffre en progression constante depuis des décennies et pas simplement à cause du vieillissement de la population. D'ici 2030, on estime que les cas de cancer augmenteront de 40 % selon un rapport rendu public par la Société canadienne du cancer réalisé en collaboration avec l'Agence de la santé publique du Canada et Statistique Canada (mai 2015).

Mourir, ça n'arrive pas qu'aux autres. Si ça nous arrivait à nous aussi, cela nous obligerait peut-être à changer.

Je est
un autre*

« La mort est le seul événement biologique auquel le vivant ne
s'adapte jamais. »
Vladimir Jankélévitch

ILS TE SALUENT de loin avec un petit sourire craintif. Ils ne savent
pas quoi dire, te scrutent avec l'air de ne pas y toucher. Ce bouton
sur son nez, c'est une métastase, tu crois?

Ils t'observent en se disant (consciemment ou non) : « Ah! Elle
a l'air bien. Elle ne doit pas être si malade. À moins que ce soit sa
perruque qui la rajeunisse... »

Il y a ces lecteurs, des inconnus, bien maladroits, qui me
prennent par le bras. — Ça va? — Oui, ça va très bien, merci. — Si
vous le dites... Ils sont déçus.

—

* Arthur Rimbaud (lettre à Paul Demeny, 15 mai 1871).

Je sais, comme réponse, on fait mieux que « Oui, ça va ». Il faudrait que je fournisse mon dernier test d'urine pour être plus crédible. Ceux-là veulent une preuve supplémentaire, sont convaincus que vous êtes condamnée. C'est plus dramatique que les jus verts et le sirop de reishi.

Nous sommes tous condamnés. Comment le leur dire sans gâcher ce qui reste de cette belle journée ? Je me tais. Le zen m'aura inculqué cette sagesse de la pulsion maîtrisée. Les Chinois disent qu'il faut deux ans pour apprendre à parler et toute une vie pour apprendre à se taire. Nous ne sommes jamais mieux servis dans ce domaine qu'en étant morts.

La mort. Vous la leur rappelez par votre seule présence, c'est bien suffisant. Vous êtes un apôtre de la Grande Faucheuse. Et le cancer, c'est pour les autres, jamais pour soi. Je est une autre.

L'heure
du leurre

« Si la mort était un service public, il y aurait des listes d'attente. »
Jean Baudrillard

ILS SONT NOMBREUX ceux que cela rassure que vous alliez au front, subir des traitements qui retardent le moment où vous les confronterez à la mort, la vôtre, mais surtout la leur. Eux-mêmes n'ont aucune idée si on vous envoie en Syrie ou à Val-Cartier. Certains s'imaginent peut-être que c'est le Club Med, étant donné que chaque La-Z-Boy du département de chimiothérapie est assorti d'un écran de télé sur bras télescopique et qu'on fournit l'eau en bouteille.

Sortez vos masques, l'heure est au grand théâtre funèbre. Vous aurez peut-être droit à la décapitation en direct si vos gènes sont incompatibles. Ça ajoute un peu de suspense : mort sur son fauteuil de chimio. Mais les médias ne parlent jamais de cela, sauf si c'est une personnalité du bottin de l'UDA qu'on décapite.

La chimiothérapie est un leurre pratique pour cela. Vous mourez à petit feu ou non. Si vous en réchappez, on se prosternera devant l'autel des pharmaceutiques, du corps médical, même de Dieu, car la perspective de la mort rend parfois croyant.

Dans tous les cas, les aiguilles donnent bonne conscience à tout le monde. On «fait» quelque chose. On «agit», même si la période de prolongation n'est que de quelques mois de plus... ou de moins. On se «bat» comme un valeureux petit soldat devant la Grande Faucheuse. On plie l'échine, on tend le bras, on plonge tête baissée et on attend les applaudissements. Ça occupe. Vous vous battrez jusqu'au bout pour *leur* éviter de trop penser à *leur* fin. Merci pour eux. Et vous y êtes encouragé par des médecins qui trouvent parfois leur ego flatté de vous prolonger un tant soit peu.

Votre temps est précieux mais jamais autant que lorsqu'il ne vous en reste plus. Et apprendre à mourir n'est pas une répétition générale. Si c'était à recommencer, combien de gens renonceraient à tout ce cirque? J'en connais plusieurs, mais ils ne sont plus là pour le dire.

TU AS DE BEAUX RESTES, TU SAIS!

Salut Josée,

Je pleure ma vie en lisant ton texte sur ton refus de continuer la chimio. Je t'explique rapidement. Cancer du sein en 2011, j'ai 40 ans et toutes mes dents : stade 3, grade 3, ganglions atteints sous le bras. Bref, je plonge dans l'histoire d'horreur et j'accepte tout, 16 chimios (12 cycles de Taxol et 4 de FEC... horrible), radio, opération, hormonothérapie, protocoles de recherche.

Plein d'effets secondaires terribles : cerveau dans la marmelade, plus de mémoire, difficulté avec mon audition, dépression, je ne mange plus, je pleure toute la journée. Le deuxième jour suivant la chimio, je veux mourir. Pas cool.

Je pense naïvement que tout va se replacer avec le temps. 2014 : deux ans et demi de rémission. J'ai perdu de 20 à 25 % d'audition, ma mémoire à court terme est K.-O., je n'ai plus de concentration. Ça remet en question mon retour aux études; je ne suis plus capable de continuer mon travail, service de garde en milieu familial, trop fatiguée pour me taper des journées de 10 heures... mais je continue quand même, faut nourrir ma famille.

En plus, j'ai développé un lymphœdème, je suis en arrêt de travail pour cause d'invalidité car mon bras a la grosseur de celui d'une femme qui pèse 100 lb (45 kg) de plus que moi et ça fait mal. Je ne peux pas lever plus de 10 lb (4,5 kg) À VIE !

Je dois porter un manchon à vie aussi. C'est affreux pis ça coûte la peau des fesses ; on doit le changer aux quatre mois car c'est une maladie chronique, ce fameux lymphœdème.

Avant, c'étaient les dames de 60-70 ans qui le développaient car le cancer du sein, c'est surtout là qu'il frappe, chez ces femmes à la retraite. Mais moi, je dois travailler, j'ai trois enfants et pas de conjoint. Je fais quoi ?

Je dois payer des traitements à 110 $ pour mon bras après avoir vidé mon bas de laine. Je recommence mes traitements de lympho à l'hôpital. C'est gratuit, mais j'habite Mascouche et l'hôpital est à Montréal. Heureusement, l'oncologue m'a mise en arrêt de travail.

Je reçois 350 $ par semaine de mes assurances, wow ! Encore à loader ma marge de crédit. Depuis le cancer, je me suis endettée de façon incroyable. Je me suis ruinée à me payer des aides pour mon travail et des remplaçantes parce qu'à 10 heures (3 heures après avoir commencé ma journée) je ne suis plus capable d'entendre les tizamis crier. Mon corps n'est plus capable, je fais des acouphènes depuis la chimio.

Je n'ai plus de vie, j'ai 44 ans et je ne sais pas comment je vais pouvoir continuer. Mais ça, les oncologues n'en ont rien à foutre. Je leur dois la vie, AMEN ! Le reste, ça ne les regarde pas : arrange-toi avec tes troubles. Une onco m'a même dit : « Trouve-toi un homme riche !!$$??? »

Tu es vivante, oui, mais à quel prix ? Vive la chimio !

Sylvie Michaud

Deux erreurs
valent mieux
qu'une

« Les médecins ont tendance à se mettre très en colère quand on leur dit qu'ils ont nui à leurs patients, même quand ils sont de bonne foi ce faisant. J'ai écrit un livre entier relatant mes expériences après que j'eus fait la démonstration, en 1999, des effets indésirables du dépistage par la mammographie, lequel transforme abusivement en patientes atteintes du cancer trop de bien portantes. »

Dr Peter C. Gotzsche, *Remèdes mortels et crime organisé*

LIRE DANS un magazine à grand tirage (*Châtelaine*, octobre 2014) un article faisant la promotion de la mammographie, sans contre-discours, ça me chatouille au point de vue déontologique. Je n'ai pas d'opinion stricte sur le sujet, j'ai abusé des mammographies dès 40 ans et sans antécédents familiaux à cause du discours anxiogène ambiant, mais j'ai lu, moi aussi, les articles[1] qui nous prévenaient que l'examen annuel manuel d'un médecin sauvait autant de vies que la mammographie aux deux ans recommandée dans le programme de dépistage en santé publique[2].

Pire! Des chercheurs américains ont publié en septembre 2015 une vaste étude[3] dans *JAMA Internal Medicine* (*The Journal of the American Medical Association*) intitulée « Less Is More : Breast Cancer Screening, Incidence, and Mortality Across US Counties », portant sur 16 millions de femmes de 40 ans et plus dans 547 comtés aux États-Unis durant 10 ans, de 2000 à 2010. Pour chaque tranche de 10 % supplémentaire de dépistage par mammographie, on découvrait 25 % de plus de petites tumeurs et 7 % de plus de grosses tumeurs mais... les taux de mortalité ne changeaient pas. Les chercheurs concluaient qu'on assistait à un *widespread overdiagnosis*, du surdiagnostic encore plus généralisé que les cancers qu'on tente de prévenir. Le magazine *Time* faisait d'ailleurs sa une avec ce constat en octobre 2015 : « Why Doctors Are Rethinking Breast-Cancer Treatment. Too Much Chemo. Too Much Radiation. And Way Too Much Mastectomies ». (Pourquoi les médecins repensent les traitements du cancer du sein. Trop de chimios. Trop de radiations. Et beaucoup trop de mastectomies[4]).

Apprendre qu'un médecin conseille le dépistage systématique par mammographie même si celui-ci conduit à des opérations inutiles pour éliminer des cellules précancéreuses qui ne deviendront jamais un cancer (dans 85 % des cas), je lève à peine un sourcil. Cela fait partie des mœurs médicales. Rappelons que, dans l'état actuel de la science, les médecins sont incapables de distinguer une tumeur qui évoluera lentement d'une autre qui nous bouffera tout rond sans opérer.

Mais en attendant, je hausse les deux sourcils lorsque ladite spécialiste, chirurgienne-oncologue, nous affirme, pour justifier ces opérations superflues sur plus de 2 patientes sur 3 : « Quand on sait qu'on utilise la chimiothérapie pour obtenir 3 % de chances de survie supplémentaires, un taux de 15 %, c'est énorme[5] ! »

Admirez le raisonnement : puisqu'on fait régulièrement appel à un traitement (chimio) qui donne peu ou pas de résultats, nos gains de 15 % et autres mutilations physiologiques et esthétiques, l'anxiété que nous infligeons aux patientes, sans compter les complications et les effets secondaires, sont bien meilleurs en comparaison.

Cette même spécialiste répondait aux questions de l'animateur Paul Arcand à la fin de l'été 2015 sur le cancer canalaire in situ (du sein), dont une étude démontre qu'il ne gagne pas à être traité[6]. « On a 97 % de taux de survie. On s'intéresse aux 3 % où ça ne va pas bien. Nous, en statistique, 3 %, on trouve que ce n'est pas beaucoup», disait la chirurgienne-oncologue.

Donc, si on résume : 3 %, c'est beaucoup pour une chimio mais pas tellement pour un risque de mortalité. La statistique est vraiment une pute.

Et on recommandera de la chimio à ces femmes – préventive ou non – en leur disant que c'est grâce à ces 15 % de chances qu'elles ont été sauvées. Si on vous offre 3 % de chances supplémentaires, vous seriez bien folles de vous en passer, non? C'est «gra-tuit»! Et si vous n'êtes pas bonnes en maths, ne vous y trompez pas, certains médecins ont coulé leur cours de logique 101.

On appelle cela un *non sequitur*, une forme de sophisme :

> «L'erreur de raisonnement (voulue ou non par son auteur) fait donner à cette implication plus de force qu'elle n'en a réellement, en lui attribuant par erreur la force d'une équivalence ou condition nécessaire et suffisante.

> «Exemple :
> 1. Si je suis à Tokyo, alors je suis au Japon.
> 2. Je suis au Japon.
> 3. Donc, je dois être à Tokyo.»
> Wikipédia

Ce qu'on ne sait pas nous fait mal

« Il est manifeste qu'il n'est pas possible de protéger les profits des compagnies pharmaceutiques ainsi que la vie et le bien-être des patients en même temps. »
Dr Peter C. Gotzsche, *Remèdes mortels et crime organisé*

« Si les compagnies voulaient publier les études avec des résultats négatifs, elles le pourraient, mais les compagnies n'aiment pas publier des études négatives. Il est amusant que tant de gens se prononcent sur les données – scientifiques et médecins – sans jamais voir ces données. »
Russell Katz, directeur de la Division de neuropharmacologie de la Food and Drug Administration (FDA)

PRÉTENDRE QUE les pharmaceutiques dévoilent toutes les données et toutes les études qui sont défavorables à leurs médicaments, ce serait comme affirmer que les politiciens ont décidé de nous dire toute la vérité en campagne électorale. « Pour notre bien », on nous ment. Sauf que, dans le cas des pharmas, le mensonge coûte des vies.

En fait, selon le Dr Peter C. Gotzsche (*Remèdes mortels et crime organisé*, 2015), les médicaments constitueraient la troisième cause de mortalité dans les pays riches.

Qui plus est, les études sont commanditées par des compagnies pharmaceutiques et même les agences nationales de sécurité du médicament ne divulguent pas tous les résultats, à l'avantage des fabricants.

> « Les efforts pour rendre davantage publiques les données des essais cliniques afin d'éviter de graves conséquences sur la santé publique en ce qui a trait à la surestimation des effets bénéfiques ont déclenché une forte opposition au sein de l'industrie. En 2012, l'ancien directeur exécutif de l'Agence européenne des médicaments (EMA), Guido Rasi, exigea du régulateur une "divulgation proactive des données des essais cliniques, une fois complété le processus autorisant la mise en marché". Il ajouta : "Nous ne sommes pas ici pour décider si nous publions ou non les données d'essais cliniques, mais plutôt pour décider comment nous le faisons." »

> « Deux compagnies pharmaceutiques ont poursuivi l'EMA afin d'empêcher la divulgation et cette dernière a depuis passablement dilué ses intentions d'origine[1]. »

Dans le cas des chimiothérapies, on retrouve ce même manque de transparence : les résultats affichés et financés par l'industrie sont nettement plus prometteurs (un mot qu'affectionnent les représentants pharmaceutiques et qui « promet » surtout des profits) que ceux déterrés par des chercheurs indépendants en recherche fondamentale. On pratique un biais sélectif ou une publication différée des résultats et les chercheurs n'ont pas accès aux données primaires[2].

Dans certains cas, on exige même des chercheurs doctorants que leurs résultats ne soient pas divulgués et que leur thèse soit soutenue devant un petit comité, loin des yeux du public. On incite d'ailleurs beaucoup les chercheurs universitaires à se tourner vers le privé pour financer leurs recherches. L'austérité, c'est aussi cela : le partenariat avec le privé quand ce n'est pas le privé tout court. On trouve la Faculté de pharmacie de l'Université de Montréal au pavillon... Jean-Coutu.

Lorsque des compagnies pharmaceutiques menacent des États de poursuites judiciaires si ceux-ci divulguent les résultats d'études qui nuiraient à leurs intérêts commerciaux, il y a de quoi se poser de sérieuses questions sur les somnifères avec lesquels on nous endort sans ordonnance médicale[3].

Le hic, c'est que le public s'imagine que les médicaments peuvent davantage qu'il ne s'avère réellement, notamment dans le cas des chimiothérapies. De plus, les patients qui abandonnent les chimios en raison d'effets secondaires trop sérieux ne sont comptabilisés nulle part. Ils cessent d'exister dans les statistiques. Et les médecins questionnés par des éthiciens cliniques demeurent très vagues quant aux toxicités permanentes, ayant peu de données à fournir à ce sujet non plus. On élague la question davantage qu'on ne l'aborde de front.

Les médecins régurgitent les statistiques fournies par les représentants pharmaceutiques et les études financées par les pharmas, les hôpitaux puisent dans leur budget pour payer ces médicaments coûteux et le gouvernement coupe dans les services hospitaliers plutôt que là où le bât blesse vraiment pour s'éviter un tollé.

Au bout du compte, c'est encore le patient qui paie, de ses impôts et de sa santé, quand ce n'est pas de sa vie.

Des chercheurs en bioéthique médicale recommandaient même, en 2005, de récompenser les médecins qui seraient plus fidèles à l'éthique de leur profession en étant plus intègres et en soulignant qu'une législation ne suffirait pas à changer les mœurs! Ces chercheurs américains soulignaient que l'*evidence-based medicine* (EBM) relève de faits prouvés et repose sur des traitements avérés efficaces (en tenant compte des coûts-bénéfices).

> « Des évidences troublantes ont émergé d'études tendancieuses financées par l'industrie, incluant des publications biaisées, des découvertes sélectives et des interprétations distordues des résultats. Ces pratiques compromettent l'intégrité professionnelle des médecins-investigateurs qui y contribuent. De fait, le bien-être des patients participant à ces essais randomisés contrôlés est mis en danger et les évidences sur lesquelles s'appuie la pratique de l'EBM peuvent être corrompues[4]. »

Une doc
à l'assaut

« Les grands esprits ont toujours trouvé une violente opposition des esprits médiocres. Les derniers ne pouvant comprendre qu'un homme ne se soumette pas sans réfléchir aux préjugés héréditaires mais utilise son intelligence honnêtement et courageusement. »
Albert Einstein

« Une personne en santé est quelqu'un qui n'a pas encore subi assez de tests de dépistage ! »
Dr Fernand Turcotte

« Dormez braves gens, mais n'oubliez pas que ce sont les dénis qui, de tout temps, ont permis les ignominies en établissant une horrible connivence entre les aveugles volontaires et les fripouilles. La malveillance des méchants a pour alliée la faiblesse des vertueux. »
Alexandre Jardin, *Laissez-nous faire !*

PROFESSEUR RETRAITÉ du Département de médecine sociale et préventive – dont il est l'un des cofondateurs – et médecin au Centre hospitalier universitaire de Québec, le Dr Fernand Turcotte a traduit de nombreux ouvrages sur le surdiagnostic médical, l'abus de médicaments et de tests, et l'emprise des pharmaceutiques sur certains départements, dont celui de l'oncologie[1]. Selon cet homme franc qui n'a plus rien à perdre à le dire, nous avons confié la banque aux bandits et les départements d'oncologie sont les plus corrompus du système de santé.

« Compte tenu des efforts investis pour faire peur au monde avec le cancer, cela va prendre des efforts de longue durée pour réparer les torts faits par notre démagogie », m'a-t-il indiqué dans une entrevue.

Ce médecin – spécialisé en médecine préventive, rappelons-le – considère non seulement que le dépistage systématique qui vient avec la « vieillesse » (50 ans) est une hérésie, mais aussi que nous n'avons pas les moyens de soutenir financièrement cette médecine dite préventive. Rappelons que des économistes estiment que les coûts en santé au Québec doubleront d'ici 2030 si rien n'est fait[2]. La privatisation est une solution qu'affectionnent nos élus et qui permet de ne pas toucher à une culture médicale laborieusement mise en place.

Les développements technologiques aidant, notre médecine détecte de plus en plus tôt des anomalies dont elle ne sait que faire ou qu'elle ne peut expliquer ni même traiter.

Selon les chiffres cités dans les livres traduits par le Dr Turcotte, le dépistage systématique des cancers du sein, de la prostate, du côlon et de la peau ne change rien aux courbes de mortalité :

> « Le traitement est souvent pire que la maladie. Depuis 1992, on a les études qui démontrent que les mammographies sont inutiles. Même chose pour la prostate : ça fait bientôt six ans qu'on dispose de preuves en platine que ces tests (PSA) devraient être arrêtés. Tous les hommes de plus de 60 ans ont un cancer de la prostate, mais il va se développer tellement lentement que ça va nous faire mourir après notre mort. »

J'ajoute un bémol, ici. Même si je ne suis pas propriétaire d'une prostate, j'héberge tout de même un côlon. C'est un test de dépistage à 50 ans (RSOS – recherche de sang occulte dans les selles) qui m'a permis d'être opérée pour un cancer du côlon à un stade encore suffisamment précoce. C'est un test Pap qui a contribué à éradiquer ma dysplasie du col de l'utérus à 23 ans. Et c'est une visite chez le dermatologue qui m'a sauvée d'un mélanome qui aurait pu être très mortel à 40 ans. Parfois, la statistique trouble-fête porte un nom, a une vie, un enfant, un mari et une tête de cochon...

Soit, le buffet médical gratuit et à volonté est effectivement un non-sens et ne favorise aucunement la responsabilisation individuelle.

Bien que je souscrive à l'esprit des recommandations du Dr Turcotte[3] – la paranoïa collective a un coût énorme, d'autant que bien des tumeurs ne se développeront jamais –, je pense aussi qu'il faut demeurer vigilant et s'assurer pour soi-même de valider des observations ou des changements dans son état de santé. Et bien sûr, on peut prévenir « autrement », en modifiant notre mode de vie et en aiguisant nos choix au quotidien.

En soulignant un conflit d'intérêts patent, le Dr Turcotte décrète aussi que les compagnies pharmaceutiques ne peuvent fournir le beurre et l'argent du beurre[4]. On a fait entrer le loup dans la bergerie. Selon lui, il faudrait interdire les brevets, toute forme de marketing pharmaceutique, de même que la recherche financée par le Big Pharma, car nous n'avons pas accès aux données primaires. « Ce sont des secrets industriels, ils racontent ce qu'ils veulent ! »

COMPTEZ-VOUS CHANCEUX

Québec, 19 septembre 2015

Bonjour Mme Blanchette !

Mon conjoint a reçu un diagnostic de cancer de l'estomac cet été, il a été opéré avec succès, a obtenu d'excellents soins et se porte à merveille. Il avait rendez-vous, hier, en hématologie pour connaître la suite : besoin de chimio ou non ? Nous attendions avec impatience, depuis six semaines, de savoir si les ganglions autour de la tumeur étaient atteints. Sans même nous en aviser, l'hématologue, aussi chaleureuse que mon congélateur et aussi pressée qu'un médecin à la clinique sans rendez-vous, a entrepris d'examiner mon conjoint, de faire son bilan de santé. Elle était en mode « la chimio commence la semaine prochaine ».

Alimentée par votre témoignage, j'ai pu intervenir et poser les questions de base. Les ganglions ne sont pas touchés, alors pourquoi faire de la chimio? Elle n'avait aucune donnée sur les gains possibles dans le cas du cancer de l'estomac. Elle n'avait pas préparé notre rencontre, a constaté dans le rapport du pathologiste la présence de cellules cancéreuses plus rares qu'elle ne savait pas comment traiter, a dit qu'elle devrait vérifier sur Internet.

Elle a défilé le protocole à une vitesse étourdissante, refusant ensuite de le répéter pour que je prenne des notes. Elle nous a donné un rendez-vous avec la pharmacienne la semaine suivante pour obtenir l'information.

Quand j'ai demandé le nom du médicament qui serait utilisé, elle a parlé de chimio plus facile que les autres : diarrhée, rougeurs dans les mains, ulcères dans la bouche, fatigue. Elle a refusé d'aborder les effets secondaires invalidants, les séquelles possibles, les risques du médicament utilisé, celui-là même sur lequel Marie-Claude Malboeuf de La Presse *a fait un article : de 20 à 30 décès au Canada chaque année (taux de mortalité de 0,5 à 1,3 %), jusqu'à 4 % des patients se rendent à l'agonie. Jusqu'à 15 % subissent des effets invalidants menant à l'hospitalisation. En France, on ne donne pas ce traitement sans avoir fait des tests génétiques pour évaluer la capacité du patient à éliminer le médicament. Nous avons abordé chacun de ces points avec l'hématologue. Elle a nié ces données, m'a reproché d'être allée fouiner sur Internet. J'ai répondu que c'était dans* La Presse *: «L'article m'a sauté dans la face sur Facebook!!!!»*

J'ai par ailleurs appris, lors de votre témoignage à la télévision, les liens entre la cortisone et les états dépressifs. Mon conjoint souffre du syndrome de stress post-traumatique et il a déjà traversé des périodes très difficiles. «C'est un facteur à considérer», ai-je dit. J'ai cru qu'elle nous assurerait d'un suivi psychologique pendant les traitements. Elle m'a plutôt coupé la parole et m'a dit : «Vous, vous cessez de regarder la télé!!!!»

La pauvre hématologue qui croyait prendre mon conjoint et l'asseoir sur un fauteuil de chimio sans faire ses devoirs ne savait pas que le monsieur était accompagné d'une femme qui a été journaliste à Radio-Canada pendant 30 ans, qui occupe maintenant sa retraite à titre de massothérapeute spécialisée en oncologie. L'hématologue n'était pas prête. Nous l'étions et sommes sortis de ce rendez-vous révoltés!

Jusque-là, entourés de médecins professionnels, compétents et profondément humains, nous avions gardé une très grande sérénité dans cette mauvaise expérience. Cette hématologue, par sa façon d'invalider nos questions, de nous reprocher de détenir de l'information, a tout fait basculer! J'ai fait une grosse crise d'anxiété lors de mon retour à la maison.

Avec le recul, j'ai réalisé à quel point tout ce qui est arrivé est inacceptable. Après la chirurgie, nous devions rencontrer un oncologue trois ou quatre semaines plus tard. Il a fallu attendre six semaines pour finalement voir une hématologue. Nous lui avons demandé le pourquoi du retard : «Comptez-vous chanceux, certains attendent jusqu'à deux mois!» Belle façon de rassurer un patient...

Jamais elle ne nous a parlé de nos options : prendre le temps de réfléchir, accepter ou refuser la chimio, possibilité de l'arrêter si ça ne va pas. Personne à aucune étape du processus n'a parlé de l'aide que nous pouvions aller chercher, des services offerts par le CLSC.

Nous voulons changer de médecin, mais nous sommes un peu perdus quant à la façon de procéder. Votre témoignage nous a tout de même permis de comprendre que notre santé nous appartient, nous donne la force de réagir. C'est un stress dont nous n'avions vraiment pas besoin, mais nous allons obtenir l'information voulue pour que mon conjoint puisse prendre une décision éclairée!

Liliane Roy

L'affaire Makayla

LA PETITE Algonquine Makayla Sault, 11 ans, est décédée en janvier 2015 après avoir tenté un traitement de chimiothérapie de 12 semaines qui l'a conduite aux soins intensifs. Selon les médecins, sa leucémie avait 75 % de chances d'être guérie avec la chimiothérapie. Malheureusement, elle ne supportait pas les traitements. Ses parents ont décidé d'a-ban-don-ner la chimio après trois mois et j'imagine combien cette décision a dû être douloureuse pour eux. Partout, dans les médias, il a été question de «refus» de traitement.

Ce que nous apprenons dans cette histoire, c'est que des parents non autochtones n'auraient pu invoquer leurs traditions médicinales pour faire cesser les traitements de leur fille, même si celle-ci ne les supportait plus, ni physiquement ni moralement. Au Québec, l'âge légal pour s'appartenir et être jugé assez mature pour faire la différence entre la vie et la mort est établi à 14 ans. Avant, ce sont les médecins qui «décident», pas les parents.

Et si lesdits géniteurs n'entendent pas raison devant la pression médicale (et en général, elle est aussi forte qu'impressionnante), on la leur fait entendre par la voie légale pour refus de traitement injustifié. Mais je ne connais aucun médecin qui, tout guilleret, se lève le matin en se disant : «Aujourd'hui, je m'en vais attacher ma patiente sur son lit et lui administrer une chimio de force sous sédation.» De fait, les pédiatres en oncologie sont souvent étonnés par la maturité incroyable de leurs petits patients qui en remontrent aux adultes face à leur finitude et à leur passage ici-bas.

Notons que même chez les enfants, où les succès en matière de chimiothérapie balaient tout scepticisme possible, on ne parle pas des effets débilitants. Les deux tiers d'entre eux conservent des séquelles, quelquefois très graves, qui comportent une panoplie d'états peu enviables et parfois cumulatifs – des complications cardiaques, neuropsychologiques, thyroïdiennes, des problèmes de croissance, de fertilité, mais aussi des troubles psychologiques et somatiques –, quand ils ne décèdent pas à cause de la chimio[1].

Cette histoire soulève ce que nous tenons pour acquis dans nos croyances occidentales et que nous appliquons aux autres cultures qui ne partagent peut-être pas nos vues. Nous faisons de la morale par le droit tout en étant pétris de certitudes forgées par les croyances. Ainsi, «nous» croyons que la médecine occidentale est supérieure, que le cancer doit être traité, que la vie – et même une vie taxée par la maladie physique ou mentale – vaut mieux que la mort, que la chimio sauve des vies, que les médecines douces sont inefficaces, etc.

Des enfants meurent tous les jours de leucémie dans nos hôpitaux, même avec les traitements de chimio, et nous n'en entendons jamais parler. Il suffit d'abandonner (ou pire, de refuser) le traitement officiel pour que le projecteur se braque sur nous[2].

Pour clore le chapitre, voici la lettre qu'une médecin m'a fait parvenir après la lecture d'une chronique[3] comparant l'histoire de Makayla au refus de transfusion sanguine chez les Témoins de Jéhovah.

Bonjour,

> *Transfusion sanguine*
> *– Temps d'administration : trois heures*
> *– Effets secondaires : quasi aucun*
> *– Bénéfices : immédiats*

Chimiothérapie
– Temps de traitement : plusieurs mois
– Effets secondaires : nausées, vomissements, perte des cheveux, des sourcils, des cils (et stigmatisation associée), dépression immunitaire avec risque d'infections graves (voire mortelles), toxicité cardiaque, pulmonaire, rénale, polyneuropathie douloureuse, etc., et cette chimio doit être administrée dans un centre tertiaire, possiblement très loin du lieu de résidence du patient
– Bénéfices : à moyen terme

De mon point de vue, un parent qui refuse une transfusion qui pourrait sauver la vie à son enfant : inacceptable. Un parent qui trouve intolérables les effets secondaires vécus par son enfant en cours de chimio et qui choisit d'interrompre le traitement, même si les chances de succès sont de 75 % : je refuse de le juger.

Dans notre société occidentale, dénuée de spiritualité, la maladie et la mort sont des anomalies qu'il faut combattre. D'ailleurs, on utilise souvent le terme «combattre le cancer». Et si, pour une famille autochtone, la vie, la maladie et la mort sont un continuum ? Et si, pour cette famille, il est plus acceptable qu'un enfant meure chez lui, entouré de sa communauté, plutôt que de lui faire subir (j'ai choisi «subir») en institution (l'hôpital) des effets secondaires très pénibles dans l'espoir qu'il se retrouve dans les 75 % ? Est-ce vraiment dans l'intérêt supérieur de l'enfant de le forcer à poursuivre contre son gré et celui de sa famille une chimiothérapie pendant de longs mois ? Je n'ai pas la réponse...

MMB
Médecin et mère de deux enfants

Le prix à payer

« Il y a deux façons de se tromper. L'une est de croire ce qui n'est pas, l'autre, de refuser de croire ce qui est. »
Soren Kierkegaard

MON AMIE C a connu une récidive du cancer du sein, trois ans après une première opération et quelques cafouillages en radiologie, dont deux mammographies mal analysées par une radiologiste qui n'a jamais été poursuivie ni n'a jamais subi de blâme professionnel mais a été grassement payée. Lorsqu'on est malade, on a autre chose à faire que de consulter ses avocats.

La maman de C est décédée d'un cancer du sein à la mi-quarantaine. C prend ses seins bien en main et très au sérieux depuis toujours même si elle a envoyé valser le soutien-gorge en épousant le féminisme.

La voici donc devant le chirurgien-oncologue après une mastectomie pour recevoir les résultats des analyses postopératoires. Cancer rare, atypique, pas de ganglions atteints, mais on suggère tout de même un traitement de chimio préventive, du Taxol, durant six mois aux deux semaines.

L'oncologue très réputé est déjà en train de remplir la paperasse pour qu'elle reçoive ses traitements. La routine, quoi...

Mon amie C s'aventure à demander en quoi ces traitements diminueront ses chances de récidive. L'oncologue fronce un sourcil, embêté, consulte les graphiques sur son écran : «Pour un premier cancer, ça diminue vos chances de récidive de 4 % et augmente vos chances de survie de 2 ou 3 %.» Et pour une récidive, les chiffres demeurent les mêmes.

Effets secondaires les plus fréquents du Taxol : nausées, vomissements, diarrhées, fatigue, alopécie (perte des poils et cheveux), neuropathie (problèmes neurologiques temporaires ou permanents pouvant même apparaître des mois ou des années après les traitements), troubles de la vision, problèmes cardiaques, douleurs articulaires et musculaires.

C m'a écrit, après mûre réflexion et des tortures mentales infinies, qu'elle passait son tour pour la chimio, malgré les semonces de deux oncologues. Elle a dit à son nouvel oncologue (elle a sollicité une seconde opinion et changé d'équipe médicale) : «Peut-être que je manque de courage parce que je ne veux pas faire face à la chimio.» Il lui a répondu : «Au contraire, vous avez peut-être beaucoup de courage de décider de ne pas en recevoir.»

En 2014, le Taxol est passé de 42 à 4000 $ la dose à Montréal. Un coût 100 fois plus élevé d'un mois à l'autre. Sur 6 mois, on parle donc de 50 000 $ grosso modo, en oubliant les coûts connexes (soins infirmiers, pharmacien, temps de fauteuil, administration, etc.).

Comme nous l'explique *La vérité sur les médicaments*[1], un collectif d'auteurs scientifiques et de chercheurs qui ont admirablement décrypté le labyrinthe du Big Pharma : «Ces coûts exorbitants restent le plus souvent ignorés des patients dans les pays qui comme la France ont la chance d'avoir un système de protection sociale universelle et un "trou de la Sécu" où enterrer ce genre de frais de santé.»

Voici un extrait :

«Le prix d'une agonie

«Le Tarceva de Genentech / Roche rallonge l'espérance de vie de 3 mois dans le cas des cancers du poumon, mais seulement de 12 jours dans le cas des cancers du pancréas.

« L'Erbitux coûte 10 000 dollars par mois et rallonge l'espérance de vie d'à peine un mois et demi.

« L'Avastin de Genentech / Roche est un peu moins cher – 8 500 dollars par mois –, et pour cause : selon les études les plus récentes, il ne procure aucun rallongement de la vie tout en ayant des effets secondaires potentiellement mortels (ce pour quoi la FDA américaine l'a retiré du marché pour les cancers avancés du sein en 2011 ; il continue toutefois à être commercialisé pour cette indication en Europe).

« Le Zaltrap de Sanofi, utilisé dans le traitement des cancers du côlon, coûte 11 000 dollars par mois pour un rallongement de l'espérance de vie d'un mois et demi.

« La palme du rapport inefficacité-prix revient incontestablement au Folotyn d'Allos dans le traitement des lymphomes T périphériques, qui coûte 30 000 dollars par mois pour *zéro* rallongement de l'espérance de vie. »

La vérité sur les médicaments : comment l'industrie pharmaceutique joue avec notre santé, Édito, 2014.

Tomber sur
le bon

IL EN EST du médecin que la loterie du système de santé vous octroie comme de votre conjoint ou de votre conseiller financier : il faut tomber sur le bon. Mais souvent, comme pour les conjoints, on les marie sans les connaître.

Lorsqu'une amie qui a eu un cancer du sein m'a parlé du Dr Nathaniel Bouganim en termes on ne peut plus élogieux (et après avoir divorcé de son oncologue précédent pour cause d'incompatibilité de visions dans le traitement), j'ai eu envie de l'ausculter sur les mammographies, chimios, radios. Quatre-vingts pour cent de la clientèle du Dr Bouganim est composée de femmes qui ont un cancer du sein.

Ce jeune oncologue dans la trentaine m'a surprise à maints égards. Lorsque je lui ai demandé son avis sur le dossier du magazine *Time* intitulé « What If I Decide to Just Do Nothing ? » (12 octobre 2015) et portant sur le cancer du sein, il m'a répondu qu'effectivement on surdiagnostiquait et surtraitait à cause des résultats de mammographies. Et que les précancers du sein – qui comptent pour un tiers des cas détectés par les mammographies – ne devraient pas systématiquement se retrouver en chirurgie, en chimio ou en radiologie car le risque qu'ils évoluent en un cancer invasif est de moins de 10 %.

« Mieux vaut ne pas faire de mammographie, sinon on entre dans un problème pour lequel on n'a pas de réponse pour l'instant, m'explique l'oncologue. La mammographie est un outil imparfait qui nous donne le *snapshot* d'une seule journée. Ça ne nous donne pas l'évolution. »

Et c'est l'évolution qui détermine si une tumeur est dangereuse ou non.

« Depuis 5 à 10 ans, on ne donne pas de chimio pour des cancers de bas grade. Quand je dis "bas grade", je parle de rapidité de croissance des cellules. Le problème, c'est avec les jeunes patientes. Leur précancer a des chances d'évoluer un jour. On ne sait pas comment ni quand. Je ne m'inquiète pas pour des patientes de 70-80 ans. »

Le Dr Bouganim estime aussi qu'un bon oncologue « doit savoir quand ne pas donner de chimio et reconnaître les limites du traitement quand il y a peu de bénéfices à aller chercher ». Selon lui, il est plus facile pour un oncologue d'avoir recours à la chimiothérapie car cela exige moins d'explications et de suivis.

« Cela me demande deux fois plus de temps quand je n'en donne pas. Il faut bien instruire la patiente et lui montrer que les risques de récidive existent même avec la chimio. Ce n'est pas avant-gardiste comme façon de procéder chez les médecins plus jeunes. Beaucoup de mes collègues ne donnent même pas de chimio pour un stade 2. Certains de mes collègues plus vieux ont appris que c'est la chimio tout le temps. Moi, je crois que c'est la biologie de la tumeur qui doit dicter le traitement. »

Depuis quelques années, les médecins ont recours à un test génomique[1] disponible en Californie (Oncotype DX), remboursé par la RAMQ, pour aider à déterminer de quelle façon la tumeur réagira au traitement dans le cas du cancer du sein. « Ce n'est pas un test parfait, mais ça aide à savoir de quelle façon le gène particulier de ce cancer répondra à la chimio. »

Le Dr Bouganim me glisse au passage qu'il a remarqué que la plupart de ses patientes avaient vécu une expérience traumatique un an ou deux avant d'avoir le cancer du sein. «Le cancer, ce n'est pas qu'une question de gènes, d'environnement, de nutrition, de stress ou d'émotions. C'est un spectre de facteurs qui prédisposent au cancer.»

Moi, à choisir, je «marierais» un oncologue qui vous considère dans votre ensemble et pas seulement comme une paire de seins.

L'électron libre

LE RADIO-ONCOLOGUE zigonne depuis quelques minutes avec sa souris pour encercler une tache blanche sur la radiographie des poumons à l'écran. Il l'encercle de rose, puis recommence, sans relâche. «Ça va me prendre trois heures pour préparer l'intervention en radiochirurgie», me dit-il. Ensuite, des techniciens et physiciens devront s'y mettre aussi, durant trois ou quatre jours, pour tenter d'être le plus précis possible dans cette intervention aux rayons gamma, X ou aux particules d'électrons.

Je l'observe sans dire mot, fascinée par la technologie et la maîtrise qu'il faut avoir de ces bidules sans état d'âme. Tout en jouant de la souris, il me confie :

> «Si je pratiquais la médecine qu'on m'a enseignée il y a
> 10 ans, je serais un dinosaure. Nous sommes beaucoup plus
> pointus dans nos interventions et la technologie évolue
> sans cesse. Les recherches, nos connaissances, la manière
> de classifier les cancers, tout a changé. Nous devons
> constamment nous garder à jour.»

J'en suis ravie, remarquez, parce qu'à voir l'épaisseur de la porte de plomb qui sépare la salle de radiochirurgie du monde extérieur, on comprend que cela puisse vous transformer en steak bien cuit. Vaut mieux des médecins qui se mettent aux normes lorsqu'il est question d'électrons libres.

Je risque une remarque : « Ce doit être facile d'oublier qu'il y a un être humain autour de la tache blanche, non ? »

Il hoche la tête : « Oui, certains l'oublient. Il y a des médecins, physiciens, généticiens qui ne sont que dans les molécules. »

Le micro, c'est bien beau. Mais il faut parfois faire un effort pour rester dans le macro et se rappeler que cette personne a une tache et non pas l'inverse.

Fumez-vous?

LA SEULE question qu'on vous pose à répétition dans les hôpitaux lorsque vous êtes atteint d'un cancer, c'est «fumez-vous?»

Pas, mangez-vous chez McDo souvent? Pas, buvez-vous de l'eau occasionnellement? Pas, est-ce que votre exercice le plus brutal consiste à vous lever le matin? Non. Fumez-vous? Il est vrai que 1 cancer sur 5 est dû au tabagisme, qui est responsable de 70 % des cancers du poumon, le cancer le plus meurtrier au Canada, tant chez les hommes que chez les femmes. Au risque de décevoir, on est presque gêné de dire que l'on ne fume pas.

Selon le professeur Richard Béliveau, de 66 à 75 % des cancers de l'estomac, du côlon et du rectum et de 50 à 75 % des cancers de l'œsophage pourraient être prévenus par l'alimentation.

Passe encore qu'on ne fasse pas le lien entre l'alimentation, notre mode de vie et un cancer du cerveau – encore que – mais entre un cancer du côlon et l'alimentation dans les pays industrialisés? Le cancer du côlon est la deuxième cause de mortalité par cancer chez l'homme et la troisième chez la femme.

Les médecins parlent très peu d'alimentation ou pas du tout, tout simplement parce que leur formation médicale est très pauvre en glucides, en lipides et en oméga-3. Généralement, ils se réfèrent à des nutritionnistes qui, elles, se retranchent derrière le *Guide alimentaire canadien*. Rien de très novateur sous le soleil.

Les statistiques qu'on nous sert le plus souvent s'appliquent à tous, indistinctement : aux vieillards, aux carnivores, aux hospitalisés qui se font livrer du PFK dans leur chambre (vu de mes yeux), aux fumeurs en jaquette bleue tirant leur poteau à soluté, aux sédentaires, aux jeunes de 20 ans qui décèdent plus rapidement car les cellules se multiplient plus vite, aux déprimés chroniques, aux malades imaginaires, aux affligés d'une génétique poussive, aux colons du côlon et aux suicidaires déguisés. Entre les chiffres, il y a un monde. Et c'est dans ce monde que la médecine évolue. «On traite des diabétiques qui boivent du Coke», me confie une amie médecin.

Un de mes médecins me soulignait d'ailleurs qu'il est bien difficile de conseiller les patients car ceux-ci ne sont pas intéressés à modifier leurs habitudes. «Quand je fais faire un test de glycémie à une patiente enceinte et que la seule chose qu'elle a avalée le matin, c'est un Pepsi, on part de loin.»

Je suis toujours épatée de voir combien les médecins ne jugent pas, pour la plupart. Ils assistent, impuissants, aux limites de chacun. Comme mon père, pneumologue, qui acceptait de traiter des cancéreux qui fumaient. Il prétendait que la cigarette était aussi difficile à arrêter que l'héroïne.

Notre bon gouvernement austère et chirurgical coupe dans la prévention, la santé publique et l'éducation... Tout le monde sait qu'il vaut mieux prévenir, mais le court-termisme semble avoir le dernier mot. Au bout du compte, c'est le cancer qui l'aura.

L'éthique,
c'est chic

« Le fait que le modèle scientifique soit le modèle dominant pour expliquer le monde, et le fait qu'on y croit, influence systématiquement nos modes de pensées et donc nos actions. Ne pas croire à la science du tout serait une hérésie, mais la construction même de la science requiert le doute et le questionnement. Nos données scientifiques actuelles ne sont valides que jusqu'au moment où d'autres données, d'autres modèles et théories, viendront proposer autre chose. Or, le débat que l'on a actuellement est très sain et nécessaire pour éviter justement les excès potentiels du "scientisme" en médecine. On constate à ce jour les dérives du modèle actuel de construction de la science : *publish or perish*, scandales de plagiat, de falsification de données de recherche, cacher les données qui ne vont pas dans le sens que l'on veut, conflits d'intérêts... Je crois donc, peu importe la présence ou l'absence de scandales, qu'il est sain de questionner, de douter et de tenter de voir s'il n'existe pas d'autres choses qui puissent expliquer une réalité. »

« La science est une construction sociale et nos croyances quant à sa validité en tant que réalité objective nous influencent sans que nous en soyons toujours conscients. Il est difficile et insécurisant d'envisager d'autres explications à cette conception du monde que nous portons. Ça a été le cas chaque fois que la conception du monde a changé au cours des derniers siècles. »
Delphine Roigt, éthicienne clinique

DELPHINE ROIGT est éthicienne clinique en milieu hospitalier, avocate de formation avec un bac en communications. Elle a aussi étudié en bioéthique à l'Université de Montréal et a fait partie de différents comités d'éthique de la recherche, dont celui qui évaluait les protocoles en oncologie au CHUM durant 10 ans. Aujourd'hui, elle est éthicienne indépendante, ce qui lui donne toute la latitude de parler et de souligner les anomalies d'un système qu'elle surnomme « le système de maladie ».

Il y en a une dizaine comme elle au Québec. Elle a travaillé dans plusieurs hôpitaux depuis près de 20 ans et a parcouru des milliers de protocoles de recherche sur le cancer. « Des formulaires de consentement de 32 pages, ce n'est pas éthique », dénonce-t-elle. Les gens acceptent de se soumettre à un protocole de recherche pour tester un nouveau médicament ou la longueur d'un traitement, parfois au prix de leur propre vie.

Delphine est là pour aider les patients et le personnel soignant à prendre des décisions plus éclairées. Des questions philosophiques se posent parfois. On débranche ou pas ? On continue de soigner un patient qui ne suit aucune recommandation ou pas ? Une patiente veut être accouchée par une femme, on fait quoi ?

Pour elle, l'équation est claire : les médecins prescrivent, les assurances assurent des malades et les pharmaceutiques empochent. Le patient est invité à se déresponsabiliser dans cette troïka. En fait, dans ce système, plus tu prends ta santé en main, plus tu es pénalisé. De plus, elle constate que tous, patients comme médecins, sont influencés par leurs croyances et la culture scientifique ambiante, les modes, les absolus qui évoluent selon les époques.

Elle me donne en exemple ce patient atteint du cancer qui ne souhaitait pas entreprendre de chimiothérapie. La CSST lui a dit que s'il n'allait pas en chimio, il était donc guéri et que s'il n'était pas malade, il risquait de perdre ses prestations et indemnités.

Nous assistons ici à une dérive du système où ce sont les compagnies d'assurances qui vous dictent quoi faire, comme elles le font parfois dans les cas de dépression en obligeant les patients à prendre des antidépresseurs par exemple. Sauf qu'on ne peut pas toujours jeter une chimiothérapie dans la cuvette et faire semblant qu'on suit le traitement.

La liberté fondamentale du patient de décider de ce qui lui convient ou non, selon ses croyances, ses limites, les exigences de sa vie personnelle, ses connaissances et la foi qu'il accorde à notre système de «santé», notre médecine officielle, se rétrécit comme peau de chagrin, sans que personne réalise que c'est ce qui se passe. À ce point-ci, on parle de dictature médicale par certains médecins.

On finira par décider pour vous. Et de toute façon, la pression sociale de souscrire à des traitements auxquels même des médecins hésiteraient à se soumettre fera le reste. Nous permettons à des pharmaceutiques et à des compagnies d'assurances de choisir à notre place ce qui est bon pour... elles.

Comme le souligne Delphine :

> «Notre système nous force à être passifs. Et si certains patients veulent faire les choses autrement, on ne les laisse pas faire. On ne tient pas toujours compte des séquelles permanentes, surtout pour des stades trois et quatre, où on agit comme si le patient était condamné de toute façon. Moi, je demandais toujours : "Avez-vous évalué avec *ce* patient ce que ça voulait dire pour *lui*?"»

La liberté, c'est comme la santé : le jour où on la perd, on sait combien elle vaut cher.

CLÉMENT ET ADÈLE

Bonjour Madame Blanchette,

Clément et moi vivions ensemble depuis plusieurs années. Il y a quatre ans de cela (2011), certains symptômes l'ont amené à passer une coloscopie.

Les résultats ne se sont pas fait attendre. Le jour même de la coloscopie, on soupçonnait une tumeur rectale et, le lendemain, l'oncologue confirmait un cancer invasif de stade 4, incurable. Le cancer initial avait déjà fait son chemin et des petits ailleurs dans l'organisme. Il était trop tard pour quoi que ce soit. L'oncologue nous le confirmait, il n'y avait pas de guérison possible ; juste une longue chimiothérapie palliative jusqu'à la fin de ses jours qui s'annonçait assez proche.

Clément a reçu trois ans de chimiothérapie avant de décéder dans la cinquantaine. Il a suivi un parcours qui s'applique en général à ce type de cancer. Est-ce que l'ensemble des chimiothérapies et autres traitements ont pu prolonger sa vie et augmenter sa qualité de vie ? Prolonger sa vie, probablement. Éviter une occlusion intestinale, sûrement. Augmenter sa qualité de vie, oui, à certains moments, entre les séances de chimiothérapie où il essayait d'en profiter le plus possible. C'était son choix et il avait confiance. Pas de guérir, mais de survivre encore longtemps. Une séance toutes les deux semaines, dormant la plupart du temps, jeûnant, souffrant de diarrhées et de nausées les quatre premiers jours ; et le reste de la semaine, couché ou allongé pour écouter de la musique, jouer sur son iPad, recommencer à manger et à s'activer peu à peu. La deuxième semaine en était une de liberté. Un petit mois de congé à Noël ou pendant l'été pour reposer le corps et la tête. Il faut dire que les effets secondaires des chimiothérapies sont cumulatifs. L'organisme s'intoxique peu à peu et se fragilise.

Donc, trois ans de chimiothérapie (5-FU combiné à l'Irinotécan et à l'oxaliplatine) et de thérapies palliatives ciblées (Avastin et Vectibix).

Chaque traitement proposé, qu'il s'agisse de chimiothérapie et de thérapie ciblée, a une efficacité limitée dans le temps. Si la grosseur des métastases augmente de 10 % et plus, on change de protocole. Quand les cellules cancéreuses ont développé une résistance à tous les traitements reconnus, il n'y a plus rien à faire. Sauf quand le momentum s'y prête, comme offrir de nouvelles molécules qui viennent d'être approuvées par Santé Canada et que Québec accepte de financer avec son système de santé public.

Dans le cas de Clément, il restait une dernière option : Stivarga. Il y aura toujours de nouvelles options qui apparaissent dans le monde de l'oncologie. On les offre aux patients, on évalue, on fait des statistiques. Qu'est-ce qu'on a à perdre avec un patient qui va mourir ? Non pas que les oncologues soient insensibles ou cruels, pas du tout. Mais certains se spécialisent en recherche et vivent dans un monde dicté par des protocoles bien précis, de concert avec l'industrie pharmaceutique et les différents paliers de gouvernement qui approuvent ou financent ces nouvelles molécules administrées aux patients. C'est comme ça que la recherche fonctionne. Mais dans nos vies à nous, dans nos maisons, dans nos familles, quelles en sont les répercussions ? Et surtout, qu'est-ce que cela apporte au patient ? Et enfin, combien ça coûte au système de santé ?

Mais la question essentielle est la suivante : si certaines molécules proposées au patient en fin de vie ne servent pas ce dernier, qui servent-elles ?

Voici l'exemple du dernier médicament proposé à Clément : Stivarga.

En gros, les critères d'évaluation du produit par Santé Canada (Sommaire des motifs de décision portant sur Stivarga, 2013) *sont les suivants :*

– Survie globale : médiane, soit 6,4 mois pour Stivarga contre 5 mois pour le groupe placebo.

– Survie sans progression de la maladie : sept jours de plus pour le groupe Stivarga, jugée non significative sur le plan clinique.

– Durée médiane de maladie stable : 60 jours dans le groupe Stivarga contre 52 dans le groupe placebo.

(N. B. : il est mentionné ici qu'il est possible que les résultats soient biaisés.)

– Qualité de vie : la qualité de vie des patients s'est détériorée dans un degré similaire dans les deux groupes de traitement, cette dernière ayant tendance à s'aggraver avec Stivarga par rapport au placebo.

– Toxicité : en raison des réactions indésirables, 61 % des patients ayant reçu Stivarga ont nécessité une interruption de traitement et 38 % une diminution de la dose.

Et voici la suite de notre histoire :

L'oncologue a donc proposé ce nouveau médicament à Clément puisqu'il avait épuisé toutes les ressources disponibles en termes de traitements. C'était ça ou plus rien. Quand il y a juste la souffrance et la mort au bout qui t'attendent, il est normal que tu acceptes, surtout en non-connaissance de cause. En tout cas, Clément a accepté. Lui, si confiant, si optimiste. Donc, conseils d'usage, quelques mots sur certains effets secondaires possibles (fatigue, diarrhées...). Pas de documentation à lire. Et enfin, on nous informe qu'il est possible qu'on réduise la dose au prochain rendez-vous si les effets secondaires sont trop graves. On commence donc avec la dose maximale.

Les oncologues ne s'étendent pas sur les effets «indésirables» de ces poisons cellulaires : dans le cas de celui-ci, les limitations posologiques dans les études ont été dictées par l'hépatotoxicité, des hémorragies, une toxicité gastro-intestinale et dermatologique. Les risques importants répertoriés en gros sont les suivants : hémorragie, ischémie myocardique et infarctus du myocarde, hypertension artérielle et crise hypertensive, syndrome palmo-plantaire, perforation et fistules gastro-intestinales.

Alors on retourne à la maison avec la prescription et Clément avale ses quatre petites pilules quotidiennes. Il doit les prendre pendant trois semaines, puis faire une pause d'une semaine. Après les 10 premiers jours, on demande à revoir l'oncologue pour faire le point sur l'état de santé de mon conjoint et pour voir s'il faudrait diminuer la dose. Clément n'est plus que l'ombre de lui-même. Il s'est couché et ne s'est presque plus relevé. Faiblesse extrême, teint vert, diarrhées. Empoisonné.

Pendant ces 10 jours, j'ai eu le temps de faire des lectures sur Stivarga, particulièrement le document sur les motifs de décision de Santé Canada pour l'approbation de ce traitement de dernière ligne. À la première lecture, il a été facile de constater qu'il est toxique et ridiculement inefficace, même pour une néophyte. Encore plus choquant, il y est mentionné, noir sur blanc, que la qualité de vie est diminuée chez ceux qui prennent ce produit par rapport à ceux qui ne le prennent pas. Pas besoin de me convaincre.

Une fois chez l'oncologue, Clément lui fait part de ses importants malaises. L'oncologue lui propose de diminuer la dose. Je lui parle de ce que j'ai lu sur ce produit et lui dis que je ne comprends pas qu'on puisse donner un médicament si toxique avec des résultats si médiocres à un patient comme mon conjoint. Il admet qu'effectivement ce traitement n'est pas «probant» (ce sont ses mots) dans un cas comme le sien. Mais pourquoi lui avoir proposé? Il m'a répondu qu'il était obligé de le lui offrir. Mais pourquoi ne pas avoir donné ces informations avant de commencer? Clément est une statistique de plus? Il a donc choisi d'arrêter ce «traitement» et a mis deux bonnes semaines à s'en remettre. Ensuite sa maladie a suivi son cours fatal. C'est ce qui devait arriver de toute façon. Je dois dire que j'étais soulagée, même si je savais que le pire s'en venait. Mon amoureux, lui, était triste, triste de perdre ce dernier faux espoir qui le torturait inutilement.

Pour en revenir à ma question de départ : si ça ne profite pas au patient, à qui ça profite? Souffrances inutiles et cruelles, une fin de vie de merde avec des effets secondaires hallucinants pour quoi ? Sûrement pas pour une survie globale médiane de 1,4 mois vantée par le produit en question. Clément a survécu deux mois après sa tentative avortée du traitement au Stivarga. Donc une survie de deux mois sans Stivarga. Je n'ose imaginer dans quel état il aurait été à la fin s'il avait continué.

Ma recommandation : intégrer les soins palliatifs plus rapidement à la maison ou ailleurs pour le soulagement de la douleur et le confort du malade, lorsqu'on a épuisé les ressources jugées raisonnables en termes de rapport qualité de vie-efficacité. Toujours dans l'intérêt supérieur du patient, pas de la recherche ni du commerce pharmaceutique. Si toutefois le patient veut essayer de nouvelles molécules, il doit le faire de façon très éclairée. Je dénonce ce business de la chimiothérapie, de la course à la molécule, du cancer. Pas la recherche comme telle, mais les dérives qui en découlent. Je crois qu'il y a des intérêts financiers sous-jacents de la part des pharmaceutiques qui biaisent les résultats et poussent pour l'approbation de leurs molécules à l'efficacité et à la toxicité douteuses. Et que dire de Santé Canada qui les approuve ? Des traitements que parfois les malades ou leur famille réclament aussi à grands cris mais qui ne sont pas au point, inefficaces. Combien coûte Stivarga ? Un exemple à partir d'une petite recherche rapide sur Internet : 6 237 $ par cycle de 4 semaines (Sécurindemnité, Revue des médicaments, vol. 12, n° 4).

Ma mère a été opérée pour le cancer du sein il y a environ 10 ans et elle a reçu de la radiothérapie. Ensuite, on lui a offert un traitement de chimiothérapie facultatif. J'étais avec elle chez l'oncologue quand on lui a expliqué que ça augmentait ses chances de 2 % (!) de ne pas avoir de récidive. J'ai dit au médecin que si on m'invitait dans une soirée et qu'on me promettait 2 % de chances d'avoir du fun, je déclinerais l'invitation. Il n'a pas ri, mais nous, oui. Ma mère se porte à merveille. Quelles séquelles aurait-elle gardées de la chimio si elle avait accepté de parier sur les 2 % ?

Adèle

La chirurgienne

«Eugénie Oustinovna, toute sa vie, n'avait été que chirurgien. En dehors de la chirurgie, elle n'avait jamais rien été, ni rien fait. Et pourtant, elle se rappelait et comprenait les paroles que prononce Erochka, le vieux cosaque de Tostoï, à propos des médecins européens : "Ils ne savent qu'amputer. Ce sont des ânes. Dans les montagnes, là, il y a de vrais docteurs; eux, ils connaissent les herbes".

«Et si demain un quelconque traitement chimique, traitement aux rayons ou aux herbes, ou même encore par la lumière, les couleurs ou la télépathie, avait pu sauver ses malades en leur épargnant le scalpel et qu'ainsi la chirurgie eût été menacée de disparition, eh bien! Eugénie Oustinovna ne l'aurait pas défendue un seul jour.»

Alexandre Soljenitsyne, *Le pavillon des cancéreux*

JE VOUE une admiration sans borne aux chirurgiens. Je ne suis pas la seule. Dans l'échelle sociale de la médecine, ce sont les stars, déifiées, cultivant souvent des ego monstrueux, au point de rêver de devenir premier ministre du Québec... ça s'est déjà vu. Moins glamour, il y a la physiatrie et la gériatrie. Remarquez, j'ai déjà consulté un oto-rhino-laryngologiste qui se prenait pour un neuro-chirurgien. On trouve de tout au rayon de l'enflure.

Ma chirurgienne assure mon suivi médical depuis que j'ai abandonné la chimio et que je ne présente plus d'intérêt statistique pour l'oncologue. Elle est un mélange étonnant de confiance en soi et d'humanité, de dextérité et de solide intelligence. Ni hautaine ni perchée sur son savoir médical, elle est avec vous dans l'épreuve. C'est une posture délicate que celle-ci, empathique et profession-nelle, ni trop ni trop peu. Je bénis le ciel et mon gastroentérologue de me l'avoir destinée.

Dans son service, ma chirurgienne est aimée et respectée (je le sais par la bande), tous veulent travailler avec elle et l'aurais-je rencontrée plus jeune, je crois bien que je me serais dirigée vers la chirurgie... ou la couture.

Retirer 30 centimètres de côlon par le nombril en insérant des caméras par une incision qui ne dépasse pas la taille d'un dollar (laparoscopie), ça demeure, pour le commun des mortels (et nous le sommes davantage avec un scalpel sur l'abdomen), un tour de force qu'on ne s'explique pas.

Être aussi calme avant une chirurgie qui peut mal tourner – vous avez une chance infime de rester sur le billard, mais cette malchance existe – qu'en allant faire votre épicerie, ça mérite tout de même une mention au champ d'honneur. Cette femme a trois jeunes enfants qui attrapent des grippes et des gastros, un mari qui a une carrière aussi, des heures de garde, ses propres problèmes de santé, beaucoup de pression et peu de temps pour elle, sauf dans les salles d'embarquement d'aéroports où elle prend l'avion pour assis-ter à des congrès sur les techniques de pointe en chirurgie. Bref, ma chirurgienne n'a pas le temps de lire *Le pavillon des cancéreux*, 400 pages bien tassées.

Avec la prévention, la chirurgie demeure la première arme contre le cancer. Et comme dans toute profession, vous avez inté-rêt à tomber sur un artiste plutôt qu'un boucher. Mes respects aux pauvres bêtes, je suis végétarienne.

Mais là où ma chirurgienne me touche particulièrement, c'est lorsque je lui parle de Soljenitsyne, de mycothérapie et de chaga (un champignon) et qu'elle me dit en me regardant droit dans le blanc des yeux : «Moi, à votre place, j'essaierais tout. »

Je ne sais pas pourquoi, mais j'ai envie de l'embrasser. Elle vient de me redonner mon pouvoir. La moitié de la guérison, c'est de croire en son médecin, lui faire confiance et s'en remettre à sa science et son expérience. L'autre moitié, c'est de croire en soi. Et la dernière moitié – jamais deux sans trois –, c'est le miracle dont personne ne peut se porter garant.

Le chirurgien dialogique transgénérationnel

IL NE SIGNE jamais « D^r » dans ses courriels, une coquetterie assez inusitée pour que je la remarque. Ça me l'avait rendu sympathique. J'ai entendu parler de ses livres, de ses convictions médicales, à l'écart du courant dominant, un ruisseau en amont qui fait son chemin. Il soutient que les maladies sont d'origine psychosomatique, cancer y compris. Je suis prête à le croire aussi, vu mon cas qui ne prête flanc ni à un mauvais régime de vie ni à une hérédité déficiente.

Il est chirurgien, pratique dans un hôpital québécois, est un spécialiste du côlon. Ça tombe bien pour moi, mon côlon est tout ouïe.

Il utilise l'hypnothérapie avec ses patients, mais un simple toucher de la main m'a fait pleurer. Il faut dire qu'il y est allé fort : quelques statistiques dévastatrices – il fait tomber mes chances de survie de plus de la moitié car il possède une maîtrise en statistique – et une ou deux affirmations telles que : « En vous infligeant un cancer, vous répétez le suicide de votre père » ou « Profondément, vous n'aimez peut-être pas la vie ? » suffisent à me déstabiliser. Et si c'était vrai ?

— Comment savoir si c'est la bonne piste, docteur?

— Il faut accepter de sonder l'obscurité tout en ne sachant pas...

Sans psychanalyse de mon côlon, je ne parviendrai pas à éviter une récidive, selon lui. J'ai devant moi un adepte de la «biologie totale», ce courant de psychologie positive qui établit un lien direct entre le cancer et notre passé ou nos expériences négatives. Je suis surprise de l'entendre me dire comment il aurait berné les instances disciplinaires de son hôpital pendant plusieurs années à la suite de plaintes.

Je vois de quelle façon il procède pour manipuler, me déstabiliser et pour exercer son pouvoir. Il est brillant, a l'élocution facile et en jette un maximum. J'en ai vu d'autres, heureusement, et ça me prend plus que le dalaï-lama pour m'impressionner. Il me tend un livre sur sa méthode de chirurgie dialogique, me vante l'approche transgénérationnelle (j'appelle mon père en sortant, promis!) et nous nous laissons là, après qu'il a commandé un Coke diète comme dessert et évité de répondre à mes questions sur l'importance de l'alimentation sur le cancer. Haussement d'épaules, sans plus. C'est prouvé, le côlon vit d'hypnose et de boissons gazeuses.

Je ne suis plus très certaine de rien, sauf que j'ai eu devant moi un spécimen dangereux de guérisseur narcissique.

Les gourous sont partout, même en médecine conventionnelle. Et je pense à tous ces patients qui remettent leur sort entre leurs mains. «Quatre-vingt-quinze pour cent de mes patients viennent recevoir la becquée», me dit-il.

J'ai eu vent qu'il demandait à des patients de déféquer devant des résidents. Il y a des moments où les malades gagneraient à remettre leurs culottes.

–

Tchernobyl
dans le cul

« Noël au scanner, Pâques au cimetière. »
Pierre Desproges

ON APPELLE cela un CT scan. Dans le cas d'un cancer du côlon, une tomodensitométrie abdominale avec lavement (coloscan).

Les médecins ne vous décrivent pas l'examen en long et en large avant de vous le prescrire. En gros, on vous bombarde de rayons X (l'équivalent de 400 radios du thorax) en vous injectant des liquides de contraste (iode et autres) qui vont servir de révélateurs à la lecture de cette radio haut de gamme effectuée dans un scanner qui vaut des millions de dollars. Vous mesurez votre chance ; vous n'êtes pas dans un dispensaire de brousse au Népal. Vous avez accès à ce qui se fait de mieux en termes de technologie médicale de pointe. Le contexte est impressionnant, le décor aussi.

On ne vous dit pas que vous aurez un tuyau dans le derrière avec du liquide dans les intestins, que cela fera mal au ventre, que vous hurlerez lorsqu'on vous perfusera le bras avec une (grosse) aiguille pour vous injecter de l'iode (ouch! ça brûle!). Une petite torture de 15 minutes à peine. Et une turista d'une heure ensuite.

Non, on ne vous dit pas ça. C'est bien assez d'être au degré zéro de la dignité humaine, affublée d'une jaquette, d'une tuque (il fait un froid de frigo, pour conserver les machines au frais) et de vos bottes d'hiver, les fesses à l'air. On ne va pas en plus vous décourager de vous soumettre à ce test de dépistage «essentiel».

Je l'ai passé deux fois. La première, la sollicitude et la gentillesse de la technicienne en radiologie m'ont aidée à oublier ce mauvais quart d'heure. Le maternage dans le milieu hospitalier est un pansement efficace et qui a fait ses preuves.

La seconde fois, j'ai eu Tchernobyl dans le rectum : un employé pas à sa place, d'une politesse glaciale, limite sadique, clairement en abus de pouvoir et passif-agressif. «Ah! ça vous a fait mal quand j'ai injecté de l'eau? Attendez de voir tout à l'heure avec l'iode!» Propos sarcastiques, mec frustré, jamais un regard dans les yeux, pas une once d'empathie dans le 1,5 litre de liquide qu'il m'envoie dans l'anus. «Serrez les fesses, madame! Vous êtes pas capable d'en prendre plus que ça?» Sur ce ton impatient qu'on prend pour parler à un chihuahua qui vient de faire pipi sur le tapis : «T'as pas honte?»

On porte plainte pour quoi dans ces cas-là? Atteinte à l'orgueil? Au fondement? À l'hypersensibilité? À l'intelligence? À ma psyché freudienne anale-rétentive? En tout cas, c'est excellent pour ma pratique bouddhiste de dissolution de l'ego.

Quand le tyran te plante une seringue dans le bras et un tuyau dans le cul et qu'en plus il a le doigt appuyé sur une succursale de Tchernobyl, non seulement tu serres les fesses (au risque de finir à *broil*), mais tu la boucles. Et tu portes plainte par les voies officielles qui, comme celles de Dieu, sont impénétrables.

En terminant, aucun examen n'est inoffensif en lui-même. Au Québec, 35 % des tomodensitométries (scans) seraient prescrites inutilement. À l'international, le chiffre grimpe à 50 %[1]. Un scan de l'abdomen équivaut à 400 radiographies du thorax[2]. Les effets sont également cumulatifs pour chaque examen radiologique et les femmes et les enfants sont plus à risque de développer un cancer éventuellement. Ce type de suivi radiologique est refusé par certains patients qui lui préfèrent des échographies (aucune radiation, c'est ce que je choisis dorénavant), même si elles sont moins précises. Malheureusement, la plupart des patients ne sont JAMAIS informés des risques qu'ils encourent et ne peuvent ainsi fournir un consentement éclairé. Les médecins craignant de passer à côté du bobo et redoutant les poursuites prescrivent des scans à tout va. Puisque la technologie existe, on s'en sert.

On estime à 1,5 ou 2 % les cas de cancers induits par une irradiation médicale à des fins diagnostiques[3] en raison de l'augmentation exponentielle de ces examens depuis quelques années. Lorsqu'on songe que des oncologues sont prêts à envoyer leurs patients en chimio pour réduire les risques de récidive de 2 %, il y a de quoi se poser de sérieuses questions quant à la logique derrière tout ce branle-bas de combat où on tricote pour détricoter[4,5,6].

Le médecin
et la mort

« Les frontières de la futilité médicale, toutefois, n'ont jamais été claires, et il semble être trop d'espérer qu'elles le soient jamais. C'est peut-être pour cette raison qu'une conviction est apparue chez les médecins – plus qu'une conviction, c'est de nos jours ressenti par plusieurs comme une responsabilité – que si une erreur doit se produire dans le traitement d'un patient, cela doit toujours être du côté de faire plus que pas assez. Faire plus servira vraisemblablement les besoins du médecin plutôt que ceux du patient. »

Dr Sherwin B. Nuland, *How We Die*

LE MÉDECIN est un dieu comme les autres et, parfois, il lui arrive aussi d'oublier qu'il est mortel.

Comme le souligne le chirurgien américain et chercheur en santé publique Atul Gawande[1], nous avons médicalisé l'acte de mourir. Autrefois, on mourait à la maison car les médecins avaient peu à offrir face à la mort, hormis un constat de décès. Selon des chiffres récents (2012), 86 % des patients meurent à l'hôpital au

Québec, le plus haut taux au Canada (68,6 % en moyenne ailleurs au pays). Ce chiffre révélateur nous montre soit qu'il y a moins de ressources en soins à domicile dans notre province, soit que les Québécois sont complètement assujettis au modèle médical et adeptes de la morphine. J'ironise un peu. Il y a effectivement toujours quelque chose que les médecins peuvent offrir pour retarder ou soulager la perspective de mourir. Jusqu'à l'acharnement, bien que celui-ci soit aussi encouragé par les patients et leur famille.

Le Dr Gawande a interviewé des centaines de patients et leurs familles sur la maladie et la perspective de la mort.

> «La médecine a oublié que les gens ont d'autres priorités que de vivre plus longtemps, ou simplement survivre. Il faudrait le leur demander, mais nous ne le faisons pas.

> «Pourquoi se bat-on? On ne pose pas la question. On va vous donner cette dernière chimiothérapie ou cette dernière opération pour que vous puissiez survivre plus longtemps. Mais ça ne se passe pas toujours comme cela pour les patients.»

Dans son livre *Being Mortal : Medicine and What Matters in the End*, il insiste sur le fait que le droit de mourir dignement, ce n'est pas que les dernières heures ou les derniers jours d'une vie. Ça se prépare! Selon lui, les interventions faites en fin de parcours – notamment avec la chimiothérapie palliative – une fois l'organisme affaibli, soit à cause de l'âge ou de la maladie, n'améliorent pas la qualité de vie du patient et réduisent même son espérance de vie.

Le Dr Gawande considère qu'on devrait passer plus de temps à regarder la vérité en face (la fin de vie) plutôt que de consacrer autant d'énergie à étirer le peu de temps qu'il nous reste. «Quand on a ces conversations avec les patients ou avec leur famille, il est souvent trop tard. Vaut mieux les avoir plus tôt et savoir ce que la personne pense et veut vraiment.»

> «D'autres n'abandonnent jamais les traitements et continuent, par exemple, à proposer à leurs patients des chimiothérapies sans véritable effet afin de ne pas avoir à leur avouer que leurs traitements sont maintenant devenus inefficaces.»
> Dr Serge Daneault, *Un médecin se confie*

Le vieillissement de la population aura des répercussions énormes sur le budget de la santé. Avec une hausse de 40 % des cas de cancer au Québec d'ici 15 ans, nous ne pourrons poursuivre les protocoles de traitement tels que nous les appliquons aujourd'hui sans taxer lourdement le système de santé. Tous les acteurs des milieux médical et politique le savent. Ainsi, David Levine, professeur à la Faculté de médecine de l'Université McGill et à la Faculté de santé publique de l'Université de Montréal, ex-directeur général de l'hôpital Notre-Dame et ex-ministre délégué à la Santé sous Bernard Landry, disait en entrevue au *Devoir*, à la sortie de son dernier livre, *Santé et politique*, que nous devrons trancher.

David Levine parle du vieillissement de la population, de l'augmentation du nombre de futurs cas de cancer et donne l'exemple d'un cancéreux qui souhaiterait avoir recours à un nouveau médicament expérimental, au coût de 120 000 $:

> « Avec l'expérience et les connaissances que nous avons, nous savons que la personne, malheureusement, va mourir. On peut essayer le médicament pour voir ce que ça donne. Ça va peut-être réduire [la propagation des cellules cancéreuses] pendant un certain temps, mais elle va continuer. Tout le monde le sait. Est-ce qu'on investit des montants comme ça ? Et si on investit là, on n'aura pas d'argent pour autre chose[2]. »

> « Une proportion non négligeable des coûts des soins de santé est engagée lors des derniers mois de la vie d'une personne. Ils incluent souvent des interventions destinées à maintenir les patients en vie à tout prix, par opposition à une approche palliative visant à les aider à faire face aux grandes questions de fin de vie. Nous devons lancer un débat public pour que la population soit au fait des coûts et des conséquences des soins de fin de vie disproportionnés. »

David Levine, *Santé et politique*, Boréal, 2015.

LA FIN NE JUSTIFIE PAS LES MOYENS

Bonjour Josée,

Pierre, mon père, est cachectique, ictérique, dans les limbes, ses grandes mains disproportionnées accrochées à ses radius décharnés accrochés aux ridelles de lit.

Ses ongles sont longs, ses mains sont douces, ses pieds sont gros. Il a encore de belles cuisses.

Dans sa chambre, des lampes d'appoint avec des ampoules brûlées. L'horloge est arrêtée car, comme tout le monde à l'étage, elle a la batterie à terre. Pierre voulait toujours avoir un hublot dans l'avion. Là, la fenêtre est pour sa compagne de cellule et le rideau empêche la lumière de passer. Ça fait suer.

Pas de lavabo. Je dois entrer dans l'intimité de la voisine pour aller voir comme je suis amochée. Tiroir de la commode rouillé.

Petit ventilateur mal orienté.

Mur poqué, vis posées, cadres enlevés.

Son nom est écrit maladroitement sur le mur sur un bout de tape médical auquel se réfèrent les préposés en regardant vers l'arrière pour donner une approche personnalisée. «M. Leheurteux, faites-moi confiance, disent-ils d'un ton autoritaire, prenez votre pilule.» Je suis bouche bée. Ils font leur possible.

Un petit bracelet avec mon nom de famille, celui de ma grandmère, partie de la Bretagne, perdue à Cartierville. Leheurteux, Thélan, Chambord, 1943. De temps en temps, il le regarde, l'air interloqué.

Ça se résume à ça pour ceux qui travaillent ici. Pas pu tisser de lien avant son arrivée. Ne connaissent pas le monument de Pierre.

Nourriture immangeable même par moi, la réfugiée en santé, qui crevait de faim et qui n'aime pas le gaspillage, je n'ai pas pu manger la semoule et le poulet bouilli.

Même le pudding au caramel que je mangerais habituellement sur la tête d'un pouilleux me lève le cœur avec son odeur de poudre de céleri généralisée.

Un café triste dans une tasse avec un couvercle style 1969, des haricots à l'eau vert kaki mous.

Au Costa Rica, à l'hôpital des accidentés de la route, une petite madame passe aux lits pour demander : «Vous filez pour quoi, aujourd'hui? Des petites carottes, un bouillon?» Comme à la maison...

Candide, la préposée aux bénéficiaires, aurait dû embrasser une carrière militaire. Elle est plus bête qu'une technicienne vétérinaire qui encourage le chat angora agressif à avaler sa pilule sous menace de la lui rentrer dans le sillon de la langue avec son index déterminé.

Une vraie caricature, un film d'Arcand sans le maquillage.

Une salle pour les familles. Bel effort. Wow. J'y vais pour essayer de contenir mes larmes, reprendre le dessus, me situer dans cette situation à laquelle personne ne m'a préparée. Surtout pas l'oncologue qui nous a dit : « Voilà, il n'y a plus rien à faire, on va le transférer aux soins palliatifs. » Fin de la route. La nuit. Les phares éclairent une flèche à deux sens. Vide thérapeutique, humain et logistique.

Donc, la salle. Quand j'y retourne, car j'ai besoin de l'utiliser, une mourante avec soluté morphinique y a été parquée la bouche ouverte, teinture pas refaite. Surréaliste. Je ne peux pas me recueillir en sa présence. Je vais, piteuse, sur une petite chaise de bout de couloir. Je comprends plus tard qu'il n'y avait nulle part ailleurs pour la parquer pendant qu'on désinfectait sa chambre.

Je ne suis pas noire, je suis bleu foncé. La belle province trouée. Selon la région, le statut, le numéro, on reçoit des services ou non. Ça me fait penser à l'accouchement.

On peut accoucher dans un hôpital laid et triste avec des boyaux partout. Mais ça donne tellement de force et d'espoir dans la société d'accoucher dans un Club Med de maison de maternité comme j'en ai eu la chance en la travaillant un peu. Pour Pierre, par aveuglement volontaire ou non, je n'ai pas pris les mesures alternatives pour assurer le coup. Je me suis laissé guider par le système déficient. J'apprends sur le dos de mon père.

Envie de filmer en HD comment on accompagne les cancéreux mourants au Québec dans des hôpitaux vétustes, voir si le gouvernement me donnerait 15 millions de dollars pour acheter des armes.

Là, quand on arrive au terminus, démuni, démoli, on ne peut pas entreprendre un battage médiatique, mais il y aurait de quoi faire.

Cet après-midi, je vais y aller forte. RéconFORTANTE. Cette nuit, j'ai revu en boucle des flashs d'hier soir. Mon inconscient me conditionne à ce qui m'attend.

Je vais lui parler des dahlias bourgogne fleurissants, des asters qui annoncent l'automne. De Celia qui a repris l'école avec son bel uniforme après la gastro virulente d'hier. De la luzerne qui a bien poussé. De maman qui va bien se débrouiller. Des chênes blancs qui ont bien grandi sur le bord du chemin. De la paonne qui a pondu cinq œufs. Il faut le réconforter pour qu'il décide de partir en paix.

Papa a le sourire aux lèvres pour une fois. Il somnole et ouvre à demi les yeux, fronce les sourcils comme quand il va raconter une bonne histoire croustillante. Par réflexe, il lève les bras, prêt pour l'action. Je les lui pose sur la poitrine, il sourit. Il n'a plus son œil critique, ses commentaires déconcertants et menaçants.

Je crois qu'il est serein et bien drogué.

Il comprend que ce n'est plus le temps d'essayer de sauver le monde et son monde ; il se laisse guider.

C'est parti...

Céline

La rémission
me tue !

« TU ES EN RÉMISSION ! » Chaque fois que j'entends cette phrase qui se veut gentille, je bondis et je réplique avec une virulence sans appel. « Non, je suis guérie. » Ça désarçonne la personne qui me fait face et qui était contente de pouvoir parler cancer sans avoir l'air d'y toucher. « Guéri », « malade », ce sont des mots difficiles à prononcer. Chaque fois qu'on m'administre « rémission », je traduis par « tu es en sursis ». Personne ne sait si c'est vrai ou faux, pas même mes médecins.

Nous sommes tous en rémission de quelque chose, d'un deuil, de l'acné, de l'embonpoint, du stress, de l'herpès, de l'anxiété, de verrues plantaires, d'un chagrin d'enfant. *So what ?!* Allez-vous passer votre vie à tenir un parapluie ouvert au cas où il pleuvrait ?

Si la plupart des médecins utilisent le mot « rémission » pour le cancer, c'est qu'ils n'ont pas le courage (ou l'audace) de vous parler de « guérison » avant cinq ans. Ils ne sont sûrs de rien, sinon qu'ils ne maîtrisent pas une maladie anarchique. Et après cinq ans, vous avez moins de chances que le cancer se remanifeste qu'après deux ans.

Je lève mon chapeau à la gastro-oncologue qui a osé me dire que j'étais guérie, dès notre première rencontre. Elle a déposé en moi ce qu'il fallait de force et de confiance pour croire.

Mais disons les choses comme elles sont : le cancer est une maladie chronique dont on ne guérit jamais vraiment, sauf en mourant d'autre chose. Une épée de Damoclès est suspendue en permanence au-dessus de votre tête pour toujours. Sauf qu'il y a une différence énorme entre « avoir le cancer » en attendant passivement « en rémission » et se mobiliser pour qu'il ne ressurgisse pas « en action ».

Quant à moi, je suis guérie... jusqu'à ce que je ne le sois plus, peu importe la cause. Rémission ? C'est un terme qui signifie « diminution momentanée d'un mal ou d'une douleur ». Je préfère viser la guérison, quitte à me raviser plus tard. Je souhaite vivre dans la lumière plutôt qu'à l'ombre d'une terminologie douteuse, pessimiste et douloureusement prudente qui, encore une fois, permet à tous d'éviter les mots qui font peur et une réalité qui dérange. Je sauterai en bas du pont une fois rendue, en attendant, laissez-moi faire partie des vivants.

Le choix des mots est excessivement important dans la façon d'entrevoir le présent et de concevoir l'avenir. Se faire dire 10 fois par jour qu'on est « en rémission », c'est assez pour que votre corps et votre mental enregistrent le message.

Je suis guérie. Et vous ?

Le docteur qui vous prend la main

« L'euthanasie ? Je ne suis ni pour ni contre. Bien au contraire ! »
Dᴿ Yves Quenneville

« ARRANGE ÇA comme tu voudras, les gens font l'équation cancer = mort. C'est très difficile de les conditionner autrement. Ils ont tous connu quelqu'un qui est décédé du cancer », me confie le psychiatre Yves Quenneville. Œuvrant depuis plus de 40 ans en oncologie, dont 27 aux soins palliatifs (unité qu'il a cofondée à l'hôpital Notre-Dame à Montréal, en 1979), ce médecin a pris un rendez-vous quotidien avec la mort et le cancer. Il en a fait une drôle de profession, devenant l'avocat du patient et de son aidant – il a coécrit *Vivre avec un proche gravement malade*[1], servant des plaidoiries aux oncologues un peu trop entêtés au besoin.

Je lui pose la question qui tue :
— À quoi ça sert un oncologue ?
— [Surpris.] ... Chimio !

Lorsque vous posez des questions évidentes, vous recevez des réponses confondantes.

« Des acharnés, il y en a tout le temps et c'est bien triste. Pas seulement du côté des médecins, du côté des familles aussi ! Parfois, il y a des gens qui passent la commande ; il n'y a pas seulement des médecins qui fournissent le lunch », relativise ce bon docteur qui n'hésite pas à prendre la main de ses patients.

« Je suis un intermédiaire. Je m'assure que l'information partagée est bien comprise, je traduis, je questionne et je valide le choix des patients. Je leur explique "notre" » point de vue, mais il n'est pas le seul qui existe. Au final, il n'y a pas de chemin idéal, je ne suis pas un guide et je n'aide pas à accepter la mort. Je dis aux patients : "Expliquez-moi ce que *vous* voulez faire et je vais vous suivre." »

Il les suit même le samedi soir et rend ses appels la fin de semaine. Dévoué comme ça ; la misère morale n'attend pas.

Devant des patients qui refusent un traitement ou l'abandonnent, et que ses confrères ou consœurs n'hésitent pas à qualifier de suicidaires, le bon Dr Quenneville s'efforce de comprendre ce que le malade vit vraiment, quelles sont ses volontés, ses limites et ses valeurs à lui, au-delà des résultats, des statistiques et des belles promesses du jusqu'au-boutisme médical.

« Je ne me suis jamais opposé aux médecines alternatives quand il n'y a pas de rejet de la médecine moderne. Je ne suis un expert ni de la mort ni du cancer, dit-il humblement. La médecine est un art, on l'oublie souvent. » La médecine scientifique ? Il n'est pas toujours certain du terme : « Pas sûr qu'on puisse parler de science quand on ne peut pas te dire si tu as besoin de 0 ou 12 traitements de chimio... comme pour toi. »

Pour le Dr Yves Quenneville, il est important de respecter les choix des gens assis devant lui et de ne pas juger du haut de son « savoir » ou de ses « certitudes ». S'il est un domaine médical qui vous apprend à relativiser, c'est bien la psychiatrie.

« Les médecins sont des humains comme les autres : y a des gentils, des trous de cul, des empathiques ou des ego enflés, des honnêtes et des naïfs. Tu as de tout. La tentation d'être un guide ou un gourou est énorme. Moi, j'essaie de réfréner le jugement, de me sortir de mes acquis et de mes préjugés personnels. Si j'avais à me faire traiter, mon choix de médecin porterait surtout sur le savoir-faire, le savoir-écouter et le savoir-dire.»

Voilà tout l'art de la médecine qui ne se résume pas qu'à aligner des tests, des statistiques et des résultats d'examen.

Mais les chiffres rassurent et la mort peut inquiéter autant les médecins que les patients.

«On ne s'habitue jamais à la mort. La mort et la souffrance... je ne m'y fais pas. Et c'est très bien comme ça! Avoir le cancer, c'est perdre le contrôle et se retrouver les yeux bandés dans une auto dont tu ne tiens pas le volant. On n'a pas le droit de déposséder les gens de leur vie et de leur mort. Ils ont le droit de gérer ça à leur façon. Chacun a son histoire, y en a pas une maudite pareille.»

Que pense ce psychiatre de la responsabilité psychologique qu'on fait peser sur le dos des patients, soit parce qu'ils répondent mal au traitement, y sont allergiques ou le refusent? Quenneville s'énerve: «Moi, quand les patients m'arrivent avec l'idée que leur cancer est dû à un vieux traumatisme qu'ils n'ont pas réglé, je leur demande si le gamin qui a une leucémie à cinq ans a un vieux traumatisme pas résolu lui aussi...»

Je lui fais découvrir le mot «nocebo» (le contraire de «placebo», qui consiste à ne pas répondre au traitement en raison d'un blocage psychologique) et il éclate de rire.

«Tu veux dire que tu aurais mal réagi à la chimio parce que tu te serais mise en état de non-réceptivité?! C'est la meilleure! Finalement, quand tu es malade, c'est toujours de ta faute! Mais c'est peut-être tout simplement parce que ton foie n'a pas les enzymes nécessaires et que tu fais une intoxication médicamenteuse.»

Nous ne sommes pas tous égaux devant la maladie, Dr Quenneville l'a compris. Devant la mort non plus. Ajoutons qu'un patient atteint du cancer dérange ceux qui sont dans le déni face à leur propre mort, en faisant ressurgir les vieux démons du placard. On préfère le savoir en chimio (espoir, déni, contrôle scientifique, peu importe) que livré à lui-même, à des «charlatans» ou même serein face à la mort.

« Les charlatans, ce sont ceux qui te font sentir coupable d'avoir le cancer. Le pire à entendre, c'est que tu es responsable de la venue de ton cancer, que tu es responsable d'agir dessus et responsable de trouver ce qui ne va pas avec toi, sinon... tu vas payer pour. Des fois, vaut mieux fermer la bouche et avoir l'air idiot que de l'ouvrir et en fournir la preuve ! »

De tous les médecins que j'ai vus défiler à mon « chevet », Quenneville aura été celui qui m'a aidée à trouver les bons arguments pour me décider à « essayer » la chimio, puis donné la permission d'être une « mauvaise patiente » et d'écouter ma petite voix intérieure pour devenir une bonne partenaire de soins. Ma gratitude est sans borne. Pour tenir tête au corps médical, il faut être en bonne santé mentale ! Si j'étais ministre de la Santé, je couperais dans les médicaments avant de couper dans le personnel en psychiatrie. Mais il est vrai qu'on préfère des patients et des médecins soumis.

Et pour se dérider un peu, un sketch décapant sur le cancer, signé Dieudonné, du temps où il faisait rire davantage qu'aujourd'hui. Sa définition d'un oncologue ? « Un mec qui est spécialiste de quelque chose que personne ne connaît[2]. »

Le résident

JE SUIS COUCHÉE sur une civière en radiologie. Mini-opération pour m'installer un cathéter à chambre implantable (Port-a-Cath) du côté droit, entre le sein et la clavicule. Cet appareil de la grosseur d'un œuf de caille va me donner l'air d'une mutante. Il est inséré sous la peau et on nous suggère de le garder deux ans pour faciliter l'administration de la chimio. Le chiffre magique dans les cancers, c'est deux ans. Les récidives se manifestent souvent durant ces deux premières années.

Le fil du cathéter déverse directement le poison depuis la veine jugulaire jusque dans le système sanguin. «Ça va vous rendre tellement heureuse», m'a dit l'infirmière. Chacun sa façon de concevoir le bonheur.

Moi, ne pas dormir à cause de la douleur infligée par l'œuf de caille (ça demeure un corps étranger), c'est à 100 lieues de ce que je considère comme la félicité.

Mais si je me fie à mes amies qui se sont fait massacrer les veines des bras en chimio et qu'on ne peut plus piquer que dans les jambes, j'imagine que oui, on trouve son bonheur où l'on peut.

Ne me contenant plus de joie, j'attends qu'on vienne me rouler en salle d'opération. Je ne vois que des jeunes dans la vingtaine s'affairer autour. Je demande à voir le médecin avant cette opération mineure qui comporte des risques majeurs. On ne badine pas avec un pneumothorax ou une embolie gazeuse. Je veux savoir à qui j'ai affaire. N'importe quel chirurgien vous dira qu'il n'y a pas de petite opération.

Un jeune homme d'environ 25 ans s'approche de ma civière :

— Bonjour, c'est moi qui vais vous installer le Port-a-Cath. C'est votre premier cathéter ?

— Enchantée ! Oui, c'est ma première fois... Vous êtes résident ? Quelle année ?

J'apprendrai que mon jeune maestro du scalpel est en troisième année de résidence, qu'il opère sans surveillance et que son patron payé en moyenne 628 819 $ par an[1] n'installe pas de Port-a-Cath et ne daigne même pas honorer – un p'tit coucou ? – l'autographe qu'il a apposé au bas de la feuille de consentement qu'on me fait signer également.

Pour une fille qui ne voulait pas être opérée par un résident (c'est le droit de tout patient, mais la plupart l'ignorent), je suis mal barrée. Vérification faite, la pratique est courante dans nos hôpitaux – j'y ai eu droit deux fois plutôt qu'une – et nos résidents sont utilisés comme de la main-d'œuvre à rabais sous prétexte de les faire «pratiquer».

Moi, quand mon fils apprenait le vélo, je me tenais à ses côtés ou pas trop loin derrière.

— Vous en installez combien par mois de ces bidules ? osé-je.

— Une cinquantaine ! Les complications sont assez rares...

— Donc, si je veux être certaine d'être bien opérée, je suis mieux de vous faire confiance à vous parce que votre patron n'en fait jamais et risque d'avoir perdu la main.

— Anxieuse, madame ?

— Non... journaliste !

Les dissidents

«Je pensais que la Sécurité sociale serait intéressée par les études tout à fait probantes qui établissent l'efficacité d'interventions comme l'acupuncture ou le yoga sur certaines affections. Il est par exemple démontré que 2 points d'acupuncture réduisent de 60 % les besoins de morphine après une opération. Pour m'être souvent occupé de vieilles personnes après une chirurgie, je n'ai aucun doute sur l'intérêt de réduire les doses. Car les personnes âgées sous morphine deviennent confuses, font des cauchemars, ont des hallucinations. Elles tombent de leur lit la nuit et se cassent le col du fémur. Et elles finissent par mourir à l'hôpital.

«Quel que soit le plan sur lequel on se place, humain, médical ou économique, la seule chose rationnelle à faire c'est de leur prescrire cette acupuncture. Tragiquement, on ne le fait pas. Pourquoi? La seule explication que j'ai pu trouver, c'est que ça ne fait gagner de l'argent à personne.»

Dr David Servan-Schreiber, *On peut se dire au revoir plusieurs fois*

LES MÉDECINS ne forment pas une masse uniforme, bien heureusement. Certains défroquent ou d'autres se rebiffent contre un système qui leur est imposé à eux aussi et auquel ils n'adhèrent pas toujours à 100 %. Les médecins composent avec une réalité imparfaite dans un monde imparfait avec des ressources imparfaites et les dérives que l'on sait.

Certains deviennent des brebis galeuses du système ou leur bouffon (qu'on pense au Dr Patch Adams et ses nez de clown), d'autres épousent la médecine intégrative, comme c'est le cas du Dr Andrew Weil et fut celui du psychiatre français, le Dr David Servan-Schreiber, qui s'intéressait tout autant à l'alimentation fonctionnelle qu'à l'*eye movement desensitization and reprocessing* (EMDR) ou à la méditation. On lui a même «reproché» d'être décédé du cancer du cerveau après avoir prolongé un diagnostic de 2 ou 3 ans de survie... à 20 ans. Le Dr Servan-Schreiber a grandement contribué à populariser les traitements complémentaires pour le cancer, notamment avec la parution de son livre *Anticancer*.

Peut-être était-il plus ouvert d'esprit parce qu'il était psychiatre?

Rien n'empêche les médecins de manger à plusieurs râteliers tout en continuant à croire aux miracles de leur science. Certains chercheurs scientifiques dénoncent carrément les dérives du système, mais trouvent peu d'échos auprès du public, mal relayés par les médias.

On ne peut taxer les traitements alternatifs de ne pas fonctionner parce qu'ils ne sont pas largement offerts (lire «gratuitement»), pas assez étudiés et sans intérêt pour des compagnies qui prospèrent grâce au *cancer business*.

De 2002 à 2014, 71 médicaments ont été approuvés par la FDA aux États-Unis pour éliminer les métastases et tumeurs avancées. Tous médicaments et toutes tumeurs confondus, ils offraient un gain de survie de 2,1 mois[1,2]...

Et avec votre esprit

« On n'a jamais observé une émotion sous un microscope et les données sont très limitées quant à leur fonctionnement. »

« Peut-on vraiment utiliser le rationnel pour étudier l'irrationnel ? Pas vraiment. »

Dr Christian Boukaram

J'AVAIS TRÈS HÂTE de rencontrer le radio-oncologue Christian Boukaram, que j'avais entrevu dans un panel à l'Université de Montréal quelques mois plus tôt. D'abord, parce que j'avais lu son excellent ouvrage de vulgarisation *Le pouvoir anticancer des émotions*, ensuite parce que j'avais beaucoup de questions à lui poser sur l'oncologie intégrative car il est responsable du comité éducatif de la Société intégrative d'oncologie (SIO[1]). Cette société de renommée mondiale réunit de grands centres d'oncologie de l'Amérique ainsi que des experts internationaux dans le but de promouvoir la médecine intégrative en oncologie.

Et puis, disons-le, j'ai devant moi une bolle, un être doué tant en musique qu'en radiochirurgie en quatre dimensions (il a introduit cette technique à l'hôpital Maisonneuve-Rosemont à Montréal). Il est expert du système nerveux, opère des tumeurs sans bistouri, enseigne aux étudiants à l'Université de Montréal, a fondé l'organisme CROIRE[2] pour offrir du soutien émotif aux cancéreux, pratique l'hypnose sur lui-même et ses patients (quand il a le temps), a implanté un volet art-thérapie dans son département, visité une cinquantaine de pays sur cinq continents, maîtrise cinq langues (le français, l'anglais, l'arabe, l'espagnol et l'arménien) et chante dans les maisons de la culture en s'accompagnant au piano.

Le Dr Boukaram a même fait entrer un piano automate au Département de radio-oncologie de son hôpital, financé par CROIRE. Il en joue occasionnellement pour le plus grand plaisir des patients. Voilà un homme de la Renaissance, pluriel et complexe, cultivé et raffiné, qui maîtrise parfaitement le jargon scientifique et médite aussi trois fois par jour (pleine conscience) pour garder son esprit à flot. Il m'apprend que 40 % des oncologues font des burn-out en raison de la pression psychologique qui accompagne ce travail où l'on est constamment exposé à la détresse et la mort.

D'ailleurs, son livre aurait dû s'intituler *Le cancer et l'esprit* (on y parle de *mind and body healing*), mais l'éditeur a préféré cadrer sur l'émotion en raison des réticences culturelles des Québécois pour tout ce qui dérive du mental. « On associe cela à de l'ésotérisme », me dit-il.

Le Dr Boukaram est né dans les années 1970 au Liban et il a déjà un solide bagage derrière lui. Il a suivi les traces du psychiatre David Servan-Schreiber en oncologie intégrative, c'est-à-dire une médecine qui intègre les médecines non conventionnelles aux traitements des patients.

> « On donne ces traitements validés scientifiquement en complément aux traitements conventionnels pour améliorer la qualité de vie des patients. En soignant les individus à part entière, on maximise ainsi leur *healing*, soit les mécanismes d'autoguérison du corps. On ne guérit pas du cancer avec la méditation seulement, mais les études montrent que les patients qui ajoutent d'autres formes de traitements complémentaires peuvent mieux vivre avec leur cancer, mieux tolérer leurs traitements et peuvent ainsi maximiser leurs chances de guérison. »

Christian Boukaram a constaté une évolution sur le terrain depuis la publication de son livre, en 2011. On parle de plus en plus de médecine intégrative et les jeunes médecins y sont plus sensibles. « Chez les jeunes, ça semble logique de combiner les deux ! » me dit-il. Mais il déplore que nous soyons si en retard par rapport au Canada anglais et aux États-Unis dans ce domaine. Le Québec est isolé en raison de la barrière linguistique qui freine la circulation de l'information et par les mentalités, peut-être plus méfiantes par rapport à ce qui est perçu comme du charlatanisme.

> « Aux États-Unis, les hôpitaux les plus réputés, comme le MD Anderson Center au Texas ou le Memorial Sloan Kettering Cancer Center à New York, ont des départements d'oncologie intégrative depuis plusieurs années. Les patients ont accès à des massages, de la musicothérapie, du yoga, de la méditation ! La santé, c'est un équilibre entre les composantes sociales, psychologiques et physiologiques. Ici, au Québec, c'est médecine conventionnelle contre médecine complémentaire. Mais ce n'est pas l'un OU l'autre. C'est les deux ! Pourquoi ne pas prendre avantage de l'un et de l'autre ? Il y a beaucoup de choses qu'on ne sait pas. Nos connaissances sont basées sur des études. »

Fuyant le dogmatisme, ne craignant pas le flou ni le mystère, le Dr Boukaram tente d'abolir certaines frontières. Il écrit dans *Le pouvoir anticancer des émotions* :

> « La tendance médicale des derniers siècles était de délaisser la composante immatérielle et d'examiner l'être humain selon chacune de ses composantes physiques, approche dite matérialiste et réductionniste. Cela nous a permis de comprendre les fonctions de chaque molécule de chaque cellule de chaque organe, de manière ISOLÉE. Par contre, les applications de ces concepts dans le corps humain ont leurs limites [3]. »

D'où l'intérêt d'une approche plus holistique.

L'argument définitif en santé intégrative et holistique, bien avant le mieux-être présumé des patients, demeure celui des dépenses.

En prévention, c'est très efficace, il en coûte moins cher de médicaments et on constate qu'il y a moins d'effets secondaires.

En mode curatif aussi : «Les percées qui se font présentement aux États-Unis sont dues aux impacts financiers. On a constaté que la médecine intégrative faisait économiser au système de santé, avait des répercussions sur la qualité de vie des patients et diminuait les taux d'hospitalisation[4].»

On sait que l'hospitalisation d'un patient s'avère ce qui coûte le plus cher au système hospitalier. D'où proviennent les fonds pour étudier l'impact de la médecine intégrative? De la recherche médicale conduite par les universités, des corporations qui développent des programmes de bien-être pour les employés et des projets pilotes subventionnés par les compagnies d'assurances qui ont tout intérêt à encourager ce qui est le moins coûteux pour elles[5].

Des recherches menées récemment par le Massachusetts General Hospital (affilié à l'Université Harvard) démontrent que le recours à la méditation, au yoga ou à la prière pourrait diminuer de 43 % les frais en santé[6]. «Soixante pour cent des consultations chez le médecin seraient reliées au stress», rappelle le Dr Boukaram.

Quant au cancer, l'oncologue est le premier à reconnaître qu'il y a des charlatans et que des patients désespérés peuvent facilement se tourner vers n'importe quelle option aguichante. Il ajoute que les médecins ne connaissent rien aux suppléments et produits naturels (dont certains sont potentiellement nocifs à la guérison) et à la plupart des thérapies complémentaires. D'ailleurs, il s'est lui-même intéressé à ces thérapies, en accompagnant un ami atteint d'une tumeur au cerveau, il y a huit ans. «Durant nos études en oncologie, nous avons eu peu de formation en ce qui concerne la relation avec le patient et n'étions pas encouragés à prendre soin de nous-mêmes non plus. Et à ce moment-là, je ne pensais pas que c'était même nécessaire.»

C'est au fil de sa pratique qu'il a réalisé que sa personnalité changeait, qu'il était devenu plus analytique et plus tranché.

«Je me rabattais sur des réponses logiques pour chaque question posée. J'étais de plus en plus sceptique et je jugeais de plus en plus. Une grimace avait remplacé le sourire sur mon visage et je devenais anxieux. Je ne savais pas que l'exposition quotidienne à la souffrance pouvait me rattraper. C'est l'appel de cet ami atteint d'une tumeur qui a tout fait basculer pour moi. Je l'ai accompagné dans sa démarche de guérison et j'étais assis de l'autre côté du bureau, avec le patient. J'ai vu à quel point c'était angoissant d'attendre des résultats et de ne jamais savoir à quoi s'en tenir.»

Son ami a survécu à cette tumeur rare grâce à plusieurs sortes d'approches (dont une conversion à la prière!) et le Dr Boukaram est devenu un autre médecin. Pour aider cet ami qui cherchait à départager le bon grain de l'ivraie dans toutes les cures possibles offertes sur Internet, Christian Boukaram s'est mis à s'intéresser à une panoplie de traitements qui lui étaient étrangers. Comme médecin, il a ajouté des notes à son bagage musical. «J'ai ajouté la musique pop à mon répertoire classique!» dit-il.

«On ne sait pas quelle catégorie de patients va tomber dans la portion qui subit plus d'inconvénients à cause des traitements médicaux. Moi, j'ai 50 % de mes patients qui meurent car je traite souvent des cancers agressifs ou avancés. Et je leur dis : "J'ai 1 chance sur 10 que ça fonctionne et je ne peux pas savoir si vous serez cette personne." On a identifié quelques centaines de cancers, mais il en existe peut-être 10 000 sortes et il y a 7 milliards de personnes différentes. C'est récent qu'on parle de qualité de vie pour les patients. Maintenant, le cancer est devenu une maladie chronique car les patients vivent plus longtemps. C'est un art d'être capable de soigner les gens tout en maintenant leur qualité de vie à un niveau acceptable.»

Et c'est justement à cet art que fait appel la médecine intégrative, conjuguant science et philosophie.

«Ce n'est pas parce que quelqu'un ne subit pas un traitement pharmacologique que ce n'est pas valable, surtout s'il y a des études là-dessus, ajoute le Dr Boukaram. De plus en plus de scientifiques s'intéressent aux thérapies complémentaires, vont chercher des bourses de recherche, donnent de leur temps, parce qu'ils y croient[7].»

Une des philosophies de la médecine intégrative fait appel à l'empowerment, la responsabilisation du patient[8]. La relation entre le médecin et son patient est également considérée comme primordiale car de cette alliance et collaboration intime naîtra possiblement une aube nouvelle.

«Nous ne sommes pas des adversaires. Ça prend des efforts des deux côtés, estime le Dr Boukaram. J'explique aux résidents à qui j'enseigne que la détresse peut nuire à la guérison. Et je n'utilise pas le terme "traitements alternatifs", je parle de "traitements complémentaires".»

Le Dr Boukaram n'a pas l'impression d'être perçu comme un médecin bizarroïde par ses pairs. Plus maintenant, du moins. «J'aime défricher. Et 80 % de ce que je fais, c'est rassurer les patients.»

Pour ma part, je suis 100 % rassurée de savoir que des médecins tels que lui existent. L'autre 100 % m'appartient.

LA JOIE, CONTRE TOUTE ATTENTE

«Ce n'est pas la médecine qui va décider de l'issue de cette maladie, c'est moi.»

Guy Corneau, *Revivre!*

Le psychanalyste Guy Corneau a été souvent malade durant sa vie. Mais jamais autant qu'en 2007, lorsqu'on lui a diagnostiqué des cancers de l'estomac et de la rate, un lymphome de stade 4, le plus critique, à 56 ans. En 2008, après neuf mois de traitements de chimiothérapie, son oncologue lui annonce la disparition du cancer, étonnée elle-même: «Je ne sais pas ce que vous avez fait, mais... ça a marché!» Sa médecin est certaine que ce n'est pas la chimio seule qui a guéri son célèbre patient et elle a accepté de témoigner sur les bienfaits des approches complémentaires utilisées en oncologie dans un documentaire qui a été consacré à Corneau. Au départ, cette médecin a refusé de divulguer des statistiques à son patient, jugeant que cela lui nuirait davantage que cela ne l'aiderait.

Huit ans plus tard, hébergeant toujours des cellules cancéreuses dormantes aux poumons, Guy Corneau est un apôtre convaincu de l'approche intégrative, d'autant qu'il a vu mourir sous ses yeux sa compagne Yanna, en 2009, refusant chirurgie et traitements conventionnels pour un cancer du sein de stade 2.

Pour sauver sa peau, Guy s'est d'abord accordé du temps: «Le plus beau cadeau que je me suis offert. Je conseille à tout le monde de prendre six mois!» Durant deux ans, il s'est occupé de lui-même, a annulé tous ses engagements professionnels, et a renoué avec ses élans créateurs et artistiques, s'est remis à la musique, à la poésie et au théâtre. « *Pour moi, le message de ma maladie, c'est que j'avais trop laissé de côté mes outils d'expression subjectifs. Je menais une vie trop sérieuse pour qui j'étais vraiment.* »

Dans son livre Revivre!, *écrit après le cancer, il explique que la maladie est venue le dépouiller de son identité sociale. Il se rappelle le moment du diagnostic :*

> « *Je ne sais pas encore jusqu'à quel point la matrice de la maladie est profondément transformatrice. Une partie de ma vie sera en effet mise à mort. Je me rends compte aujourd'hui que le choix se posait déjà très clairement : me détacher de la partie star, autant dire de l'orgueil et des parties flattées par le succès, ou mourir.* »

Durant ces deux années, il fait de la musique, médite, dialogue avec ses cellules, retrouve la nature et la simplicité de la vie.

> « *Je ne pense pas qu'une chose en particulier m'ait sauvé. Je crois que c'est la médecine intégrative, l'approche conventionnelle, chirurgie-chimio, doublée d'homéopathie, de jus verts, de méditation, de biologie totale, d'art. Et puis ralentir et travailler mes états psychologiques. Je n'ai pas choisi, j'ai pris ce qui était le plus proche de moi. Je ne crois pas qu'il y ait une recette ou "la recette Guy Corneau". Chacun va vers ce qui lui est le plus naturel.* »

Déjà usé aux principes de base d'une alimentation végétarienne, sans gluten et sans produit laitier, qu'il pratiquait à cause d'un problème récurrent de colite ulcéreuse, le psy de l'école jungienne a été particulièrement attentif à faire entrer de la joie « *dans son cœur, dans ses yeux et sur ses lèvres* », *à faire vibrer son être à une fréquence moins tourmentée. Auteur de plusieurs best-sellers sur les états d'âme, il souligne :*

> « *Je choisis mes états intérieurs, la légèreté, la joie, et je la fais vibrer en moi. Nous avons tellement de raisons d'être tristes, de ne pas être en harmonie. Il faut tenter de se remettre en équilibre chaque jour, choisir et stimuler des états guérisseurs qui dorment en nous. Je veux être en paix, pas en guerre.* »

En bon psychanalyste, Corneau attribue ce cancer à une division de l'être. « *Parfois, c'est provoqué par un événement, la mort d'un proche, une rupture amoureuse, une impuissance, un*

désespoir. Ce sont des états affectifs non exprimés qui créent la mala-
die. Il y a une trop grande séparation entre toi et toi-même. Le conflit
est inconscient. »

Pour lui, permettre le changement dans sa vie est nécessaire,
sinon, c'est la catastrophe annoncée. Notre peur de l'inconnu et notre
propension à nous immobiliser dans nos propres vies font souvent le
reste. Nous nous éteignons. « Quand on veut trop fixer nos vies, nous
invitons des éléments qui vont venir bousculer notre confort. »

La maladie nous force à nous réinventer, que nous le voulions
ou non. Et c'est bien pour cela que le psychanalyste a écrit Revivre !*,*
le livre qui témoigne de son approche et de sa guérison, autant par le
corps que par l'esprit.

« Au fond, il s'agit de chercher la part heureuse et de la
découvrir, même au sein du pire. Surtout au sein du pire
parce qu'il n'y aura jamais de meilleur moment pour sortir
des concepts et pour mettre en pratique ce à quoi l'on croit. Et
parfois, et tout à coup, la joie, la joie contre toute attente. »

Primum non nocere

«C'est la nature qui guérit les malades.»
«La vie est courte, l'art est long, l'occasion fugitive, l'expérience trompeuse, le jugement difficile.»
Hippocrate

CERTAINS MÉDECINS semblent avoir perdu de vue un des principes évoqués par Hippocrate, ce vieux Grec philosophe considéré comme le père de la médecine : «Avoir, dans les maladies, deux choses en vue : être utile ou du moins ne pas nuire.»

Mon père pneumologue, disciple d'Hippocrate, disait souvent que la nature était la première guérisseuse. Il suffisait parfois d'attendre pour qu'un miracle opère ou que la maladie disparaisse inexplicablement. Et il est préférable de ne rien faire plutôt que d'aggraver la situation. C'est la sagesse qui autrefois guidait la médecine, faute de technologies envahissantes et de bébelles impressionnantes pour nous divertir. Et même si l'espérance de vie a augmenté, principalement en raison de meilleures conditions sociosanitaires, il ne faut pas perdre de vue les bases mêmes de cette sagesse médicale qui viennent avec l'âge et l'expérience.

Les médecins craignent aussi les poursuites judiciaires s'ils attendent trop pour intervenir ou ne vous proposent pas le dernier gadget à la mode. «Nous sommes très bons pour évaluer et tester. Pas mal moins bons pour les solutions», me disait une médecin généraliste dont je tairai l'identité.

Alors, ils testent, proposent quelque chose, n'importe quoi, pour plaire au patient ou à son entourage et avoir l'impression d'agir. On les paie assez cher et on attend si longtemps pour les voir, ce n'est pas pour nous faire dire d'attendre... encore!

Mais cette attitude exige un rapport au temps qui a passablement évolué depuis 400 av. J.-C., au temps d'Hippocrate. Nous vivons à une époque où les calculs se font en nanosecondes, où nous devons tout obtenir im-mé-di-a-te-ment et les réponses avec. Notre angoisse existentielle ne tolère pas l'inconnu ni l'absence de certitude.

Anecdote : j'avais un vieil ami de 100 ans qui devait être opéré pour la prostate. Son médecin jugeait que cela valait le coup de l'endormir pour lui permettre d'uriner sans sonde. Mais selon mon vieil ami, ce médecin voulait peut-être aussi pouvoir dire qu'il avait guéri «avec succès» un patient centenaire. L'urologue indien (je le souligne car l'approche peut être différente culturellement) qui devait pratiquer l'intervention a reporté celle-ci de trois mois, puis de trois autres. Mon vieil ami souriait chaque fois : «À mon âge, repousser de trois mois, on sait ce que ça veut dire!» Le médecin indien dodelinait de la tête à chaque rendez-vous et expliquait : «Le traitement peut être pire que la maladie. On pourrait nuire à votre vessie et vous infliger des séquelles. Vous avez l'air heureux comme ça?!»

Et mon vieil ami s'estimait heureux, effectivement, en s'amusant beaucoup de ce jeu de patience. Un tiens vaut mieux que deux tu l'auras.

Nous sommes, nous, les consommateurs de soins, les premiers fautifs devant notre empressement à tout savoir, tout avoir et tout obtenir dans la minute. La nature ne se bouscule pas ainsi et ne l'entend pas toujours de cette oreille.

D'abord, ne pas nuire.

Refus de
traitement

QUE VOUS refusiez un Tylenol à l'hôpital ou une chimiothérapie, même combat. On écrira «refus de traitement» au dossier. Ça surprend toujours un peu le personnel soignant.

«Les médecins se sentent complètement incompétents lorsque le patient refuse un traitement. Mais c'est à eux de régler leurs bibittes, pas au patient à en faire les frais.»

Celle qui me parle est médecin spécialiste et enseigne aux futurs docs à l'université. Elle fait du terrain (en clinique, en salle d'opération) et prend le pouls des futurs résidents.

Refuser un traitement ne signifie pas qu'on doive les refuser tous. On peut demeurer sélectif. Cela ne signifie pas non plus que votre médecin cessera de vous traiter correctement ou d'éprouver de la considération pour vous. Un bon médecin – et la plupart agissent avec professionnalisme – apprend à ne pas mettre son ego dans le chemin entre les décisions de son patient et ses convictions personnelles.

La marge d'erreur est toujours grande entre ce qui est prescrit, de quelle façon le patient réagit et comment la nature se charge de nous guérir.

Seconde opinion

« Il y a quelque impiété à faire marcher de concert la vérité immuable, absolue, et cette sorte de vérité imparfaite et provisoire qu'on appelle la science. »
Anatole France

QUELQUES MÉDECINS m'ont affirmé que s'ils recevaient un diagnostic de cancer, ils demanderaient une seconde opinion. Rien comme un cordonnier pour sentir à quel point on peut être mal chaussé. Et les médecins sont les mieux placés, après tout, pour savoir que l'erreur est humaine. Comme m'a dit l'une d'eux, « les seuls qui ne commettent pas d'erreur sont ceux qui ne s'en aperçoivent pas. Ce sont les plus dangereux ».

En ce qui me concerne, j'ai fait confiance et je n'ai pas investigué davantage. Mais j'ai eu un ami qui travaillait dans le milieu médical comme directeur d'Urgences-santé et qu'on voulait envoyer aux soins palliatifs après l'avoir « ouvert » pour une tumeur à l'abdomen. On lui affirmait que ses jours étaient comptés. Il a demandé une seconde opinion à un de ses amis docteurs. Il s'est avéré que la tumeur était bénigne et qu'il a survécu 20 ans après cette opération sérieuse (3 mois à l'hosto!). Bref, cette seconde opinion lui a sauvé la vie pour un temps.

Je connais aussi une collègue qui a magasiné (je ne trouve pas d'autre terme) quatre opinions pour un cancer du sein, avec quatre protocoles de traitement différents. De quoi rendre cinglée. Et après cela, on dira que la science est exacte...

Mon père, pneumologue habitué à voir les demandes de seconde opinion débouler sur son bureau, refusait d'en donner (voir *La main de Dieu, la part du Diable*, p. 187). Par principe, il estimait que si chaque patient faisait la même chose dans un système où la gratuité universelle s'impose, on ne s'en sortirait plus. Tandis qu'un patient magasine une seconde opinion, un autre attend désespérément d'en obtenir une première. Sur le plan éthique, il avait parfaitement raison.

Par contre, je peux comprendre que, lorsqu'on nous balance un diagnostic mortel en pleine poire, on ait envie d'aller voir ailleurs si le bon Dieu y est.

Je préconiserais plutôt que la seconde opinion soit facturée au patient. Et si le premier diagnostic est erroné, l'État rembourse!

Par contre, si les spécialistes ne sont pas d'accord entre eux, qui tranchera? Même avec un scalpel, il subsiste des zones grises.

L'ERREUR EST INHUMAINE

Le 22 septembre 2014

Chère Josée,

Il y a aussi ceux qui suivent les traitements... pour rien.

Hier, j'ai commémoré le deuxième anniversaire du décès de mon père. Même si je ne sais plus très bien de quoi il est mort, finalement.

Depuis un certain temps, il se plaignait de douleurs à la poitrine, d'essoufflement, de difficultés à l'effort. Son médecin de famille l'a envoyé voir un cardiologue, qui l'a envoyé voir un pneumologue, qui lui a diagnostiqué un cancer du poumon. Inopérable.

Une belle saloperie dont il ne pourrait sortir vivant. Il a encaissé la nouvelle comme un coup de batte de baseball en plein front.

On lui a recommandé de suivre des traitements de radiothérapie. Ça aiderait, disait-on, à faire diminuer la «masse» dans les bronches. Il en aura reçu à deux reprises, à raison de trois semaines de voyagement quotidien entre sa campagne de Rawdon et l'hôpital de Trois-Rivières. Silencieux et songeur à l'aller, épuisé et allongé sur la banquette arrière au retour. Quand on a espoir de guérir malgré tout, on accepte de se soumettre à n'importe quel traitement.

Ensuite, son spécialiste lui a proposé la chirurgie au laser. Ça pourrait prolonger sa vie de quelques mois, affirmait-il. Mon père, de plus en plus inquiet pour son avenir, me soumettait de sacrées bonnes questions auxquelles je ne savais quoi répondre : « Tu ferais quoi, toi ? Le laser O. K., mais pour avoir quelle qualité de vie au final ? Qu'est-ce que quelques mois supplémentaires si c'est pour être encore plus malade ? » Il en parlait à qui voulait l'entendre, retournait la question 100 fois dans sa tête. Au fond, il n'avait qu'une certitude : il ne voulait pas finir ses jours à l'hôpital. Ça, c'était non négociable.

Son moral et sa santé dépérissaient à chacune de mes visites. Affaibli, amaigri, aigri et tellement, tellement souffrant malgré la prise massive de morphine et les visites hebdomadaires de l'infirmière du CLSC. J'évitais de regarder le petit lit d'hôpital sinistre installé dans un coin du salon en prévision du pire. Mais où était passé le colosse de mon enfance, lui qui fendait encore son bois pour l'hiver à 76 ans et des poussières ? Et des poussières...

Un matin, j'ai reçu un appel. Mon père n'avait plus toute sa tête. Il en avait assez. Basta. Fini le cirque inutile de l'acharnement thérapeutique. Dans un grand cri du cœur d'une tristesse inouïe, il m'a soufflé de sa voix éteinte mais saturée de colère et de révolte : « Ne viens pas, ça ne vaut pas la peine, je ne veux plus vivre. » Je me suis précipitée chez lui, le cœur lourd sur mes poumons en santé, cherchant à mon tour l'oxygène durant tout le trajet en voiture. Je l'ai découvert allongé sur la pelouse, dans la position de l'étoile qu'il était devenu, un fusil à ses côtés.

J'en ai mis du temps à me remettre de tout ça, à comprendre son geste désespéré et à accepter sa volonté d'abréger sa souffrance. Qui étais-je pour le juger ? Comment vais-je réagir à mon tour quand je serai face à ma propre échéance ? N'est-ce pas la dernière manifestation de liberté que de choisir sa mort ? Si on peut prolonger sa vie à coup de traitements médicaux, a-t-on pareillement le droit de prendre un raccourci pour s'épargner l'agonie ?

Un an plus tard, presque jour pour jour, j'ai reçu un autre appel qui allait bouleverser ma vie. Le coroner affecté au dossier terminait son rapport et souhaitait valider les renseignements que j'avais fournis à la police le jour du drame. — Vous avez bien dit que votre père souffrait d'un cancer du poumon? Vous avez bien dit qu'il était condamné? — Euh, oui, pourquoi? C'est qu'il venait de recevoir le rapport d'autopsie dans lequel on pouvait lire que mon père n'a jamais eu le cancer. Qu'il aurait plutôt souffert d'une maladie cardiaque sévère. Qu'il avait les artères complètement bouchées. WHAT???

Les données résonnaient dans ma tête comme dans une grosse boule de ouate : autopsie... jamais eu le cancer... maladie cardiaque sévère... Wô! Et la biopsie? Et le diagnostic? Et les traitements répétés? Et la morphine? Et le suivi en oncologie?

Voyons donc! Vous faites erreur sur le cadavre, monsieur!

Le coroner m'a calmement expliqué que la morgue de Montréal, ce n'est pas tout à fait l'échangeur Turcot : peu de gens y transitent par jour, ceux décédés par balle encore moins, et, de toute façon, le médecin qui a pratiqué l'autopsie a trouvé le portefeuille de mon père dans sa poche. Il n'y avait malheureusement aucun doute possible.

Je me suis affalée sur ma chaise, complètement abasourdie. Je n'en revenais pas. C'était trop bête. Trop absurde. Trop injuste. Trop toute. Je me répétais : ça veut dire que deux ou trois pontages et papa serait en train de planifier son prochain voyage de pêche? Ça veut dire que toute sa souffrance, son angoisse, son désarroi, SON SUICIDE, bâtard!, pour rien? Pour rien?

On mettrait cette histoire dans un film, personne n'y croirait, alors imaginez quand ça vous arrive pour vrai, dans votre propre vie. C'était too much. Juste too much.

J'ai essayé sans succès de reconstituer le fil des événements. Mon père avait une compréhension limitée de son état de santé. Son «ancologue» lui avait affirmé qu'il n'avait pas de «métastar». Je me demandais quel était l'incompétent qui avait posé le diagnostic erroné. Le cardiologue, le pneumologue, l'oncologue? Et pourquoi, dans la chaîne de tests et de traitements, personne ne s'est rendu compte de l'erreur?

Ma famille et moi avons consulté un grand avocat spécialisé en responsabilité médicale. Selon lui, nous avions «un dossier». Mais n'allez pas croire que j'aurais pu les faire payer cher, ces salauds. Mon malheur se chiffrait autour de 25 000 $. Après avoir évalué combien il m'en coûterait en temps, en énergie, en émotions et en argent, j'ai abandonné l'idée de poursuite. J'avais déjà perdu mon père et, avec lui, une bonne dose de confiance en ces experts entre les mains desquels on remet aveuglément sa vie. Je n'avais qu'une envie : tourner définitivement la page et passer à autre chose.

Mon père n'est mort ni d'un cancer, ni d'un suicide, ni d'une maladie cardiaque. Il est mort bêtement d'une erreur médicale dont les causes resteront à jamais un mystère et les coupables, impunis.

Pour tout ça et plus encore, je salue votre courage, votre dignité et vos qualités exceptionnelles de journaliste et d'humaniste.

Affectueusement,

Nancy Vanasse

La main de Dieu, la part du Diable

Ce texte a été publié le 9 février 2000 dans *Le Devoir*.

«La pensée selon laquelle le médecin est une sorte de héros chargé de sauver le patient est destructrice car elle sème dans l'esprit des étudiants et du grand public l'idée qu'il a réponse à tout.»
Dʳ Patch Adams

J'ADORE M'ENGUEULER avec mon père au sujet de notre fabuleux système de santé qu'il défend avec acharnement. Tiens, encore hier, je l'ai appelé à l'hôpital Sacré-Cœur pour prendre sa pression.

— Gilles? C'est ta fille. Excuse-moi de te déranger, as-tu deux minutes?

— Je suis à l'urgence, ma chouette, y a 12 nouveaux patients qui viennent de rentrer...

C'est toujours sympa de parler avec mon père lorsqu'il travaille à l'urgence, il a l'air content d'être encore en vie.

— Je voulais revenir sur notre discussion de l'autre jour à propos des erreurs médicales. J'écris là-dessus demain et je me demandais si tu admettrais publiquement ce que tu m'as dit.

— Bon, j'sens que tu vas nous aider encore. Qu'est-ce que je t'ai dit?

— Que tu n'acceptais pas de donner une seconde opinion.

— C'est vrai, beaucoup de médecins refusent de le faire.

— Que notre système de santé est un bar ouvert et que les patients devraient payer s'ils veulent obtenir une seconde opinion.

— Oui, le système de santé public n'a pas l'obligation de te donner ce service-là deux fois. Et avec la carte à puce qui s'en vient, on va pouvoir savoir qui abuse du système.

— Et qu'est-ce que tu fais des erreurs médicales, Gilles? Il y en a de plus en plus avec les compressions et la clientèle qui augmente. Ton hôpital est dans la merde, ces derniers temps...

— L'erreur est humaine, ma fille. Tu risques ta vie chaque fois que tu prends l'avion. Est-ce que tu exiges un remboursement chaque fois que tu voyages?

— Et ton chum Bernard?

Ça, c'est un coup bas. Son chum Bernard (qui est aussi mon copain et que je suis allée visiter deux fois à la pital depuis un mois, une fois pour lui masser les pieds, l'autre pour lui apporter le dernier *Esquire* avec la belle Angelina Jolie en couverture) a été opéré en octobre pour une tumeur au pancréas. Verdict du chirurgien de l'hôpital Jean-Talon : rien à faire, ni opération, ni chimio, ni radiothérapie. Tu meurs, le nom le dit. Le comité d'oncologie vous rappellera pour prendre des nouvelles de votre santé. Nous sommes positifs, votre test est négatif, mais nous sommes certains que vous avez le cancer. Quarante pour cent des cancers du pancréas sont de faux négatifs.

Ça donne quoi de faire des tests si on ne peut pas se fier aux résultats, je vous le demande. Mon chum Bernard aurait pu rentrer chez lui et attendre la grande vlimeuse en pratiquant son swing au golf dans son sous-sol. Comme il dit : «À 60 ans, j'avais eu le meilleur. Il faut savoir tirer sa révérence et vaut mieux ne pas rater sa sortie. T'en as rien qu'une. Nous autres, les humains, on s'acharne et on attend toujours qu'il soit trop tard.» Bernard est humain et s'est tout de même acharné un peu. Il a consulté un autre médecin, un grand spécialiste du pancréas, au CHUM celui-là. Re-opération en janvier, on ôte la tumeur, 90 % de l'estomac, un grand bout d'intestin, la rate, 75 % du pancréas, mais on lui laisse le cœur pour espérer et les poumons pour respirer. Bernard a poussé un gros soupir lorsqu'on lui a appris que sa tumeur n'était pas cancéreuse et qu'il pourrait vivre normalement même sans l'équipement optionnel. Bernard a été sauvé parce qu'il travaille dans le système de santé, a des contacts et a réussi à court-circuiter des mois d'attente sur une liste menant tout droit en enfer. Il a été sauvé par une seconde consultation.

— Là, ma chouette, me rabroue mon papa, tu utilises un instrument qu'on appelle le rétroscope. C'est très facile de regarder la partie de hockey le lendemain et de refaire le match. Tu fais du cas par cas.

— Mais Gilles, quand c'est toi, le cas, ça fait mal en maudit. Si tout le monde refusait de donner une deuxième opinion comme toi, Bernard serait mort. Tiens, j'ai une autre histoire à te raconter : la mère d'une amie, morte l'an dernier au bout de trois ans d'agonie. La vieille madame vit dans un foyer de gens âgés, un endroit très chic où on lui fait écouter de l'opéra et prendre le thé l'après-midi. Le médecin affilié au foyer de vieillards la qualifie de démente parce qu'elle se met toute nue dans les corridors et perd la carte par bouts. La dame de 76 ans a passé la dernière année de sa vie à hurler 18 heures par jour, hurler de douleur. Sa fille demandait au médecin de faire quelque chose pour la soulager, mais le médecin persistait à dire que c'était de la démence et qu'il y avait une place pour elle à l'hôpital psychiatrique. On a capitonné les murs de sa chambre et on l'a laissée gueuler. Ses enfants essayaient d'obtenir un second avis médical, mais personne ne voulait contredire le premier diagnostic. Un médecin plus courageux que les autres a accepté de douter. Comme m'a dit sa fille : elle avait l'argent pour se payer tout ce qu'elle voulait mais le système de santé l'en empêchait. Moi, j'ai rien contre «l'erreur est humaine», mais les médecins se prennent pour Dieu.

— Josée, si les médecins ne se prenaient pas pour Dieu, ils n'iraient pas en médecine.

— T'es sérieux quand tu dis ça?

— Non, on ne se prend pas pour Dieu... nous sommes Dieu. Pour un chirurgien cardiaque, redonner la vie à un patient qui allait mourir, ça devient sa création. C'est notre plus grande motivation, guérir le monde. Si on n'était pas Dieu, on finirait tous en burn-out.

J'ai soudainement compris. Tout. J'ai été la fille de Dieu pendant 36 ans sans même m'en douter. J'étais sa création imparfaite et je ne pense pas l'avoir jamais remercié pour tout ce qu'il a fait pour moi, même tout croche.

Merci, mon Père. Et j'irai témoigner devant n'importe quel tribunal que vous ne vous reposiez pas le septième jour.

JE NE SUIS PAS DIEU

Bonjour Madame Blanchette,

Je suis médecin. J'ai choisi la santé communautaire : une médecine où mes patients sont des populations, des groupes, des gens plus ou moins anonymes. J'adore ce que je fais. Je me bats contre la pauvreté, contre la libre circulation des armes à feu, pour l'environnement, pour la santé mentale des travailleurs et des travailleuses.

J'ai fait 1 an en médecine interne, des gardes de 24 heures, où tous les matins je voulais mourir après une nuit d'enfer. Je n'étais pas Dieu et je n'ai jamais voulu l'être. J'ai fait des erreurs pour lesquelles j'ai pleuré devant mes patients. Je me suis parfois acharnée et j'ai souvent abandonné, incapable de voir la souffrance. J'ai surtout vu la mort, à plusieurs reprises, arriver sous mes yeux.

Infaillible le jour, je tenais bon. Un vrai bunker, on me demandait des certitudes. On me demandait d'avoir raison. Je faisais tout comme.

En fait, je ne savais pas. Je n'avais probablement pas assez étudié ! Tout était de ma faute. Et le reste de la terre, en l'occurrence mes patients, en souffrirait !

Seulement une petite partie des actes médicaux sont validés par une littérature scientifique. Seulement une petite partie de ce que vous affirme un médecin repose sur une «vérité». Le reste, c'est le jeu de ses propres incertitudes. La médecine interne est LA spécialité des incertitudes : l'art de trouver ce que les autres n'ont pas trouvé. Les secondes opinions, les investigations de démence subite inexpliquée, j'en ai vu passer.

J'ai aussi vu des erreurs, elles arrivent et arriveront encore.

Cette petite partie de vérité est noyée dans l'incertitude et c'est la confiance envers le médecin qui la gérera. Après tout, la médecine est un art. L'art d'essayer de comprendre ce que la science n'a pas encore voulu révéler. L'art de savoir là où personne ne sait. Pas étonnant qu'on se trompe.

L'abus, lui, n'a rien à voir avec l'incertitude des médecins. L'abus, je le vois tous les jours. Quand on prolonge la vie de quelqu'un de quelques mois et qu'on en hypothèque 100 autres, pour moi, c'est de l'abus. L'abus, c'est de croire que le système est une ressource sans fin, d'exiger des médecins qu'ils soient toujours là, toujours présents, d'exiger qu'ils soient sans faille. Pas étonnant qu'ils veuillent se protéger entre eux.

Dieu n'est qu'une façade.

D*re* Isabelle Goupil-Sormany

Austérité

LE MÉDECIN fait face à des incohérences et des choix délicats quotidiennement. Ainsi, un médecin spécialiste me confie qu'il doit sélectionner les bonnes caméras des moins bonnes avant de commencer ses procédures en coloscopie. Qui héritera du matériel moins performant? Pile ou face? Par ordre alphabétique? Selon l'âge?

Chaque jour, nos médecins prennent ce genre de décisions et se sentent coupables de devoir trancher, faute d'avoir le matériel requis sous la main. Personne n'est au courant, ce n'est inscrit dans aucun dossier et seul le médecin sait qu'il prend des risques ou que les résultats ne seront pas à la hauteur des attentes.

Au bout du compte, nous formons des ébénistes de pointe, mais leur remettons parfois des scies mal aiguisées pour accomplir leur métier.

Votre médecin vous soigne, mais n'oubliez jamais de soigner votre médecin. Il pourrait s'en souvenir. C'est un humain même si l'on s'imagine que c'est un dieu.

« Pour ces cliniciens, une nouvelle réalité semble s'installer et freine l'exercice du jugement clinique, soit la négation des valeurs qui sous-tendent leur raison d'être dans le système de soins. Toutefois, il faut bien le dire, cette négation est *implicite*. Elle fait partie du domaine du non-dit. Elle est à l'opposé du discours officiel, d'où la notion d'injonction paradoxale. Dans ces circonstances, l'univers des soignants et des soignés devient un lieu habité par une tension entre des valeurs explicites et des valeurs implicites, entre le dit et le non-dit. Cela étant, on peut facilement comprendre que la qualité des soins et des services de santé risque d'être compromise[1]. »

Céline Lambert et Danièle Blondeau, *Chemins et impasses du jugement clinique au quotidien*

Le retour
des mortels

Texte du philosophe Jacques
Dufresne dans *L'Agora* (juin 2014).

CERTAINS ARTICLES de journaux, rares il est vrai, sont des événements qui marquent un tournant de l'histoire ou un changement de mentalité. C'est le cas de l'article de Josée Blanchette, « Les aiguilles et le Folfox », dont le sous-titre aurait pu être : *L'héroïsme de ne pas être une autre héroïne de la volonté de vaincre le cancer par la chimio.*

Josée Blanchette s'était engagée dans une chimio qui devait durer six mois. « J'ai, écrit-elle, averti mon oncologue après un mois en enfer : "J'arrête tout ! Je préfère mourir par mes propres moyens…" » Elle était, en plus, consciente des coûts de ce supplice pour la société. Elle ne renonçait pas seulement à son 6 % de chances supplémentaires de survivre pendant 5 ans, elle rompait avec l'idée sacro-sainte que la vie est sans prix.

Quiconque oserait aujourd'hui employer l'adjectif « mortels » pour désigner les humains, comme ce fut longtemps la coutume, notamment dans la Grèce antique, créerait un malaise autour de lui. Nous avons pourtant plus de raisons que jamais de nous considérer comme mortels : nous sommes de moins en moins nombreux à croire en l'immortalité de l'âme et le matérialisme ambiant nous rappelle constamment que toute vie, y compris la nôtre, est réductible aux lois de la physique et de la chimie.

Nous ressentons néanmoins le mot «mortel» comme une atteinte à je ne sais quelle aspiration profonde et mystérieuse de notre être. Plus la mort nous est confirmée, plus nous la rejetons. Elle n'est plus pour nous la fin (dans les deux sens du terme) de la vie, mais un obstacle extérieur à sa poursuite. Nous n'avons pas renoncé à l'immortalité en renonçant au ciel, nous l'avons fait descendre sur terre. La durée sans limites est devenue un droit fondamental. La mort est une atteinte à ce droit.

Cela aide à comprendre pourquoi la médecine s'est substituée à la religion, pourquoi les formes d'héroïsme les plus fréquemment célébrées sont celles qui consistent à lutter contre la maladie, avec une volonté de fer, pourquoi enfin la lutte contre la mort est sans prix et les coûts de la médecine sans limites. C'est une affaire de passion, non de raison. Ce qui n'empêche pas le Big Pharma de faire un calcul rigoureux de ses intérêts pour tirer profit de cette passion. On donne sans compter, mais à des gens qui savent compter [...]

Qui donc n'a jamais dans le passé considéré l'abandon à la mort, son acceptation, comme un obstacle au progrès? C'est là une invention de notre époque, une invention qui est aussi un anathème. Si la logique de Nick Bostrom s'alliait à un régime totalitaire, les mortalistes seraient condamnés à la chambre à gaz. Survivrait une minuscule élite branchée, qui a déjà prévu de se réfugier dans des villes flottantes.

Josée Blanchette a prêté sa voix à une révolte silencieuse contre le rejet de la mort [...] Nous connaissons tous des malades qui ont renoncé à une chimio; certains en sont morts, d'autres ont survécu. Les médias ne présentent jamais ces derniers comme des héros. Josée Blanchette a brisé le mur de ce silence.

S'il est étonnant que l'on réclame l'euthanasie à un moment où la révolte contre la mort atteint un paroxysme, le désir de vivre, bien différent de la volonté de vivre à tout prix, demeure la chose la plus naturelle du monde. Chacun a sa façon de vivre le cancer et de lui survivre. En préférant la sienne à celle que lui propose la médecine du 6 %, Josée Blanchette a peut-être gagné la bataille du temps en plus de celle de l'abandon.

Parmi les nombreux commentaires qui ont soutenu la décision de Josée Blanchette, je retiens celui-ci, qui me rappelle une pensée du mortaliste Marc Aurèle : «Il faut vivre chaque instant comme si c'était le dernier.»

Il est interdit
d'interdire

J'INTERVIEWE un éminent scientifique qui jongle avec le cancer et œuvre dans les médias depuis une dizaine d'années.

Moi : Trouvez-vous que le message passe ?

— Pas toujours.

Moi : Les gens résistent au changement ?

— La gauche, surtout.

Moi : La gauche ? Mais la gauche est supposément progressiste, moins conservatrice !

— La gauche déteste se faire dire quoi faire. Et les journalistes étant plutôt portés à gauche, on assiste très souvent à de la désinformation. La résistance vient surtout de là.

La neutralité, cela n'existe pas. Ni en science ni dans les médias...

Le pudding au riz

C'EST UN VIEUX maître bouddhiste qui m'a enseigné la technique du pudding au riz. Je n'aime pas les raisins secs et j'adore le pudding au riz. Si je trouve des raisins dans mon pudding, je les retire avant de le manger.

Tout le long de mes démarches et recherches, j'ai rencontré quantité de gens dont je ne partageais pas forcément les vues. Trop de pensées magiques, pas assez de science, trop de langage hermétique, pas assez d'humanisme mais parfois du gros bon sens. Je suis allergique à la guérison par les entités, les incantations à la sauge ou le dialogue avec les cellules ? Soit. Mais ce n'est pas une raison pour ne pas bénéficier du reste. Et je peux dire que, très souvent, j'ai eu à retirer des raisins secs. Mais au bout du compte, j'ai conservé ce qui me convenait et je n'ai pas jeté le bébé avec l'eau du bain.

Chaque personne, sur ce chemin, m'a appris quelque chose. Mais il fallait que je fasse abstraction du titre, de l'étiquette, de ma propension à juger, que je me fie à mon intuition. Nous sommes tous enfermés dans des croyances, peu importe leurs origines, et les détrôner exige que nous repartions à zéro, avec l'esprit du débutant.

3.

ÊTRE DANS SON ASSIETTE

Annus horribilis

BIEN SÛR, on m'a servi le mot de Cambronne à de multiples reprises avant les coloscopies ou avant de me faire retirer 30 centimètres de côlon par laparoscopie en chirurgie. «Merde!» C'était le terme approprié. Et il m'a accompagnée durant mon *annus horribilis*.

J'aurais préféré avoir un cancer plus chic, au cerveau par exemple. Mais les chances de s'en sortir sont moins élevées.

J'ignorais tout du côlon avant ma première coloscopie. J'ignorais même en être propriétaire. Pour moi, c'était un organe fantôme. Aujourd'hui, non seulement je sais à quoi il sert, mais je connais ses petits noms (sigmoïde, ascendant, transverse, descendant...) et je découvre à quel point le tabou de la merde est fort dans notre société. Énorme.

Bien des gens s'imaginent que cancer du côlon rime avec sac de stomie à la ceinture. Pas du tout. Certains n'iront pas investiguer leur côlon à cause de ce tabou qui prend ses racines bien loin dans l'enfance. Des femmes vont se faire examiner le col de l'utérus chaque année, mais refuseront d'aller se faire insérer une caméra dans le rectum. Pourtant, la drogue est bonne!

Bref, c'est un monde qui se rattache à notre éducation et à des blocages inconscients très profonds. Nous sommes collectivement coincés du cul.

Mais ce qui me fascine le plus, c'est de découvrir que des personnes – peut-être plus libérées – se spécialisent dans le côlon, dans la constipation et l'incontinence. Le jour où j'ai entendu parler de la rééducation ano-rectale par *biofeedback* et de physiothérapeutes du plancher pelvien, les bras m'en sont tombés. Même la naturopathe m'a demandé si le caca était un tabou pour moi, sous-entendant par là : «Pourquoi cet endroit, précisément?» J'ai bien quelques noms en tête... mais de là à en faire un cancer, ce serait trop d'honneur à leur faire.

Alimentaire, mon cher Watson

DANS UNE FORMATION universitaire de médecine de 5 ans, le futur médecin reçoit 1 cours de 45 heures en nutrition et métabolisme en première année, puis 5 semaines en deuxième année, où sont abordées les notions de digestion et nutrition ainsi que les maladies du système digestif. Point. Un peu d'allergie au gluten et de maladies de Crohn ou cœliaque, un peu d'intestin irritable, mais en cas de doute, on se réfère au spécialiste qui, lui, généralement, ne fait pas de lien entre l'alimentation et les maladies. «Mangez ce que vous voulez, ça ne change rien», c'est ce qu'on entend, même après un cancer du côlon ou de l'estomac.

Même pour des maladies intimement liées à la nutrition, comme le diabète, seulement le tiers des médecins de famille québécois abordent le sujet de l'alimentation avec leurs patients, faute de connaissance et de temps[1].

J'ai une amie qui s'est fait dire par son médecin, qui venait de lui annoncer qu'elle avait des polypes précancéreux au côlon, qu'il n'y avait rien à faire, que l'hérédité était à blâmer (sans lui faire passer de test génétique mais en se basant sur le cancer du côlon de son père) et basta. On oublie trop souvent à quel point les mauvaises habitudes sont héréditaires, elles aussi.

Les acquis des médecins en nutrition sont assez sommaires par rapport à l'évolution très rapide des connaissances dans ce domaine, même s'il y a de l'amélioration par rapport à la génération de mon père, qui n'avait à peu près aucune notion, sauf celles du *Guide alimentaire canadien*. Depuis cinq ans, et notamment depuis la publication des ouvrages du professeur Richard Béliveau, ils sont passés de zéro à quelques heures sur la question.

Les étudiants en médecine se font même dire par leurs professeurs que leurs patients ne voudront pas changer leurs habitudes alimentaires et qu'il vaut mieux leur prescrire des médicaments. Ce qui est en partie vrai. Le changement fait peur et exige un effort.

Quant à ce *Guide* qui tient lieu de bible dans le milieu médical et pour les nutritionnistes affectés au milieu hospitalier, il vaut la peine de s'y attarder.

On sait que les quatre groupes alimentaires représentent des intérêts économiques certains. Des représentants de l'industrie ont leur mot à dire sur les augustes recommandations qui percolent de ce *Guide* traduit en 12 langues. Trois des douze membres du dernier comité de révision venaient de l'industrie alimentaire.

Le Canada produit des céréales, de la viande et du lait (les deux derniers secteurs sont intimement liés) et nous retrouvons ces trois aliments qui font chacun l'objet d'un groupe alimentaire spécifique à inclure dans une alimentation quotidienne. Pour une femme de mon âge (plus de 50 ans), on suggère 6 produits céréaliers, de 7 à 10 fruits et légumes, 3 produits laitiers (ou substituts) et 2 protéines. Si je suivais ces recommandations à la lettre, je serais obèse. On reproche d'ailleurs à ce *Guide* d'être obésogène.

Les industries des producteurs laitiers, des producteurs céréaliers ou de viande n'ont certainement pas intérêt à ce que vous mangiez moins de leurs produits. Et le *Guide alimentaire canadien*, qui célébrait ses 70 ans en 2012, a pris naissance durant la dernière guerre mondiale[2], à un moment où l'on voulait orienter le mieux possible la consommation alimentaire des Canadiens en cette période de disette. Le *Guide alimentaire* dissimulait des visées économiques et il en cache toujours.

En 2015, le *Guide* a émis la possibilité de faire disparaître les jus de fruits de la catégorie fruits et légumes. Raison invoquée : trop de sucre. Évidemment, la réaction de l'industrie des jus de fruits ne s'est pas fait attendre. Vaut mieux un jus de fruits, selon eux, que pas de fruits du tout.

Le directeur des programmes de la Faculté de médecine de l'Université de Montréal, le Dr Stéphane Ouellet, me confiait que les médecins étaient effectivement « pognés » avec ce *Guide* et qu'ils craignent les poursuites s'ils suggèrent d'autres pistes alimentaires. Certains médecins montent au front à chaque mouture du *Guide* (la dernière en 2007 et l'avant-dernière 15 ans avant), mais « il faut avoir du *guts*[3] » (traduction libre : il faut des tripes pour défendre... les tripes).

Autrement dit, un médecin ne vous suggérera pas d'arrêter de boire du lait de vache, même si les études démontrent que vous n'en avez pas besoin pour aller « chercher » vos protéines, votre vitamine D et votre calcium et que vous n'avez pas les enzymes nécessaires pour digérer le lactose destiné à un veau ; sans compter la quantité d'hormones même naturelles (la vache allaite, faut-il le rappeler ?) et d'antibiotiques que vous ingérez de cette façon.

Or, que nous suggère le *Guide alimentaire canadien* même si la consommation de lait fait l'objet de remises en question depuis des années ? « Consommez 2 tasses (500 ml) de lait chaque jour pour avoir suffisamment de vitamine D. » On conseille également aux personnes de 50 ans et plus 3 portions de lait ou substituts quotidiennement. Ce serait plus simple de prendre des suppléments de vitamine D si tel est le but visé.

Rappelons ici que nos nutritionnistes (celles que vous verrez à l'hôpital ou en milieu clinique) se basent essentiellement sur le *Guide alimentaire canadien* pour faire leurs recommandations et établir des diètes pour les patients. La plupart du temps, toutefois, vous n'en rencontrerez pas.

> « Le *Guide alimentaire* ne tient pas compte des besoins spécifiques, il s'adresse à la masse, conclut le Dr Ouellet. Et les médecins ne sont, pour la plupart, pas conscients qu'il y a un lobby des industries qui entre en ligne de compte. C'est plus facile et ça coûte moins cher de bourrer des enfants de céréales que de leur donner des légumes[4,5] ! »

En mars dernier, un rapport du Comité sénatorial permanent des affaires sociales, des sciences et de la technologie nous avertissait de l'urgente nécessité de revoir le *Guide alimentaire canadien*, jugé désuet et obésogène. Depuis 1980, deux fois plus d'adultes et trois fois plus d'enfants ont accédé au statut d'obèses au Canada. L'obésité est un des facteurs de risque de cancer, on ne le souligne pas assez.

Le rapport recommandait également que l'industrie agroalimentaire soit exclue de la révision du *Guide*[6, 7].

Curiosité, le Brésil a lancé en 2014 un guide alimentaire plutôt unique, qui rompait les liens avec l'industrie alimentaire et recommandait même de se méfier de la publicité générée par cette industrie. Les taux d'obésité justifient cette nouvelle préoccupation gouvernementale. Ce guide révolutionnaire ne recommande pas de groupes alimentaires en particulier; il est plutôt basé sur ce qu'il faut éliminer de son assiette[8, 9].

Le samouraï

RENCONTRER RICHARD BÉLIVEAU, le chercheur en biochimie et figure médiatique bien connue au Québec, était un incontournable car nous épousons sensiblement les mêmes vues, celles de l'empowerment du patient. M. Béliveau est directeur du Laboratoire de médecine moléculaire à l'Université du Québec à Montréal, où il est directeur scientifique de la Chaire en prévention et traitement du cancer. Ses ouvrages de vulgarisation sur l'alimentation et le cancer (traduits en 27 langues dans 35 pays) m'accompagnent depuis 10 ans, mais ce n'est que depuis 2 ans que j'applique plus méthodiquement sa «diète» préventive. Le thé vert et le chocolat noir, ainsi qu'un brocoli occasionnel, ce n'était pas suffisant. J'aurais dû le prendre plus au sérieux avant.

«Les trois mots que vous ne retrouverez pas dans mes livres : "je", "me" et "moi", me dit-il d'entrée de jeu. Je n'émets pas d'opinion personnelle, je me base sur des études scientifiques.»

Dans son bureau, une armure de samouraï témoigne de sa grande fascination pour l'époque des shoguns et le code d'honneur. Il leur a d'ailleurs consacré un livre (*Samouraïs : la grâce des guerriers)*. Entre nous deux, sur son bureau, repose un plateau de thé avec théière japonaise de céramique dans laquelle infuse un thé vert primé, d'une délicatesse exquise. «Je suis un épicurien. Même à 33 000 pieds (10 000 mètres) en avion, j'apporte mon plateau à thé et je me prépare un thé vert selon les règles.»

Un esthète doublé d'un pointilleux. La rigueur scientifique est élevée au rang d'art et celui qu'on appelle «Dr Béliveau» ne fait pas dans les approximations et les raccourcis. Toutefois, il constate qu'après 10 ans d'un discours pourtant limpide, le message ne passe toujours pas. Les taux de cancer sont en augmentation partout dans les pays industrialisés, notamment en Amérique du Nord, en Europe et en Australie.

> «Soixante-dix pour cent des cancers sont imputables à notre mode de vie (tabac, mauvaise alimentation, obésité, alcool, inactivité physique, rayons UV), les autres 25 %, c'est le hasard, les dommages à l'ADN, les gènes défectueux, la pollution, les infections, etc.»

Richard Béliveau constate qu'on s'attaque beaucoup à l'hérédité, alors qu'elle ne représente que 5 % des taux de cancer selon les dernières données disponibles. «Les gens confondent hérédité et génétique. Les cancers sont à 100 % génétiques car il y a une mutation dans un ensemble de gènes. Ce n'est pas une maladie monogénétique. Ce qui nous tue, c'est le facteur multigénétique.»

Selon le chercheur, on a traîné cette approche monogénétique dans la recherche depuis les années 1950 et, notamment, après la découverte de la pénicilline, qui permettait de venir à bout de nombreuses infections. «On cherche encore la pilule miracle pour le cancer», se désole le chercheur, qui est un sonneur d'alerte depuis des années et tente d'éveiller le public quant à la portée de ses choix de vie dans le développement de la maladie. «Les études sont là pour le prouver. Le World Cancer Research Fund dispose de 400 000 études sur le sujet.»

Le chercheur québécois, chroniqueur au *Journal de Montréal*, développe également des médicaments anticancéreux depuis 30 ans dans son laboratoire de 40 millions de dollars. «On me parle constamment de mononcle Armand qui est obèse, fume, boit, mange de la viande, ne fait pas de sport et est mort à 95 ans dans son lit avec une femme plus jeune que lui! Mais au plan statistique, mononcle Armand n'existe pas!»

Parlons donc de valeurs aberrantes. Je lui fais remarquer qu'il a devant lui, matante Josée, 52 ans, 3e cancer, végétarienne, non fumeuse, sportive, mince... «Vous seriez déjà morte si vous n'aviez pas eu un tel mode de vie! Considérant vos prédispositions, vous avez allongé votre espérance de vie.» Il n'a probablement pas tort.

Richard Béliveau démontre bien, à l'aide de graphiques sur les immigrants, combien le cancer gagne du terrain dès que des Japonais, Chinois ou Coréens adoptent le mode de vie occidental. Leurs taux triplent et quadruplent dans la même génération. Les chances de décéder d'un cancer du sein augmentent de 360 % dès qu'on adopte la diète nord-américaine à base de protéines animales et de produits céréaliers industriels. «Les Japonais présentaient l'incidence la plus faible au monde de cancer colorectal en 1980. En 2005, elle était la plus élevée.»

Chaque jour, notre corps produit plus d'un million de cellules précancéreuses. Si elles arrivent à se développer, c'est que nous leur fournissons, grâce à notre alimentation riche en protéines animales, en graisses et en sucres et pauvre en végétaux (sans compter notre sédentarité et l'obésité à la hausse), tout le carburant nécessaire.

Dans son livre *Prévenir le cancer*, qu'il qualifie de déclaration de guerre contre le cancer, Béliveau écrit :

> «L'inflammation chronique, qu'elle découle d'une mauvaise alimentation, d'un excès de masse adipeuse ou de l'inactivité physique, modifie fondamentalement l'environnement dans lequel se trouvent les cellules précancéreuses, favorisant ainsi l'émergence de cellules ayant subi des mutations ou qui contiennent des modifications épigénétiques essentielles à la progression du cancer.»

Et avec raison. Quand on sait que 74 % des gens présentent des anomalies précancéreuses au pancréas alors que ce cancer meurtrier ne touche que 1,4 % de la population, il y a de quoi ébranler. Le cancer est en nous et tout dépend de la qualité de l'hébergement que nous lui offrons. Mais Richard Béliveau sait bien que les compagnies pharmaceutiques n'ont aucun espoir de capitaliser sur la prévention et la consommation de crucifères ou de bleuets.

Si lui-même ne veut pas s'avancer sur la piste curative (c'est-à-dire *guérir* le cancer par l'alimentation et des modifications du mode de vie), c'est qu'aucune étude n'appuie cette avenue à l'heure actuelle, faute de fonds. Il a tout de même aidé un ami atteint du cancer du pancréas en lui suggérant une diète de shogun. Son pronostic de survie était de quatre semaines. Il a prolongé cette date butoir de trois ans et demi. «Il a survécu uniquement avec la diète anticancéreuse», affirme le biochimiste. À noter que 50 % des médicaments anticancéreux utilisés aujourd'hui proviennent de molécules isolées dans des plantes, à l'origine.

Des études mises de l'avant par le chercheur ont montré que le stress n'est pas un élément qui influence le cancer et range la pollution au 14e rang des facteurs qui font augmenter les courbes de cancer.

«La population préfère penser que le cancer, c'est provoqué par l'hérédité, le stress et la pollution. Ça ne les engage pas et les déresponsabilise. Saviez-vous que le Québec compte 350 000 obèses morbides? Seulement 15 % des gens font ce qu'il faut pour éviter le cancer; ils bougent, sont minces, ne fument pas et consomment suffisamment de végétaux. Un autre 15 % ne modifiera jamais ses habitudes de vie. Moi, ce qui m'intéresse, c'est le 70 % qui reste.»

Ce que Richard Béliveau propose ressemble à une chimio végétale tout en restant très pondéré dans ses suggestions. «Je n'ai jamais dit de sucer du pied de brocoli bio tout nu sur une peau d'ours devant un feu de braises à la campagne. Moi, je ne crois rien. Je suis un athée complet. Je me base sur des faits. L'antithèse de la science, c'est le dogmatisme.»

Au sujet du financement des études sur le cancer, le professeur Béliveau répondait ceci sur le site Web Passeportsanté.net en 2003:

«La plupart du financement provient de compagnies pharmaceutiques, ce qui nous met en compétition avec leurs médicaments. Par exemple, les polyphénols dans une poche de thé qui coûte 8 sous sont plus efficaces qu'un médicament dont le développement a coûté 350 millions de dollars américains[1].»

De la naissance à la mort, l'image qui lui vient en tête ressemble à un être humain passif, gavé sur une chaîne de montage par des produits industriels, puis «soigné» à l'autre bout de cette chaîne par d'autres médicaments industriels. On nous empoisonne par les deux extrémités. «Dans une société de consommation, la prévention, ce n'est pas gagnant. Qui veut faire quelque chose dont tu obtiens un bénéfice dans 30 ans? On veut le bonbon maintenant. On veut des pilules...»

Le professeur Béliveau n'est pas contre le sel, le sucre ou le gras[2]; ce sont les quantités astronomiques utilisées dans les produits industriels qu'il dénonce. Nous devrions avoir une cuillère à thé de sucre dans le sang alors qu'une boisson gazeuse en contient plus d'une dizaine.

En le quittant, et après avoir énuméré au «doc» Béliveau la liste de mon nouveau régime de vie (de même que les sujets abordés dans ce livre), j'ai droit à mon diplôme : «Vous êtes une véritable samouraï!» Courage, sens de l'honneur, persévérance... et thé vert?

The C word

LE *C WORD*, c'est le… cancer. C'est aussi un documentaire projeté à l'écran fin 2015, produit en partie par le comédien Morgan Freeman, qui en assure la narration[1]. Ce documentaire porte sur la quête du Dr David Servan-Schreiber, atteint d'un cancer du cerveau, décédé en 2011, à l'âge de 50 ans. Celui qui voyait comme une mission l'idée de prévenir le cancer par une modification en profondeur de notre mode de vie a fait des petits. Servan-Schreiber était consterné par l'ignorance des médecins en approches complémentaires et prévention. « Si ce n'est pas la chirurgie ou des médicaments, nous pensons que ce n'est pas de la médecine », dit-il dans *The C Word*.

Ce film fait intervenir plusieurs experts, dont le professeur Richard Béliveau. Celui-ci soulève combien les lobbys alimentaires sont importants : « Les consommateurs ne savent pas que les grands cigarettiers (Philip Morris, RJ Reynolds, par exemple) ont racheté des fabricants industriels comme Nabisco, General Foods et Kraft et appliquent aux aliments les mêmes stratégies de marketing qu'avec le tabac. »

Ces industries nous séduisent non seulement par la publicité, mais en créant un «besoin» (*craving*) pour leurs produits dont les qualités organoleptiques (qui flattent les organes sensoriels) sont développées en laboratoire. Richard Béliveau poursuit :

> «Nous ne sommes que quelques-uns dans le monde à nous battre contre cela. Ils investissent des milliards de dollars dans la promotion de ces produits industriels. Ces "aliments" sont vendus à l'échelle planétaire, bourrés d'additifs et de produits chimiques, associés au plaisir et à la petite récompense qui "ne fait de mal à personne" et que "vous méritez bien".»

Le chercheur explique plus loin : «Il n'y aura jamais un seul médicament pour le cancer. Nous n'avons pas affaire à une seule mutation mais à une désorganisation complète des chromosomes dans la cellule. Penser qu'un seul médicament va guérir tous les cancers est un mythe.»

Le professeur nous montre dans le documentaire une souris de laboratoire à laquelle on a implanté une tumeur humaine. Celle-ci est nourrie avec un concentré de bleuets, de brocoli et d'ail.

> «La tumeur de la souris a réduit de 90 %! Quand les gens disent qu'il n'y a pas d'évidence, ils ne savent pas de quoi ils parlent. Si on obtenait ce genre de résultats avec la chimio, on serait totalement excités. Si vous mangez des plantes, vous ingérez leurs propriétés anticancéreuses.»

Un autre spécialiste du cancer interviewé, Lorenzo Cohen, directeur du programme de médecine intégrative du MD Anderson Center, l'un des hôpitaux les plus réputés en cette matière aux États-Unis, affirme de son côté : «Très peu d'études s'intéressent au mode de vie des patients parce que ça ne rapporte rien aux compagnies pharmaceutiques. C'est une business. Parler d'activité physique et d'alimentation ou de stress, ce n'est pas vendeur.»

Une des affirmations les plus choquantes du film concerne la chimiothérapie. Un sociologue médical, expert en politique de soins de santé aux États-Unis[2], affirme : «Seulement 1 des 12 chimios approuvées l'année dernière prolonge la vie de plus de 2 mois. Les autres, non. Mais elles sont toutes vendues à 100 000 $ ou plus...»

Évidemment, notre ministre de la Santé prétendra que le Québec est à l'abri de telles dérives, comme je l'ai entendu affirmer en entrevue que la chimio ne tuait pas. Par contre, il ne peut pas nier que son gouvernement a coupé 33 % du budget de la santé publique depuis son arrivée au pouvoir. Prévenir au lieu de guérir n'engraisserait personne. Le professeur Béliveau a raison : pourquoi investir dans ce qui paiera dans 30 ans ? Mangeons notre pain blanc en premier [3].

Imaginez deux semaines !

UNE ÉTUDE récente et renversante nous fait la démonstration que nos habitudes alimentaires peuvent influer sur notre prédisposition à développer un cancer en seulement... deux semaines. Dans cette étude[1], on a inversé les diètes entre 20 volontaires africains et 20 volontaires afro-américains durant 2 semaines. Ces deux populations ayant des bagages génétiques similaires, on s'est concentré sur leurs réactions à des diètes opposées, en partie à cause de l'environnement culturel. Rappelons que le taux de cancer colorectal dans les zones rurales d'Afrique est 13 fois moins élevé que chez les Afro-Américains en milieu urbain.

En deux semaines, donc, les Africains qui ont été soumis à une diète pauvre en fibres et élevée en gras et, à l'inverse, les Afro-Américains à qui on a « infligé » une diète riche en végétaux et pauvre en graisses ont vu l'état de leur côlon changer du tout au tout. Le professeur Richard Béliveau apporte des précisions dans une de ses chroniques du *Journal de Montréal* :

> « Pour les Africains, manger comme un Américain typique a été absolument catastrophique. Alors que la santé du côlon

de ces personnes était impeccable au début de l'étude, avec notamment une bonne diversité de bactéries bénéfiques et une absence totale d'inflammation, le simple fait d'adopter les habitudes alimentaires américaines a complètement modifié ces paramètres. Si bien que seulement deux semaines plus tard, les Africains présentaient un intestin typiquement "américain", composé principalement de bactéries pathogènes qui stimulent l'inflammation et la croissance de cellules anormales[2]. »

De leur côté, les Afro-Américains dont le côlon présentait des polypes et une flore intestinale pitoyable au départ ont vu leur condition se modifier et l'inflammation diminuer dans leurs intestins en adoptant une diète « ancestrale ».

Il n'est peut-être pas inutile de souligner que le cancer du côlon est le deuxième tueur parmi les cancers dans les pays industrialisés. Comme le disait le Dr David Servan-Schreiber, le cancer, c'est une épidémie auto-infligée.

Le joyeux docteur

LE PROFESSEUR Henri Joyeux est spécialisé en chirurgie digestive et cancérologue à Montpellier, en France. Il s'intéresse depuis long-temps aux liens entre cancers et nutrition et a publié de nombreux ouvrages sur l'alimentation qui en ont fait une star des plateaux de télé et radio chez lui. Il ne se prononce pas contre la chimio, mais dénonce les abus. Ce rebelle ne véhicule pas nécessairement un discours très populaire au sein de sa profession, mais il a le mérite d'être franc et de ne pas jouer le jeu, ce qui lui a valu d'être radié de l'Ordre des médecins – à compter de décembre 2016 – au sujet d'un vaccin qu'il dénonce. Son livre *Changez d'alimentation* en est à sa septième réédition en France et son infolettre est lue par des milliers de gens[1]. Le professeur Joyeux s'est également impliqué pour changer l'alimentation dans les écoles et proposer des fruits en guise de collations aux jeunes.

Quelles sont les habitudes alimentaires les plus importantes pour éviter le cancer ou ne pas le voir réapparaître?

Il faut éviter tout ce qui peut réveiller des cellules cancéreuses ou celles à potentiel cancéreux, qu'il s'agisse de cancers primaires, de risques de récidive dans la même zone ou de métastases ailleurs dans le corps.

Ces cellules demandent pour se multiplier une baisse de nos défenses immunitaires, mais aussi peuvent être aidées par nos mauvaises habitudes alimentaires.

Pour réduire nos défenses immunitaires, il n'y a pas mieux que le tabac, quelle que soit la quantité de cigarettes fumées. Il est certain que plus on fume, tabac, cannabis (de plus en plus fréquent), plus nos défenses immunitaires en prennent un coup. Il ne faut pas oublier les stress de toute nature qui obligent notre corps à fabriquer trop de corticoïdes, lesquels corticoïdes, produits par les glandes surrénales, sont utiles lorsque sécrétés en petite quantité, mais leur taux devient excessif quand notre organisme doit réagir à des stress chroniques ou aigus à répétition.

Notre alimentation joue également un rôle essentiel pour stimuler nos défenses immunitaires ou, au contraire, les réduire.

Les mauvaises habitudes alimentaires peuvent donc apporter des facteurs de croissance ou des dérivés hormonaux présents dans certains aliments, en particulier dans les produits laitiers. Pour qu'une tumeur se construise, il lui faut de l'énergie (sucres et graisses en excès) et des protéines pour augmenter sa masse.

Les facteurs de croissance sont surtout dans les produits laitiers de vache, destinés naturellement au veau et pas à l'homme. Le veau, grâce aux facteurs de croissance du lait de sa mère, prend 365 kg en une année après sa naissance, tandis que le bébé humain ne prend que 5 kg.

Ce n'était pas le cas dans le passé, il y a plus de 50 ans, car on faisait bouillir le lait longuement et ainsi on détruisait les facteurs de croissance, donc on ne les consommait pas.

Aujourd'hui en France, 98 % des 24 milliards de litres de lait de vache subissent un choc thermique de 130 à 140 °C pendant un temps très court (3 à 4 secondes), qui ne détruit pas ces facteurs de croissance. Ces facteurs sont des molécules très solides et chimiquement puissantes, possédant des ponts disulfures (NDA : liaisons dans les protéines) que les chimistes connaissent bien. Ces facteurs sont donc actifs et nous les connaissons d'autant plus comme cancérologues que les nouveaux traitements des cancers utilisent de plus en plus des antifacteurs de croissance très efficaces quand ils sont bien ciblés contre les cellules de la tumeur.

Les hormones, perturbateurs endocriniens et dérivés hormonaux, sont évidemment présentes dans les traitements hormonaux de la ménopause prescrits abusivement (NDA : moins vrai au Canada) et responsables de cancers du sein et du corps utérin (endomètre). On les trouve aussi dans les différentes pilules à des doses différentes, dans les perturbateurs hormonaux des pesticides et autres produits de l'agriculture productiviste. N'oublions pas les hormones cachées, présentes dans les viandes, injectées aux animaux pour les doper.

Il faut rappeler que les cancers du sein comme ceux de la prostate sont pour la plus grande majorité hormonodépendants et que leurs traitements les plus efficaces sont essentiellement antihormonaux. La chimiothérapie agit en bloquant la formation par les ovaires des hormones féminines.

Les énergies excessives de notre alimentation sont surtout représentées par le lactose des produits laitiers et le pain blanc, qui se comporte comme du sucre même s'il n'a pas tellement le goût du sucre. On oublie souvent que le pouvoir sucrant des sucres de canne ou raffinés est de 1, tandis que celui du lactose (double molécule des laits animaux) est de 0,16. Sur les pains blancs on ajoute de la confiture et souvent du beurre qui, en plus, apporte du gras animal, des acides gras saturés.

De plus en plus de personnes sont en surpoids car notre corps n'élimine pas les sucres en excès, il les stocke en gras.

Ce stockage se fait dans le foie d'abord, ce qui fatigue beaucoup, on parle d'hépatopathie stéatosique ou de stéatose hépatique, ce qui fait très savant, mais signifie tout simplement «foie gras». Cette pathologie bénigne est de plus en plus fréquente, associée au surpoids jusqu'à l'obésité. Elle réduit fortement nos défenses immunitaires.

Comme énergie, il y a aussi tous les aliments gras consommés en excès, dans les plats cuisinés préparés par l'industrie agroalimentaire, qui contiennent des acides gras saturés ou des polyinsaturés semi-hydrogénés pour donner de la texture à l'aliment. Tous ces plats industriels sont à éviter au maximum.

Quant aux protéines qui vont construire la tumeur, augmenter son volume, elles sont aussi néfastes consommées en excès. Il s'agit des viandes rouges des gros animaux, des charcuteries et de tous les plats cuisinés auxquels sont ajoutés des conservateurs et des exhausteurs de goût. Le risque de cancer évalué par le Centre international de recherche sur le cancer (CIRC) «dès 100 grammes de viande rouge par jour» est bien réel : consommation de viandes rouges (tous les types de viandes issues de tissus musculaires de mammifères) et de viandes transformées (viandes ayant subi salaison, maturation, fermentation, fumaison et autres méthodes destinées à accroître leur goût et leur conservation).

Il y a aussi les protéines des produits laitiers en grande concentration dans de nombreux fromages consommés en excès sous prétexte d'éviter l'ostéoporose. Évidemment, ce n'est pas le lobby des produits laitiers animaux qui vous dira la vérité sur la différence entre calcium animal et végétal. Le calcium des végétaux, fruits frais et secs (amandes, noix, noisettes), légumes, fines herbes (persil) et légumineuses, est absorbé, si ces aliments sont bien et longuement mastiqués, jusqu'à 75 % par notre tube digestif alors que le calcium animal est absorbé au maximum à 30 %. Le lobby pousse en affirmant 40 %.

On comprend ainsi l'importance de changer ses habitudes alimentaires dans le bon sens.

Le discours préventif pourra-t-il être populaire un jour ?
Il le devient de plus en plus car le grand public a compris les relations qui existent entre l'alimentation et la santé. Dans mes nombreuses conférences dans les pays francophones européens, il y a de plus en plus de monde. À Bruxelles, 800 personnes, à Strasbourg récemment, plus de 1000 personnes et, dans une petite ville du Tarn, 1200...

Sentez-vous un changement, même en France, pays de la charcuterie, des bons fromages et de la baguette blanche ?
Oui, certainement, les «boucheries chevalines» n'existent pratiquement plus en France. On voit davantage de poissonneries et le public consomme plus de poissons et fruits de mer, jusqu'à trois fois par semaine.

Quant aux excès de produits laitiers, les messages passent plus lentement car les publicités en faveur de toutes les formes de produits laitiers sont très puissantes et sont diffusées sur tous les médias.

Comment se fait-il que les médecins ne s'intéressent pas à la piste alimentaire et qu'on ne propose rien aux patients en dehors du trio chirurgie-chimio-radio ?

Tout simplement parce qu'ils n'ont pas la compétence. On apprend dans les universités les régimes des goutteux, des hypertendus, des diabétiques, des obèses, mais ils sont tellement mal enseignés que les médecins n'osent pas les proposer. Et s'ils les proposent, les patients ne les suivent pas plus de deux à trois mois.

On parle de prévention par l'alimentation. Qu'en est-il de la guérison ou du contrôle des tumeurs ?

Si l'alimentation est à la base de notre immunité, il devient essentiel de l'orienter dans le bon sens. Au total, la consommation excessive de produits animaux, produits laitiers et viandes rouges et grasses augmente l'acidité de l'organisme, ce qui favorise le réveil et le développement des cellules cancéreuses. Si on changeait les habitudes alimentaires, on réduirait le nombre de malades atteints de cancer de moitié et on verrait de moins en moins de récidives.

Je vous ai lu sur le jeûne. Qu'en pensez-vous sur le plan médical et face au cancer et à la chimio particulièrement ?

C'est une excellente idée de jeûner des produits qui ne sont pas les meilleurs pour notre santé. Mais il y a aussi le jeûne qui entoure une chimiothérapie. Il s'agit de ne pas surcharger tout le travail digestif, de la digestion des aliments à ses différents niveaux, dans le palais des saveurs, dans l'estomac et dans nos quatre à six mètres d'intestin grêle. Avec des jus de fruits et de légumes frais, si possible issus de l'agriculture biologique, la digestion et l'absorption des meilleurs nutriments se passent bien. On évite ainsi les nausées classiques des chimiothérapies, que l'on supporte alors beaucoup mieux. On évite les interruptions thérapeutiques et ainsi le traitement a plus de chances d'être efficace car les cellules cancéreuses subissent le plus de dégâts.

Certains patients condamnés par la médecine occidentale se tournent désormais vers des instituts qui offrent des cures de jus. J'ai recueilli certains témoignages à ce sujet.

Ces témoignages sont intéressants car ils démontrent qu'à un stade avancé de la maladie, une saine alimentation, des jus de fruits naturels préparés à domicile, une psychologie positive et réaliste peuvent donner plus de plaisir et de longueur de vie que des traitements lourds et peu ou pas efficaces, sauf pour le laboratoire fabricant qui engrange des bénéfices indus. Je ne suis pas trop d'accord avec les chimios de ixième génération, où l'on prend le patient pour un cobaye. Il essaie telle ou telle molécule et, la plupart du temps, les résultats sont nuls ou catastrophiques.

Au sujet des chimiothérapies, j'ai lu que vous disiez que 85 % d'entre elles étaient inutiles, sinon néfastes.

Attention, on a un peu extrapolé ma pensée en la généralisant. Je vais préciser : au-delà d'un certain âge d'abord, donc selon l'âge du patient, son état général et le stade évolutif très avancé de la maladie, la plupart des chimios sont inutiles et même toxiques. Les chimiothérapeutes ont pris le dessus sur les autres cancérologues, chirurgiens et radiothérapeutes, tout simplement parce qu'ils vivent sous la pression des laboratoires très puissants qui utilisent tous les moyens pour convaincre : publications scientifiques biaisées, doucement trafiquées avec des statisticiens de haut niveau qui sont souvent manipulés sans trop le savoir. Évidemment, ces labos ont toujours investi des sommes colossales pour obtenir les autorisations de mise sur le marché (AMM). Il faut donc qu'ils rentrent dans leurs frais.

Dans quels cas la chimio peut-elle être utile ?

La chimiothérapie a fait ses preuves dans les traitements des cancers des ovaires, dans les cas de cancer du sein à un stade avancé. Mais je ne suis pas toujours d'accord avec ce qu'on appelle les chimiothérapies néoadjuvantes, qui consistent à commencer les traitements contre le cancer par la chimiothérapie alors qu'on sait pertinemment que la chirurgie suivra et qu'elle ne peut être conservatrice.

Par exemple, pour une volumineuse tumeur de l'ovaire, ce qui est souvent le cas parce que ce cancer se développe dans la vaste cavité abdominale et que le diagnostic est tardif, on va commencer par la chimiothérapie, qui peut fortement réduire la tumeur de l'ovaire. Ensuite, on intervient et la chimio est encore nécessaire car une maladie résiduelle est présente. On ferait mieux de réaliser l'ablation de la tumeur ovarienne et de l'autre ovaire souvent atteint, puis de proposer la chimiothérapie pour donner le maximum de chances de guérison.

Y a-t-il de l'abus?
Il y a abus quand la chimio est donc réalisée comme premier traitement alors que l'on sait pertinemment que la tumeur pourrait être d'emblée enlevée dans de bonnes conditions techniques. C'est le cas de nombre de patients atteints de cancers du poumon, du tube digestif, des ovaires, du sein... chez lesquels le maximum de chances de guérison est obtenu d'abord par l'acte chirurgical qui enlève la tumeur, contrôle les ganglions (c'est-à-dire le système de défense immunologique de la région de l'organe touché) qui sont atteints ou non. Les chimiothérapeutes ne se rendent pas compte des dangers des suites opératoires de leurs traitements que je considère comme abusifs. Les malades sont alors fortement immunodéprimés et supportent mal l'acte chirurgical. Les complications sont beaucoup plus nombreuses et graves.

Les oncologues sont-ils informés des risques ou se font-ils endormir par des représentants pharmaceutiques?
Les jeunes cancérologues sont « endormis » par les laboratoires et n'ont pas suffisamment d'expérience. Ils sont souvent candides, sûrs de leur science, et ne se rendent compte que tardivement qu'ils sont utilisés. Évidemment, ils sont invités dans tous les congrès internationaux et, au retour, répètent comme des perroquets ce qu'ils ont entendu de tel ou tel spécialiste américain ou européen et l'appliquent sans réfléchir au nom du « nouveau protocole ».

Les protocoles de chimio sont établis comment et par qui?
Ils sont souvent établis dans des réunions de consensus qui réunissent à l'échelle nationale ou même internationale des spécialistes, et sont organisées presque toujours directement ou indirectement par le ou les laboratoires qui sont à l'origine de la nouvelle molécule qu'ils veulent mettre sur le marché. Je fais remarquer au passage que ces traitements sont toujours pris en charge en France par l'assurance maladie, qui n'est autre chose qu'une large part de nos impôts. De plus, les laboratoires sont très souvent cotés en Bourse avec l'argent qu'ils obtiennent de nos impôts.

Diriez-vous que les oncologues travaillent sous influence (des labos) et craignent les poursuites ou subissent des pressions de leurs ordres professionnels en ce qui concerne le traitement du cancer?

Il y a les plus jeunes qui croient les labos dur comme fer – et cela est vrai dans toutes les spécialités – et il y a ceux qui ont l'expérience, les cancérologues qui savent les traitements qui marchent et ceux qui sont à l'essai. Personnellement, je n'adhère pas à certains comités d'éthique, qui en réalité ne sont pas complètement indépendants des laboratoires et laissent faire des «expérimentations» sur des malades. Évidemment, elles coûteraient beaucoup plus cher sur des modèles expérimentaux animaux, proches de l'homme.

Qu'en est-il des comités multidisciplinaires – appelés *tumor boards* au Québec – qui examinent les protocoles de traitement pour chaque patient : aident-ils ou nuisent-ils ?
Les réunions ou comités interdisciplinaires réunissent les oncologues de différentes spécialités (chimiothérapeutes, radiothérapeutes, chirurgiens, immunologues, biologistes, anatomopathologistes). Selon la loi, à ces comités, tous les dossiers sont présentés et discutés. Le malade n'est pas présent. Le plus souvent, on applique le protocole qui est écrit dans le thésaurus, livre qui contient les différents protocoles de traitement en tenant compte de la nature du cancer et de ses paramètres biologiques. On tient peu compte de l'état du patient et encore moins de son avis. Le patient est averti ensuite de l'avis du comité. Il lui reste à se soumettre. Depuis quelque temps, les comités cherchent à faire entrer le patient dans un protocole dit de recherche clinique. On lui présentera alors ce protocole sur une double feuille expliquant, dans un langage peu compréhensible par le malade et sa famille, les objectifs de ce nouveau traitement sans pouvoir lui affirmer son efficacité. Il lui est donc conseillé de lire ce document et de signer au bas de la page son assentiment à recevoir les traitements. S'il ne signe pas – ce qui est son droit –, alors il intéressera beaucoup moins l'équipe cancérologique qui s'enorgueillit de posséder via tel ou tel laboratoire le médicament, la molécule qui peut guérir.

Certains médecins se plaignent de ne plus avoir de marge de manœuvre.
Oui, certainement, mais au final il reste possible d'expliquer clairement sa situation au patient et de lui conseiller ce qui nous paraît le meilleur choix. Un exemple précis concerne le cancer de la prostate. Les urologues proposent la chirurgie, les radiothérapeutes, les rayons. Les premiers disent, pour convaincre de faire le choix chirurgical, que si on fait les rayons, on ne pourra plus opérer. C'est

faux car il n'est plus nécessaire d'enlever la prostate pour guérir d'un cancer prostatique.

On parle beaucoup de thérapies ciblées et de tests génétiques en chimio. Certains hôpitaux français offrent ces tests : est-ce une avenue vraiment efficace ou une autre façon d'enrichir encore des labos ?

Il faut être très prudent avec ces tests. Les labos savent aussi exploiter les douleurs familiales pour imposer tel ou tel nouveau médicament ou test. En culpabilisant telle prescription ou absence de prescription, en utilisant les médias qu'ils paient grassement, les labos peuvent arriver à leur fin : rendre un test ou un traitement obligatoire ou très nécessaire, que la famille va payer ou l'assurance maladie ou l'assurance complémentaire. Peu leur importe, l'essentiel est qu'ils soient payés.

C'est à nous, cancérologues, de discerner le vrai du faux et de conseiller le patient comme s'il s'agissait de notre frère, de notre père ou mère.

L'ordonnance du Dr Greger

DE MÉMOIRE de journaliste, c'est la première fois qu'on m'accorde une entrevue sur Skype ET tapis roulant. Le médecin américain Michael Greger n'est pas nécessairement hyperactif, mais il sait que bouger est capital. Nos modes de vie sédentaires y sont pour beaucoup dans les chiffres alarmants de maladies chroniques qui affligent les pays industrialisés et grèvent plus de 75 % du budget de santé aux États-Unis. Voilà pourquoi son ordinateur est fixé à son tapis roulant et qu'il y travaille le plus souvent possible, en chemise et cravate !

Le Dr Greger fait partie de ces médecins qui tentent de redonner leur pouvoir aux patients et au public en général, en les informant au mieux à l'aide des dernières études et en axant le message sur la prévention. Entouré d'une équipe de 10 chercheurs, financé par un mécène canadien, il épluche tout ce que la littérature recrache chaque jour en termes d'études reliées à l'*evidence-based nutrition*.

Plus de 200 études sérieuses sont publiées chaque jour au sujet de la santé jumelée avec la nutrition, une science en constante évolution. Le dernier best-seller du Dr Greger s'intitule *How Not To*

Die[1] (Comment ne pas mourir) et met l'accent sur un régime alimentaire basé sur les végétaux comme planche de salut. La plupart des maladies chroniques, dont les cancers, seraient évitables et représentent 85 % des consultations médicales.

Le médecin américain entame son essai en démontrant que la majorité des médecins ne sont pas formés en matière de nutrition et ne semblent pas savoir à quel point on peut prévenir et même renverser bien des diagnostics médicaux. Même le cancer, à des stades précoces !

Si le Dr Greger a choisi la médecine axée sur la nutrition, une branche moins glamour que la cardiologie ou la chirurgie, c'est grâce à sa grand-mère, renvoyée à la maison par ses médecins, souffrant de maladie cardiaque et d'angine, condamnée à une mort prochaine à l'âge de 65 ans. Après avoir vu un reportage à l'émission *60 Minutes* sur une *plant-based diet* (diète à base de végétaux) dans une clinique californienne, cette Floridienne entêtée fait le voyage de la dernière chance en fauteuil roulant et ressort 3 semaines plus tard en marchant 15 km... par jour. Elle a vécu 31 années de plus en bonne santé, jusqu'à l'âge de 96 ans.

Aujourd'hui, le Dr Greger est invité à titre de conférencier dans les congrès médicaux et les hôpitaux. Il attire l'attention des médecins sur le médicament le plus puissant qui existe pour défier 80 % des maladies chroniques : le contenu de l'assiette.

> « La plupart n'ont jamais entendu parler de cela, ce qui est normal étant donné qu'on ne l'enseigne pas dans les écoles de médecine. Les autres sont au courant des diverses études, de l'*evidence-based nutrition* qui existe depuis au moins 1990, mais affirment que leurs patients ne feront jamais cela. »

Le Dr Greger dénonce avec véhémence cette attitude paternaliste de la confrérie médicale. « Ils mettent la pédale douce sur la vérité, mais c'est le choix du patient ! Pas celui du médecin ! On parle d'une question de vie ou de mort ici... »

Dans son essai, dont les 140 dernières pages consistent en des références sur des études diverses, on retrouve les 15 causes les plus probables de mortalité, dont de nombreux cancers, le leader au Canada et bon second aux États-Unis après les maladies cardiaques. « Notre médecine est excellente pour traiter les conditions aiguës mais très mal outillée pour les maladies chroniques », note-t-il. D'où l'importance de faire intervenir le patient dans sa propre guérison et idéalement dans la prévention.

« Les taux de cancer varient de 100 % selon l'endroit où l'on se trouve dans le monde. Les études de migration sont très claires là-dessus. Dès que des immigrants adoptent le mode de vie occidental et sa diète, les taux de cancer augmentent de façon significative en moins d'une génération. »

Grand apôtre des légumineuses, des germinations de brocoli et du thé d'hibiscus, le Dr Greger avance une multitude d'études sur le cancer et l'alimentation, un peu comme le chercheur québécois Richard Béliveau. Ainsi, une étude du National Cancer Institute's Polyp Prevention Trial a démontré qu'en augmentant sa consommation de légumineuses d'un quart de tasse par jour, on peut prévenir ses chances de polypes colorectaux précancéreux de 65 %[2].

Le Dr Greger souligne qu'on double ses chances de cancer colorectal (deuxième cause de mortalité par cancer) en consommant de la viande rouge au moins une fois par semaine et qu'on les triple avec la volaille, devenue la viande la plus populaire depuis que les prix des viandes rouges nous saignent le portefeuille. Pas étonnant qu'on retrouve les taux les plus élevés de cancer colorectal dans le Connecticut, aux États-Unis, et les plus faibles à Kampala, en Ouganda, où la diète est essentiellement basée sur les végétaux. À titre de comparaison, un Américain consomme plus de 50 kg de poulet par an contre 36,5 kg pour un Canadien et 2,4 kg... pour un Indien. Le tiers de la population indienne est toujours végétarienne, mais ces chiffres tendent à changer et la consommation de viande va en augmentant tant en Chine qu'en Inde[3].

Les protéines animales causent une réaction en chaîne dans le système digestif à cause de leurs propriétés inflammatoires. Une autre raison qui explique les effets néfastes de la viande sur notre organisme est son action acidifiante. Les humains ont évolué principalement avec une diète à base de végétaux, plus alcaline qu'acide. La plupart des diètes contemporaines sont plus acides, ce qui affecte en partie les systèmes digestif et rénal.

Le Dr Greger ajoute également que les recommandations minimales d'institutions reconnues comme l'American Institute for Cancer Research (limiter l'alcool, manger surtout des végétaux et rester mince) pourraient abaisser de 62 % le risque de développer un cancer du sein. Ces chiffres proviennent d'une analyse d'un groupe de 30 000 femmes postménopausées sans historique familial de cancer du sein suivies durant 7 années. En deux semaines seulement, manger des végétaux et marcher tous les jours peut augmenter les défenses immunitaires face au cancer du sein selon des tests sanguins effectués.

Le Dr Greger s'intéresse à tous les cancers les plus «populaires», celui de la prostate inclus. Il souligne qu'une diète à base de végétaux, comme celle qu'il conseille, fait baisser les niveaux d'IGF-1 (*insuline-like growth factor-1*). Cette hormone favorise le développement des cellules cancéreuses en stimulant leur croissance et leur division. Chaque jour, nous avons 50 milliards de cellules qui meurent et 50 milliards qui naissent, d'où la nécessité de l'IGF-1 dans notre corps en lien avec la croissance cellulaire. Mais à l'âge adulte, au moment où cette hormone devient moins nécessaire, une trop grande quantité d'IGF-1 nuit à toutes les formes de divisions cellulaires.

Dans son chapitre sur le cancer de la prostate, Dr Greger précise :

« Les végétariens qui incluent des œufs et produits laitiers dans leur diète ne semblent pas arriver à diminuer de façon significative leur IGF-1. Seuls les hommes et les femmes qui limitent leur consommation de protéines animales semblent être capables de faire baisser leur niveau d'hormones pro-cancer et augmenter leurs protéines protectrices. »

De toute façon, une diète saine l'est pour tous les cancers, pas uniquement celui qu'on craint de développer.

Un chapitre du livre du Dr Greger porte sur une cause de mortalité moins publicisée auprès du grand public : les effets secondaires des médicaments et traitements médicaux, sixième cause de mortalité aux États-Unis, sans compter les erreurs médicales, de posologie, les complications dues à des chirurgies, les diagnostics erronés. Preuves et études à l'appui, si on combine tous ces facteurs, les soins de santé sont la troisième cause de mortalité aux États-Unis, affirme le Dr Greger. Ce chiffre est corroboré par plusieurs sources (voir Ce qu'on ne sait pas nous fait mal, p. 119) et accueilli par un silence assourdissant dans la communauté médicale et par nos gouvernements complaisants. Il faut dire que l'argument utilisé en retour est que si l'on n'avait rien fait, les patients seraient morts de leur maladie plutôt que du traitement. Rien ne le prouve non plus, mais au final mieux vaut prévenir que mourir !

Le Dr Greger me souligne au passage :

« Les patients surestiment beaucoup l'effet des chimiothé-rapies ; les bénéfices de survie sont de 3 % supplémentaires, toutes catégories confondues. Si les gens connaissaient les véritables statistiques, ils seraient peut-être tentés d'opter pour la prévention. Mais ils font la même équation avec le cancer qu'avec une infection et les antibiotiques. "Si je l'ai, on va m'administrer de la chimio et je vais guérir..." »

En conclusion, le médecin nous encourage fortement à fuir... les médecins et les hôpitaux par une attitude préventive, histoire de s'éviter des complications et des externalités négatives ou inva-lidantes. Mais il incite ceux qui sont déjà en traitement ou optent pour une chirurgie, radio ou chimio à tout de même adopter un changement de diète. « C'est sans effet secondaire, contrairement à tout le reste ! » Et personne n'est jamais décédé d'une overdose de légumineuses.

Le charme discret de l'intestin

LE DOMAINE de la nutrition évolue à la vitesse grand V. Depuis 5 à 10 ans, recherches et études débouchent sur des avenues insoupçonnées jadis.

On parle désormais de deuxième cerveau lorsqu'il est question de notre intestin et de notre microbiote, la flore qui le compose. De nombreuses maladies prendraient forme au creux de nos tripes. Ces connaissances récentes ne percolent pas encore jusque dans les cabinets de médecins.

Et pourtant. Notre flore intestinale détiendrait bien des secrets. Notre intestin produit 95 % de la sérotonine nécessaire à notre bonheur. Et on a établi des liens entre l'humeur dépressive et cette flore. Il n'est peut-être pas si loin le jour où l'on ira consulter le médecin pour une dépression et qu'on ressortira de son bureau avec une ordonnance de probiotiques, sans effet secondaire.

Le *Clostridium difficile* est une bactérie qui peut se propager dans un hôpital en moins de temps qu'il n'en faut pour trouver l'ombudsman. Il semble répondre très bien aux probiotiques de type Bio-K[1,2]. Mille personnes meurent du *C. difficile* chaque année au Canada et quinze mille aux États-Unis...

Durant mon dernier séjour à l'hôpital, je me suis munie de mes capsules de probiotiques avec l'approbation de la chirurgienne. Les probiotiques coûtent cher et, avant qu'on ne les retrouve sur les plateaux-repas ou dans des distributrices à l'hosto, il faudra attendre longtemps.

Un essai de vulgarisation scientifique, écrit par une jeune Allemande, Giulia Enders, étudiante en médecine, a connu un succès surprise en 2014 : 1,5 million d'exemplaires vendus dans son pays. L'ouvrage a été traduit dans 30 pays et s'intitule *Le charme discret de l'intestin*[3]. Cette future gastroentérologue décrypte pour nous toute la mécanique de ce second cerveau et s'applique à démontrer, en se référant à des études récentes (2012-2013), à quel point les bactéries intestinales et les maladies sont intimement liées. Tout y passe : de la dépression au Parkinson en passant par la schizophrénie, l'obésité, le cancer colorectal, le reflux gastrique, le côlon irritable... Même les enfants nés par césarienne (donc, sans contact avec des microbes essentiels lors du passage par voies génitales) doubleraient leurs chances d'être obèses. Quand on connaît les taux de césariennes au Québec (23,2 % en 2009) et ailleurs, dans le monde industrialisé, on peut s'interroger sur l'héritage qu'on laisse aux enfants[4].

Cette jeune étudiante affirme également que son intérêt pour l'alimentation s'est manifesté avant son entrée en médecine, parce qu'elle éprouvait elle-même des problèmes de santé (dermatite atopique causée par la prise d'antibiotiques) auxquels elle a tenté de remédier en cessant le gluten, les produits laitiers, en réduisant le fructose et en entreprenant une cure de bactéries. Elle a réussi à guérir et a décidé de devenir médecin :

> « Pour moi, cela a été une vraie victoire, et l'occasion de comprendre au plus profond de ma chair que le savoir pouvait être une arme. J'ai commencé des études de médecine. [...] Pendant mes études, j'ai pu constater que cette branche de la médecine était traitée en parent pauvre. Pourtant, l'intestin est un organe hors pair. [...] Je suis parfois effarée de voir que les scientifiques échangent à huis clos des connaissances capitales – sans que le grand public en soit informé. Il est vrai que la prudence scientifique vaut souvent mieux qu'une supposition précipitée. Mais la peur peut

aussi réduire à néant des opportunités décisives. Dans la sphère scientifique, il ne fait aucun doute que les personnes souffrant de certains problèmes digestifs souffrent aussi souvent de certains troubles nerveux intestinaux[5]. »

Des chercheurs ont même modifié le comportement de souris en leur injectant des bactéries dans l'intestin. Quatre-vingts pour cent de notre système immunitaire est localisé dans notre intestin. « L'occasion de mourir nous est donnée plusieurs fois par jour. Le cancer nous assaille, la moisissure se propage, des bactéries nous grignotent et des virus nous infectent. Et plusieurs fois par jour, on nous sauve la vie », écrit encore l'auteure du *Charme discret de l'intestin*.

Notre alimentation contient trop de fructose (le seuil d'intolérance est de 50 g par jour alors que nous en consommons 80 g). Nos parents en consommaient de 16 à 24 g quotidiennement. Ce fructose présent partout et sous bien des formes serait lui aussi responsable de troubles de l'humeur, mais alimenterait également les cellules cancéreuses[6].

Le livre de Giulia Enders ne s'intéresse pas qu'au transit intestinal, il fait également le tour des probiotiques, ces bactéries essentielles, et des prébiotiques, des fibres qu'on retrouve dans le miso, les lactofermentations (choucroute), les bananes, les asperges, le topinambour, l'avoine, le poireau, le panais..., qui nourrissent et multiplient par trois fois l'effet des probiotiques. « Si les recherches sur les prébiotiques sont loin d'être aussi avancées que celles sur les probiotiques, certaines thérapies bien établies font cependant déjà appel aux prébiotiques. » On administre des concentrations élevées de prébiotiques à des patients qui ont des problèmes de foie. Le lait maternel contiendrait 90 % de galacto-oligosaccharides (prébiotiques) et 10 % d'autres fibres non digestibles alors que le lait de vache n'en contient que 10 %...

Les pages les plus étranges du livre de Giulia Enders se retrouvent à la toute fin de son essai de 350 pages. Elles concernent la transplantation fécale (je vous laisse imaginer, mais c'est exactement de cela qu'il s'agit) d'un porteur sain à un autre... malade, atteint de diarrhées chroniques résistantes aux antibios ciblés ou probiotiques. Le taux de succès est de 90 %[7]! Cette technique longtemps utilisée en Chine commence à intéresser les scientifiques occidentaux[8].

Le lien avec le cancer? La première chose que m'a prescrite la naturopathe spécialisée en cancer, lorsque je l'ai consultée, fut une cure de 6 mois de probiotiques (50 milliards de bactéries multisouches en capsules contenant du bifidus chaque soir au coucher) et de prébiotiques. Aujourd'hui, j'intègre cette cure dans mon alimentation régulièrement et je tiens compte de cet apport précieux dont plusieurs études font état dans la réduction de l'incidence des cancers colorectaux[9, 10].

Et puis, ce n'est pas négligeable, je me suis fait plein de nouveaux petits amis...

Espèces de végétariens

« Les êtres humains préfèrent souvent aller à leur perte plutôt que de changer leurs habitudes. »

Léon Tolstoï

JE SUIS VÉGÉTARIENNE depuis quelques années déjà, mais une étude récente[1] m'a convaincue de remettre le poisson à ma diète. Poissons sauvages ou de petite taille comme la sardine sont réapparus occasionnellement à mon menu.

Menée durant 7 ans, sur une cohorte de 77 659 personnes aux États-Unis, cette étude démontre les bénéfices d'une diète végétarienne par rapport aux chances de développer un cancer colorectal. Les résultats furent publiés en mars 2015.

Les chercheurs ont classifié sept types de végétariens, les lacto-ovo (lait-œufs), les pesco (poisson), les végétaliens, etc., et ils les ont comparés à un groupe de non-végétariens d'égale importance.

Selon cette recherche majeure, un régime végétarien toutes catégories confondues assure une diminution du risque de cancer colorectal de 22 %. Un régime pesco-végétarien diminuerait ces risques de 43 % et les chercheurs ne s'expliquent pas encore pourquoi. Les pesco-végétariens ne consommaient pas davantage de poissons que les non-végétariens dans cette étude. L'association végétaux-poissons semble être favorable et est à la base de nombreux régimes de vie telle la diète méditerranéenne.

Les chercheurs de cette étude comptent étendre leurs résultats aux cancers du sein et de la prostate dans un second temps.

Le cancer colorectal est la seconde cause de décès par cancer chez les hommes et la troisième chez les femmes au Canada, après les cancers du poumon et du sein.

Malgré tout, peu de médecins se risqueraient à conseiller un régime végétarien à leurs patients, tout simplement parce qu'ils sont souvent eux-mêmes carnivores. Si un médicament ou une chimiothérapie nous offrait une chance de diminuer notre risque de cancer de 22 %, voire de 43 %, nos docteurs nous le prescriraient allègrement et sans hésitation. La médecine est toujours ancrée dans une culture, nous tendons à l'oublier.

Rappelons que l'Organisation mondiale de la santé a déclaré, dans un rapport qui a fait grand bruit à l'automne 2015, que les charcuteries et autres viandes transformées (incluant le mythique et omniprésent bacon) étaient cancérigènes et que la viande rouge l'était «probablement» aussi. Ce bémol peut être une manière de protéger une industrie et de ne pas trop secouer l'élevage industriel qui rend les animaux malades et nous aussi, par extension. Ce rapport produit par 22 experts dans 10 pays analysait 800 études différentes[2].

Dans la foulée, le cancérologue Henri Joyeux, qui a publié plusieurs ouvrages sur l'alimentation et le cancer, conseille un seul repas de viande rouge biologique par semaine et pas de cuisson sur le gril (voir Le joyeux docteur, p. 217).

Malgré tout, les végétariens sont encore perçus dans notre société comme des «radicaux libres» et des empêcheurs de bouffer en rond, des moralisateurs et des enquiquineurs efféminés et anémiques. Chez les hommes tout particulièrement, l'association entre virilité et viande rouge a toujours de solides ancrages. Nous descendons du bûcheron et du colon, ne l'oublions jamais.

Ma bible alimentaire

Les 64 règles d'or

« RÈGLE n° 1 : Mangez de vrais aliments. Dix-sept mille nouveaux produits font leur apparition sur les tablettes des supermarchés chaque année. Mais sont-ce des aliments ?

Règle n° 2 : Ne mangez rien que votre arrière-grand-mère ne reconnaîtrait pas comme un aliment.

Règle n° 5 : Évitez les produits dont l'un des trois premiers ingrédients est constitué de sucre (ou d'édulcorant) sous quelque forme que ce soit. Les aliments transformés contiennent jusqu'à 40 sortes de sucres différents : dextrose, dextrine, fructose, fructo-oligosaccharides, glucose, saccharose, sirop de riz brun, malt d'orge, sirop de canne...

Règle n° 6 : Évitez les aliments qui contiennent plus de cinq ingrédients.

Règle n° 7 : Évitez les produits alimentaires qui contiennent des ingrédients qu'un élève de troisième année serait incapable de prononcer.

Règle n° 13 : Ne mangez que des aliments qui finiraient par pourrir.

Règle n° 18 : Ne consommez pas d'aliment préparé dans un endroit où le port d'un bonnet de chirurgien est obligatoire.

Règle n° 21 : Si le nom est le même dans toutes les langues, ce n'est pas un aliment (Big Mac, Pringles, Coke).

Règle n° 22 : Mangez surtout des végétaux, et en particulier des feuilles.

Règle n° 23 : Traitez la viande comme un assaisonnement ou comme un aliment réservé aux grandes occasions.

Règle n° 33 : Consommez des aliments qui ont été prédigérés par des bactéries ou des champignons.

Règle n° 44 : Payez plus, mangez moins.

Règle n° 45 : Consultez vos tripes.

Règle n° 64 : Enfreignez les règles de temps à autre... »

Ces quelques règles (il y en a 64) se retrouvent dans le délicieux petit livre du journaliste américain Michael Pollan, publié en 2009 sous le titre *Food Rules* (*Les règles d'une saine alimentation*[1]). Pour savoir comment envisager l'alimentation dans sa globalité, dans un monde où l'aliment n'en a souvent que le nom, ses conseils sont précieux et nécessaires. Un petit bréviaire qui se lit en peu de temps et auquel on peut constamment se référer.

Le principe supérieur du plaisir

NOUS VIVONS dans une société qui valorise le plaisir avant tout. Se priver pour être en santé ? Oui... mais. Ce qui est valorisé par-dessus tout, c'est la pulsion adulescente, cet esprit rebelle qui vous donne l'impression de vous affranchir de tout, y compris du docteur et de la nutritionniste. Lorsqu'une personnalité publique, une rédactrice en chef de magazine féminin ou un politicien vous avoue qu'il a tout envoyé valser, les jus de gazon, le kombucha, le chia et le chié pour retrouver sa poutine *all dressed* chez Joe la patate, tout le monde applaudit. Et la nouvelle coqueluche, c'est la pizza-poutine.

Quel esprit libre, quelle détermination, quelle fidélité à la tradition et aux souvenirs de notre enfance collective ! Vive la poutine impénitente et la cabane à sucre vomitive ! « Le plaisir, c'est bon pour la santé », entend-on souvent. Curieusement, nous avons de plus en plus de fun, mais la courbe de progression du cancer (et d'une foule d'autres maladies chroniques liées à l'alimentation) ne cesse de grimper.

Ce sont les mêmes, si rapides à préconiser ce principe supérieur de l'hédonisme, allongé d'une tranche de foie gras et d'un verre de sauternes, qui s'agenouillent devant le médecin pour lui demander de tout faire pour les sauver une fois le tic-tac qui déraille dans le branlant. Les mêmes qui regrettent d'avoir fumé pendant 40 ans et mangé des frites avec leur bavette au comptoir du bistrot le midi (ou à minuit), qui se mettent à trembler devant la lente agonie de leur corps fatigué. Quoi? Il a son mot à dire, celui-là?

Nous ne sommes pas tous égaux devant les excès. J'ai un ami de 84 ans qui a levé le coude toute sa vie, bouffé du lard et vidé ses assiettes sans prendre une once. Il m'a même avoué avoir descendu 18 bouteilles de beaujolais nouveau avec un pote durant ses jeunes années... dans le même après-midi! Encore frais comme un gardon, il repart de chez moi affamé lorsque je l'invite à souper. Pour lui, va sans dire que tout ce puritanisme moderne autour de l'assiette ne rime à rien. Son épicurisme et le mien se mettent à table et j'envoie tout balader pour faire honneur à sa cuisine. Je mets deux jours à m'en remettre, lui se porte comme un charme le lendemain.

Mais, en général, la tyrannie du plaisir est telle qu'on vous qualifiera d'anorexique ou d'orthorexique si vous vous affichez comme végétarienne-sans-gluten-du-Mile-End. Orthorexie, du grec *ortho*, «correct», et *orexie*, «appétit»: un souci obsessif de l'alimentation.

Mon fils de 12 ans me taquine en disant que je me suis «radicalisée» après la maladie. Soit. Mais il ne sait pas que je le fais en partie pour qu'il ait une mère dans 10 ans. Nous sommes tous l'orthorexique, le kétaine ou le cancéreux de quelqu'un d'autre. Est-on orthorexique lorsqu'on pratique la nutrithérapie (se soigner par les aliments)? Est-on orthosportif lorsqu'on s'entraîne en vue d'un marathon?

Tout le long de ma quête et de cette enquête, j'ai avancé à tâtons sur le chemin de Compostelle et j'ai rencontré de véritables orthorexiques, plus que moi, en tout cas. Je comprends les poutinophiles: ça donne des envies de décadence extra fromage. La religion et les dogmes, au fond, ça use les genoux. Mais la notion de plaisir et de «péché» est bien différente pour qui a flirté avec le néant et celui qui s'estime au-dessus de ses affaires. *On creuse sa tombe avec ses dents*, dit l'adage...

Long comme
un jour
sans gluten

IL Y A au moins trois façons scientifiquement prouvées dont on peut s'attaquer soi-même au cancer : le front anti-inflammatoire, le front des antioxydants (pas toujours évident car très complexe, notamment dans le cas de la vitamine E) et en renforçant son système immunitaire. Et c'est en prenant de 7 à 10 portions de fruits et légumes par jour qu'on réussit à combattre les radicaux libres, déchets du corps. Pas si facile non plus ; même en étant végétarienne, j'arrive difficilement à mes sept portions quotidiennes.

Quant à renforcer le système immunitaire, plusieurs facteurs peuvent aider, comme le sommeil, une bonne alimentation, moins de stress et faire de l'exercice. Des études disent même qu'un animal de compagnie augmente la force de votre système immunitaire.

Quant à l'inflammation, l'exercice contribue à la diminuer. L'alimentation aussi. Le cancer étant une maladie qui prospère dans un milieu inflammatoire, il faut contribuer par sa diète à diminuer cet état souvent chronique. Les personnes aux prises avec des maladies inflammatoires de l'intestin, comme les colites ulcéreuses, ont 20 fois plus de chances de développer un cancer du côlon[1].

Et un oncologue me soulignait qu'une diète anti-inflammatoire ne contribuait pas seulement à diminuer les risques de cancer mais de presque TOUTES les maladies.

Jacqueline Lagacé, chercheuse en immunologie et microbiologie, longtemps directrice d'un laboratoire de recherche à la Faculté de médecine de l'Université de Montréal, a écrit plusieurs livres sur comment guérir de maladies chroniques inflammatoires, comme l'arthrite dont elle souffrait, en coupant le gluten et les produits laitiers. Cette scientifique a décortiqué 1000 travaux afin de comprendre ce qui lui arrivait et s'est inspirée de la diète hypotoxique du Dr Seignalet pour l'appliquer sur elle-même. Cela a fonctionné[2, 3].

Elle souligne que, chez les patients qui ont adopté la diète hypotoxique, on retrouve 10 fois moins de cancers. «Lorsque les gens sont assez malades et fatigués de l'être, ils essaient ce régime», constate Mme Lagacé, dont les livres sont devenus des best-sellers au Québec. Dans *Comment j'ai vaincu la douleur et l'inflammation chronique par l'alimentation*, elle déboulonne un mythe tenace, celui de l'intolérance au gluten (qui toucherait 1 % de la population) versus la «sensibilité» :

> «On estime qu'au moins 1 personne sur 10 est affectée par
> le gluten. Dans bien des cas, la maladie est silencieuse
> au niveau intestinal et elle n'est pas diagnostiquée. Il est
> essentiel de reconnaître qu'il existe de nombreuses maladies
> causées par le gluten, qui sont différentes de la maladie
> cœliaque et qui sont beaucoup plus fréquentes que cette
> dernière. Non seulement le gluten mais également plusieurs
> protéines céréalières sont susceptibles de déclencher des
> phénomènes d'inflammation chronique qui causent de
> nombreuses maladies[4].»

J'ai rencontré, dans un colloque sur le cancer, une femme atteinte d'une maladie auto-immune (angio-œdème chronique idiopathique) et qui allait en mourir, guérie en majeure partie grâce à ce régime suggéré par son médecin de famille. Deux semaines après le début de la diète, elle recommençait à marcher et diminuait ses doses de Benadryl après plusieurs années de grandes souffrances.

Lorsqu'une naturopathe a émis l'hypothèse que j'étais peut-être sensible au gluten, lequel pouvait s'avérer un agent inflammatoire dans tout mon corps, et pas seulement dans mes intestins, j'étais dubitative. Je ne voulais pas céder à une mode que je jugeais excessive. Mais le mot «cancer» peut vous mener à vous surpasser, surtout intellectuellement. Après essai, j'ai guéri une capsulite à l'épaule à 75 % après 3 jours sans gluten et à 99 % après 3 semaines. Selon le médecin, j'en avais pour deux ans avant de voir une progression... Il n'en fallait pas davantage pour me convaincre, même si je suis prête à faire deux kilomètres à genoux pour découvrir une bonne boulangerie. Le deuil est immense, mais les gains sont probablement supérieurs à long terme pour moi.

Autour de moi, beaucoup de gens ont coupé le gluten pour les mêmes raisons et avec les mêmes effets secondaires bénéfiques. Tendinites et sinusites à répétition ont disparu, ballonnements, douleurs chroniques aussi. Si l'on se fie à l'abondante littérature scientifique citée en annexe des livres de Jacqueline Lagacé et sur son blogue, de nombreuses études rapportent des faits vérifiés en double aveugle (avec contrôle placebo) quant à l'influence du gluten sur notre santé, même mentale!

Chaque fois que je lis un reportage ou un commentaire antigluten dans les médias, je souris ou je soupire; on y répète sans cesse la même chose[5, 6]. Parfois, les modes s'ancrent véritablement dans la réalité. Mais à force de recevoir des témoignages de gens guéris d'une multitude de maladies grâce à l'arrêt du gluten (et des produits laitiers dans certains cas), je ne cherche plus à être convaincue.

Une dernière étude américaine, dont les résultats ont été divulgués en février 2015, vient de démontrer que le gluten provoque une réaction inflammatoire et augmente la perméabilité intestinale chez tous les sujets, sensibles au gluten, souffrant de la maladie cœliaque OU NON[7, 8].

Effet placebo tout cela? Cet argument paresseux et passe-partout me laisse sur ma faim.

Je cède les derniers mots à la microbiologiste Jacqueline Lagacé:

> «Les avancées de la recherche scientifique sont souvent lentes et surtout mettent généralement beaucoup de temps à modifier la pratique médicale. Toutefois, il y a présentement une accélération importante des découvertes scientifiques qui portent sur une meilleure connaissance du microbiote intestinal, considéré depuis peu comme un organe à part entière; cet organe qui joue un rôle prépondérant sur notre santé globale est directement soumis à l'influence de notre diète.»

Moi, je bois mon lait comme ça me plaît

DEUX ÉTUDES suédoises distinctes et récentes (automne 2014) nous apprennent que la consommation de lait augmenterait nos chances de développer certains cancers. La nouvelle a provoqué peu d'échos, c'est normal. Ce n'est pas la première fois que des études placent le lait au banc des accusés. Sans être une adepte des théories du complot, on peut supposer que les Producteurs de lait du Québec, qui versent d'énormes sommes en publicité dans les magazines (féminins ou dédiés à l'alimentation) et à la télé, peuvent avoir une certaine influence sur le choix éditorial.

On ne mord pas la main qui nous abreuve, même si elle risque de tuer notre public cible un jour.

La première de ces études, publiée dans le *British Journal of Cancer*, s'est penchée sur une cohorte de 22 788 personnes intolérantes au lactose qui ne consomment pas de produit laitier. Elles ont vu diminuer leurs risques de 45 % dans le cas du cancer du poumon, de 39 % pour le cancer des ovaires et de 21 % pour le cancer du sein. Rien que ça[1].

La deuxième étude, publiée dans le *British Medical Journal*, s'est intéressée à 61 433 femmes pendant 20 ans et 45 339 hommes pendant 11 ans. On parle ici d'une cohorte assez importante sur une période étendue. Les taux de mortalité étaient significativement plus élevés chez les femmes et les hommes qui consommaient 3 verres de lait (680 ml) ou plus par jour par rapport à ceux qui en buvaient moins d'un verre. Les risques de fracture (!), de maladie cardiaque et de cancer étaient aussi plus importants dans cette population buveuse de lait.

Les chercheurs ont pointé le galactose comme étant le coupable, ayant un pouvoir oxydant et inflammatoire. À noter que les produits fermentés du lait, yogourt ou fromages, n'ont pas cet effet, au contraire, selon cette même étude [2].

Quant à moi, j'ai laissé tomber le lait de vache il y a trois ans pour lui préférer la boisson de soya bio (plus protéinée que la boisson d'amandes).

Une conversation avec la chercheuse en microbiologie et immunologie, Jacqueline Lagacé (voir Long comme un jour sans gluten, p. 241), m'a confirmé elle aussi que le lait animal est une anomalie dans notre alimentation.

Les livres de la chercheuse démontrent qu'une alimentation sans gluten et sans produit laitier peut faire disparaître l'inflammation dans 80 % des cas, ce qui est énorme en médecine. Elle cite de nombreuses études sur le lait et certaines maladies chroniques présentes dans les sociétés occidentales.

> « Les organismes dédiés à la promotion d'une saine alimentation recommandent fortement la consommation de lait et de produits laitiers, mais il semble qu'on ait négligé de prendre en compte les effets négatifs à moyen et à long terme de ces produits sur la santé. Les effets particulièrement négatifs de la consommation de produits laitiers seraient en grande partie dus aux changements de l'équilibre hormonal entre l'insuline, l'hormone de croissance et l'hormone IGF-1 (*insulin-like growth factor-1*) dont la structure ressemble à celle de l'insuline. »

Mme Lagacé explique notamment que cette fameuse IGF-1, dont nous avons déjà parlé avec le Dr Greger, est un puissant activateur de la multiplication cellulaire et qu'il court-circuiterait l'apoptose (mort cellulaire programmée, très utile dans le cas des cellules anormales et/ou cancéreuses).

« Parce que l'hormone IGF-1 peut empêcher le suicide de cellules anormales, elle possède les caractéristiques d'un activateur de tumeurs. Différentes études ont démontré la présence d'une corrélation entre des taux sériques (NDA : dans le sérum sanguin) élevés d'IGF-1 et une augmentation de l'incidence du cancer colorectal, du sein, des ovaires, de l'utérus, de la prostate et des poumons. »

Elle ajoute : « Les produits laitiers élèvent le taux d'IGF-1 plus qu'aucun autre aliment source de protéines, y compris la viande. »

Sans surprise, Mme Lagacé m'a également glissé qu'on avait censuré ses propos à la télévision d'État et amputé l'essentiel de ses explications dans des émissions où les Producteurs de lait du Québec étaient de charitables commanditaires. C'est l'animateur Denis Lévesque, plus réputé pour recevoir des médiums en communication avec le Saint-Esprit, qui a fait connaître Mme Lagacé auprès d'un large public en 2011. Il était lui-même aux prises avec des problèmes d'arthrose sévère depuis des années.

Deux semaines après avoir essayé le régime mis de l'avant par Mme Lagacé (et initialement promulgué par le Dr Jean Seignalet), Denis Lévesque témoignait d'une amélioration « miraculeuse » de ses douleurs chroniques. Les magasins alimentaires furent également en rupture de stock dans les sections galettes de riz et boisson de soya ! Le livre était devenu un best-seller.

En terminant, je vous avouerai que jamais je n'ai obligé mon fils à boire du lait de vache, qu'il n'aimait guère[3]. Ma mère, élevée aux slogans laitiers depuis sa tendre enfance, était décontenancée par mon manque de fermeté alors que je suis plutôt impliquée dans tout ce qui concerne l'alimentation de mon fils. La génération de ma mère est la première à avoir subi un tel lavage de cerveau et le laitier était devenu aussi important que le docteur.

RÉGIME DE VIE

Bonjour,

Un mot pour vous faire part de mon expérience avec le régime hypotoxique (anti-inflammatoire).

À la suite des traitements de chimiothérapie en 1999 (cancer du rein), l'arthrose s'est développée à la vitesse grand V. En 2004 et 2005, j'ai dû subir des remplacements de genoux tellement la douleur était insupportable. Cela a amélioré mon état mais pas complètement. En 2012, j'ai perdu l'usage de mes jambes. On m'a diagnostiqué une sténose spinale. Donc, l'arthrose bloquait les nerfs qui mènent aux jambes, d'où l'incapacité à marcher, opération dans la colonne, etc.

Encore une fois, amélioration mais encore un peu de douleur aux jambes. Et voilà qu'en 2014, tout recommence pour les jambes et les mains en plus. Je me suis dit que je n'aurais pas d'opération à nouveau. Une personne qui a souffert d'arthrose me recommande de regarder le site de Mme Lagacé. LA découverte. Long préambule pour vous dire que je suis ce régime depuis mai 2014. J'ai rencontré une diététiste spécialisée dans ce régime et le lendemain de mon rendez-vous j'ai commencé à 100 %. Après une semaine, plus de douleur aux mains, et petit à petit les autres douleurs ont disparu aussi. Après trois mois, déjà c'était incroyable. J'ai plus d'énergie et je peux à nouveau marcher sur de longues périodes. J'appréhendais l'hiver, croyant que ce bien-être était peut-être aussi dû à la chaleur, mais non, rien du tout de l'hiver. J'ai bien quelques courbatures le soir quand j'ai eu une journée plutôt active mais autrement, rien ne me fera revenir en arrière. C'est exigeant, mais on trouve de plus en plus les produits nécessaires dans les grandes épiceries. Par chance, je cuisine. Ce qui complique un peu, c'est que je suis végétarienne depuis près de 20 ans... J'ai donc réintroduit poulet et poisson. J'ai développé des recettes spécialement pour ce régime (biscuits, végépâté, tortillas, gâteaux, barres granolas). J'ai 68 ans et suis artiste en arts visuels depuis 40 ans, toujours en action. Alors, courage pour la suite, ça vaut la peine !

Odette Théberge

Yogourt sans vache et sans yaourtière

J'AI ABANDONNÉ le lait il y a quelques années, mais je ne trouvais pas de substitut au yogourt.

Depuis que j'ai découvert cette recette, sans yaourtière, je fabrique mon yogourt au cinquième du coût en magasin et je le parfume (sans sucre) à la vanille, à l'extrait d'amande ou à la fleur d'oranger. Tout ce que cela nécessite, c'est un thermomètre et des pots en verre qu'on peut mettre au four. La chaleur de la lumière du four fera le reste.

~~~~~~

YOGOURT DE SOYA

2 l (8 tasses)

- 2 l de boisson de soya nature
- 1 c. à thé d'agar-agar (vendu dans les magasins d'alimentation naturelle)
- 1 capsule de probiotique de plus de 10 milliards de bactéries
- 125 ml de yogourt de soya (du commerce ou conservé d'une préparation précédente)
- Vanille, eau de fleur d'oranger, extrait d'amande, purée de fruits, au choix

Dans une casserole, faire chauffer la boisson de soya à feu moyen (brasser pour éviter que cela n'attache au fond). Une fois le point d'ébullition atteint, baisser le feu, ajouter l'agar-agar en remuant à l'aide d'un fouet et poursuivre la cuisson 2 minutes. (L'agar-agar fera figer le yogourt. On l'utilise aussi dans la fabrication du tofu.)

Refroidir la casserole dans l'évier, rempli d'eau froide. Vérifier la température de la préparation et lorsqu'elle atteint environ 45 °C, retirer la casserole de l'eau froide. Ajouter le contenu de la capsule de probiotique et le yogourt en fouettant. Incorporer, si désiré, l'arôme ou la purée de fruits de votre choix, et verser dans des pots.

Mettre au four, avec la lumière allumée, de 6 à 8 h. Plus on laisse le yogourt longtemps, plus son goût sera acidulé.

Se conserve au réfrigérateur une douzaine de jours. Ne pas oublier de réserver 125 ml de yogourt pour la prochaine préparation.

~~~~~~

Ce yogourt servi avec fruits et noix, graines de lin et miel m'accompagne presque tous les matins.

Guérir par
les végétaux ?

SI LES MÉDECINS reconnaissent de plus en plus l'utilité de prévenir les cancers par l'alimentation, guérir en mangeant des légumes ou en avalant des jus verts ne fait pas encore partie de la culture médicale. Malgré tout, je ne compte plus le nombre de témoignages de malades qui pensent avoir guéri de cette façon.

Chris Wark, un jeune Américain diagnostiqué à l'âge de 26 ans d'un cancer du côlon de stade 3, a refusé la chimiothérapie. On la lui conseillait de 9 à 12 mois. Il a préféré s'en remettre à une diète végétalienne et « vivante » et il nous démontre à quel point on peut complètement changer son style de vie. Depuis 11 ans, Chris consacre une partie de son temps à aider les gens atteints de cancer (tous les cancers) et a démarré un blogue sociofinancé en 2010 (chrisbeatcancer.com) afin de rejoindre une audience plus vaste pour l'éclairer sur les traitements alternatifs possibles et disponibles.

Chris Wark fait de la vulgarisation scientifique et nous explique en quoi consistent les percées et les nouveaux traitements prometteurs tant du côté scientifique que du côté de la *complementary and alternative medicine* (CAM). Il va plus loin sur le sujet que la plupart des journalistes spécialisés en santé et explore toutes les avenues qui ont démontré des résultats probants, même l'huile de cannabis. Il présente son blogue comme un *chemo-free survivor's health blog* (un blogue santé d'un survivant sans chimio). J'aime son approche même si elle ne repose pas sur une supposée objectivité. Chris Wark est un militant tout comme les représentants pharmaceutiques le sont.

Son expérience personnelle ainsi que les témoignages de survivants et les nombreuses entrevues avec des médecins et spécialistes en santé font de son site un outil extrêmement précieux, même si le biais est américain et que certaines pratiques diffèrent par rapport à ce qu'on trouve au Québec. Beaucoup d'oncologues américains reçoivent, à titre d'exemple, un pourcentage des ventes sur les chimiothérapies qu'ils prescrivent[1, 2]. Sans surprise, une étude récente rapportait même que ces profits (plus de 50 % de leurs honoraires) modifiaient le comportement des médecins quand venait le temps de prescrire ou non une chimiothérapie aux patients[3, 4].

À lire impérativement, une liste hyper-utile de 20 questions – et les réponses auxquelles on devrait s'attendre – à poser à votre oncologue[5]. Si j'avais eu quelques-unes de ces questions en main au moment de rencontrer mon oncologue, j'aurais été mieux préparée et cela aurait changé ma façon de prendre la décision la plus difficile de ma vie.

Au sujet des chimios, Chris Wark établit une liste des médicaments les plus «populaires» et leur date de conception :

Méthotrexate, fluorouracile (5-FU) et cyclophosphamide, 1950. Doxorubicine, 1960. Cisplatine, 1978. Gemcitabine, 1980. Étoposide, 1983. Chlorambucil, 1984 (peut-être plus tôt). Docétaxel et Paclitaxel, 1992.

Lorsque les oncologues prétendent que les traitements de chimio se sont beaucoup améliorés, Chris Wark leur met ces chiffres sous le nez[6, 7].

Pas étonnant que certains témoins privilégiés rendent leur tablier, ne pouvant plus être en porte-à-faux avec leurs valeurs[8].

La liste de frigo

«Que ton aliment soit ta seule médecine.»
Hippocrate

VOICI LA LISTE des aliments et potions qui est affichée sur mon frigo, inspirée en partie des travaux du professeur Richard Béliveau. C'est ce qu'on appelle l'alimentation fonctionnelle.

À prendre CHAQUE JOUR... Pour les quantités, on n'abuse jamais des bonnes choses, mais on peut s'en écœurer. À doser avec intelligence et à varier selon l'humeur.

1. Extrait de jus de canneberge pur bio non sucré
2. Thé vert Sencha (trois tasses par jour)
3. Miso et / ou soya
4. Curcuma (une cuillère à thé) avec poivre noir et un peu d'huile. (Je le prends avec le miso ou dans du vinaigre de cidre et du thé vert, comme un médicament.)

5. Sirop de reishi et chaga maison (25 ml par jour avec le jus de canneberge)
6. Jus de persil
7. Crucifères (choux, brocoli, kale) ou smoothie au kale
8. Fruits rouges
9. Ail, oignon...
10. Probiotiques (50 milliards par comprimé), le soir au coucher
11. Tisane d'hibiscus (on peut en parfumer son eau)
12. Vitamine D (3000 UI par jour)
13. Chocolat noir (20 g par jour)

Mycothérapie

CHAQUE MOIS, je prépare un sirop, un vrai, brun, sirupeux (évidemment), qui s'évapore sur le rond de la cuisinière toute la journée.

Ce mélange d'herbes, de racines et de champignons (chaga et reishi) m'a été prescrit par une herboriste-naturopathe spécialisée en cancer. Je bois cette potion chaque jour, mélangée à un jus. Ce n'est pas mauvais au goût, et je crois profondément aux vertus des champignons, qui ont la propriété de renforcer le système immunitaire. J'alterne aussi avec une poudre de huit champignons que j'achète chez l'herboriste : reishi, shiitaké, agaricus, trametes, maitake, cordyceps, tremella et lion's mane. Le cordyceps est particulièrement reconnu pour réoxygéner les cellules[1].

Les Japonais prétendent qu'on peut vivre centenaire si on consomme des champignons tous les jours. Des études démontrent que les champignons agissent à titre de puissants antioxydants et anti-inflammatoires sur les cellules cancéreuses. Même un vulgaire champignon de Paris peut avoir une incidence bénéfique sur le cancer du sein.

La mycothérapie est assez marginale au Québec même si elle existe depuis deux millénaires en Asie et qu'on l'étudie depuis une quarantaine d'années en Chine, au Japon et en Corée du Sud. Un lecteur abonné au reishi et au chaga m'a affirmé avoir complètement éliminé ses problèmes de cholestérol en moins d'un an. On fabrique même une bière artisanale au Québec : La Chaga.

Soljenitsyne parle de ce champignon réputé pour ses propriétés anticancer dans *Le pavillon des cancéreux*, ce qui a valu au chaga le surnom de «champignon de Soljenitsyne». À l'époque, l'auteur russe signalait que toute une région de la Sibérie qui use d'une décoction de chagas régulièrement est épargnée par le cancer.

Même mon médecin de famille m'a parlé du chaga. Il pousse sur nos bouleaux québécois et se récolte facilement. On l'utilise aussi en gastronomie désormais. Chez les connaisseurs, on évoque «une tisane boisée, un peu amère, avec une finale d'érable[2]». C'est tout à fait juste. Quant au reishi, j'ai une amie qui le prélevait en Montérégie, au Québec, et le faisait sécher. On peut se le procurer facilement dans les magasins d'aliments naturels ou le faire venir par la poste en passant par les herboristeries.

Au Japon, on utilise la mycothérapie en oncologie[3, 4, 5] et des extraits de shiitaké. Le lentinane, par exemple, substance tirée du shiitaké, est un des 10 médicaments les plus utilisés au Japon dans les thérapies anticancéreuses[6].

Une fois par mois, ma cuisine «pue le yable»; je prépare ma potion de sorcière et j'ouvre les fenêtres. Et même si le chaga coûte plutôt cher, il se réutilise plusieurs fois. Il suffit de le congeler entre chaque utilisation.

Avez-vous déjà visité un congélateur de sorcière?

Le sucre,
ma drogue

LORSQU'UN AMI atteint du cancer de la gorge m'a avoué qu'il mangeait des gâteaux et les recrachait dans un sac Ziploc pour ne pas avaler de sucre, je n'y ai pas cru. Je trouvais le procédé peu appétissant (un euphémisme) et excessif. Je m'accrochais à la version officielle de la Société canadienne du cancer[1] : aucun lien entre cancer et sucre, sinon pour l'obésité. Un autre mythe, selon elle. Le corps a besoin de glucose. Cette position frileuse faisait parfaitement mon affaire.

Il semble y avoir deux écoles sur le sujet si on explore un peu : l'école du lobby d'une industrie milliardaire (déni prudent et payant) et celle du gros bon sens. Le sucre est, selon plusieurs, devenu le tabac du XXIe siècle[2]. On émet de moins en moins de doutes sur la nature de «carburant» du sucre, en particulier le fructose, qu'on retrouve notamment dans les boissons gazeuses et boissons énergisantes. Le problème, c'est que les cellules cancéreuses carburent au sucre, elles aussi.

Le psychiatre français David Servan-Schreiber (*Guérir, Anticancer*) soulignait que nous sommes passés d'une consommation de 2 kg de miel par an au début du XIXe siècle à 60 kg de sucre par personne par année – aux États-Unis – via les produits raffinés, les boissons gazeuses, les jus de fruits et tous les sucres cachés et ajoutés dans notre alimentation depuis la Seconde Guerre mondiale. Au Canada, la consommation moyenne est de 40 kg par année, soit 26 cuillères à thé par jour. Le corps ne peut soutenir une telle agression, qui représente 20 % de l'apport calorique quotidien. D'autant que le sucre est un inflammatoire et un acidifiant.

Le Dr Servan-Schreiber affirmait que les organismes officiels ne s'étaient pas ajustés aux nouvelles études qui établissent clairement une prédisposition des cellules cancéreuses à se « nourrir » de sucre[3].

Richard Béliveau souligne dans un de ses récents articles qu'il n'y a plus de doute à ce sujet.

> « En plus de son effet néfaste sur la fonction du cœur, des données récentes suggèrent que l'excès de sucre pourrait également hausser le risque de certains cancers. Par exemple, les femmes ménopausées qui consomment le plus de sucres ajoutés voient leur risque de cancer du sein hormono-indépendant augmenter d'environ 50 %.

> « Pour mieux comprendre ce phénomène, une équipe du MD Anderson Cancer Center au Texas a examiné l'impact du sucrose sur la progression des tumeurs mammaires chez des modèles expérimentaux. [Elle a] observé que l'ingestion d'une quantité de sucre équivalente à ce qui est consommé en Occident provoquait une hausse marquée de l'incidence des tumeurs mammaires, ainsi qu'une augmentation de leur capacité à se répandre sous forme de métastases.

> « Cet effet procancéreux du sucre est dû à une hausse de l'activité de la 12-lipoxygénase, une enzyme impliquée dans la réponse inflammatoire et qui crée donc un climat d'inflammation propice à la progression des cellules cancéreuses[4]. »

Une nouvelle étude parue au début de 2016 à l'Université du Texas et qui a fait jaser dans les chaumières montre que vous courez deux fois plus de risques de développer un cancer du poumon (même si vous êtes non fumeur !) si votre glycémie (taux de glucose dans le sang) est élevée[5].

Mentionnons également que la tomographie par émission de positrons (TEP), examen radiologique auquel se soumettent les patients atteints de cancers divers, consiste à injecter un produit légèrement radioactif (isotope) dans le corps, qui va se fixer sur les tumeurs et/ou métastases. L'isotope le plus fréquemment utilisé lors d'un TEP est le fluodésoxyglucose (FDG), une sorte de sucre fluoré. C'est avec ça qu'on peut détecter l'activité des cellules cancéreuses.

Je ne renonce pas totalement au sucre et j'ai conservé ma récompense de chocolat noir à 70 %. Richard Béliveau recommande 20 g de chocolat noir quotidiennement, l'équivalent de 2 carrés. Pas de quoi faire une indigestion.

Mais il est clair que si j'avais un cancer détectable, je couperais toute forme de sucre[6, 7, 8]. J'ai diminué ma consommation tout doucement, abandonné mes confitures du matin (je les conserve pour les exceptions) sur de la brioche sucrée. Au fil du temps, mon bec est moins sucré, mon palais est sevré et j'apprécie davantage les desserts non sucrés.

Mais je vous rassure, je n'ai jamais apporté de sac Ziploc dans les partys d'anniversaire de mes amis...

Pause Nutella

TOUT LE MONDE sait que le Nutella, c'est aussi bon pour la santé que du crémage à gâteau. Lorsque je veux me gâter, j'en prends (prenais...) une cuillérée directement dans le pot. Je n'ai jamais réussi à comprendre pourquoi c'était meilleur, comme les batteurs du gâteau qu'on lèche directement du bol. Voici une version plus santé.

TARTINADE MIAM MIAM CHOCO

(inspirée d'une recette de Rosemary Tiklé)

2 bocaux de 250 ml (1 tasse)

- 250 ml de beurre de noisettes ou d'amandes et noisettes
- 310 à 450 ml de boisson d'amandes non sucrée à la vanille ou de boisson de soya bio non sucrée
- ½ c. à soupe de sirop d'érable
- 180 ml de sucanat
- 125 à 180 ml de cacao
- 60 ml de noisettes crues
- Une pincée de sel de mer

Réduire les granules de sucanat en poudre.

Mettre tous les ingrédients dans un Vitamix ou un robot culinaire. Verser d'abord 310 ml de boisson d'amandes et augmenter la quantité, au besoin. Mélanger à haute vitesse jusqu'à l'obtention d'une consistance homogène et crémeuse.

Se conserve au réfrigérateur deux semaines et peut aussi se congeler.

Prendre un verre, mon minou

ON NE S'EN REND compte que lorsqu'on diminue, mais l'alcool est au centre de la socialisation. Arrêter complètement d'en boire nous expose à de fortes pressions, quand ce n'est pas à de l'intimidation sur les réseaux sociaux. Il faut constamment se justifier de ne pas en prendre, comme si cela faisait immédiatement de nous un AA repenti ou un musulman pratiquant ou, pire, un coincé. J'ai une amie française qui ne boit jamais une goutte de vin et récemment convertie au végétarisme, qui m'a avoué qu'il était plus facile de ne pas manger de viande socialement que de se priver d'alcool.

L'alcool ne fait pas le même effet à tout le monde. Des gens qui en boivent à peine développent des cirrhoses du foie et des alcooliques s'en tirent avec une petite gueule de bois. Par contre, l'incidence de l'alcool sur le cancer n'est pas à négliger : si vous en consommez modérément, vous diminuez vos risques de cancers de la thyroïde, du rectum, du rein et du côlon, de même que de lymphomes, de 10 à 30 %. Le risque de cancer du sein augmente de 10 % chez les femmes qui boivent[1].

Les chances de développer un cancer de la peau décuplent quand on s'administre des shooters de vodka sur la plage en diminuant la capacité de l'épiderme à se défendre contre les coups de soleil[2].

Et les femmes ne sont pas les égales des hommes devant une bouteille de vin. Nous ne devrions jamais boire plus d'un verre par jour et pas plus de cinq verres par semaine. Les hommes peuvent se permettre le double.

Quoi qu'il en soit, le vin rouge semble être une valeur aberrante au royaume de l'ivresse, grâce au resvératrol, une hormone qu'on retrouve dans la peau des raisins. «Le vin rouge n'est vraiment pas une boisson alcoolisée comme les autres et sa consommation modérée pourrait contribuer à prévenir certains cancers», écrit le chercheur Richard Béliveau.

«Par exemple, alors qu'une seule consommation quotidienne de n'importe quelle boisson alcoolisée augmente de 38 % le risque de cancer de la bouche et de 31 % le risque de cancer du foie, ces hausses disparaissent presque complètement lorsque cette consommation est sous forme de vin rouge.»

On diminue ses chances de développer un cancer du côlon, du pancréas ou de l'œsophage en buvant du vin rouge mo-dé-ré-ment, selon plusieurs études avancées par le chercheur[3, 4].

Ce texte n'est pas commandité par l'espace Cellier.

She glows in
the dark

JE CROYAIS naïvement qu'avec ma demi-cuillère à thé de curcuma par jour, j'étais loin en avant en termes de poudre jaune aux effluves de magasin indien et aux propriétés anticancer, qui tache les torchons, les dents et les comptoirs. Ma naturopathe m'a indiqué que c'était la quantité minimale en mode préventif.

En mode curatif, il faut plutôt compter deux cuillères à soupe par jour! C'est-à-dire quasi une tasse par semaine. Même si rien n'est prouvé hors de tout doute, le curcuma est l'une des stars de la pharmacopée du garde-manger et fait l'objet de nombreuses études[1]. Vous y ajoutez du poivre noir moulu (il multiplie l'effet par 2000) et un filet d'huile de la meilleure qualité.

Une façon de le prendre, c'est encore dans une tasse de miso ou avec du vinaigre de cidre et du thé vert, en shooter, comme un médicament.

J'ai croisé une racine de curcuma au marché et elle ressemble drôlement à un suppositoire. Avenue intéressante... je me serais portée volontaire pour l'étude, mais il en existe déjà. On a essayé d'administrer le curcuma par tous les orifices – y compris en injection intraveineuse – pour déterminer les bienfaits de cette épice qui non seulement peut prévenir les lésions cancéreuses du côlon, mais peut également faire disparaître les polypes qui mènent au cancer[2, 3].

Quant au curcuma, à force d'en faire trop, je me suis dégoûtée et j'ai «oublié» d'en prendre juste assez. Comme quoi, la modération a bien meilleur goût.

Chérie? C'est toi qui brilles là-bas dans le noir?

~~~~~~

JUS D'ORANGE AU CURCUMA D'ANNE

1 verre
- 1 c. à soupe de curcuma
- ¼ c. à thé de poivre noir fraîchement moulu
- Jus de ½ citron
- 1 à 2 c. à soupe d'huile d'olive
- 1 verre (125 ml) de jus d'orange ou de carotte frais

Dans un verre, mélanger le curcuma, le poivre, le jus de citron et l'huile pour obtenir une pâte.

Verser le jus d'orange ou de carotte et mélanger vivement.

~~~~~~

On boit d'une traite cette délicieuse et vivifiante boisson. Ça améliore le jus de carotte et le curcuma!

Chercher sous
le lampadaire

Le jeûne

«La folie, c'est de faire toujours la même chose et d'espérer des résultats différents.»
Albert Einstein

J'AIME BIEN cette histoire de l'ivrogne qui cherche sa clé sous un lampadaire. Un passant arrive et lui demande ce qu'il cherche.

— Ma clé! Je l'ai perdue.

— Te souviens-tu à quel endroit tu aurais pu l'avoir perdue?

— Non, mais ici, c'est le seul endroit éclairé.

Voilà à quoi ressemble souvent la recherche en oncologie. On semble chercher au même endroit depuis des décennies, là où sont concentrées les subventions et la lumière, depuis la déclaration officielle de la guerre dans le National Cancer Act en 1971 par le président Nixon. Le président Obama a réitéré son intention de trouver «ze cure» en 2016 et de faire des États-Unis le sauveur dans la lutte contre le cancer. Si les traitements de la leucémie pour enfants ont été franchement couronnés de succès (on en sauve de 70 à 90 %

selon les types de leucémies) grâce au concours de la chimiothérapie combinant plusieurs médicaments, on ne peut en dire autant de toutes les chimiothérapies[1].

Or, les médecins invoquent souvent ce succès en leucémie infantile pour justifier tout le reste de l'acharnement dans d'autres domaines.

Le principal problème affectant la recherche en cancérologie demeure les sources de financement. Si les chercheurs ne soumettent pas une intention de recherche qui favorisera le développement d'une nouvelle molécule chimique, ils n'intéresseront généralement pas les bailleurs de fonds privés.

J'ai assisté en 2015 et participé en 2016 à des colloques scientifiques sur le cancer regroupant quelques chercheurs américains, dont le biologiste Thomas Seyfried du Collège de Boston*. Leurs présentations portaient sur le jeûne, la restriction calorique, qui connaît un regain d'intérêt depuis les années 1980[2], les diètes cétogène (*kitogenic*), macrobiotique ou végétalienne, étudiées avec de maigres (!) subventions privées et offrant des résultats prometteurs. Ils ne prétendent pas encore guérir le cancer, mais ils développent une autre approche. Malheureusement pour eux, ces chercheurs travaillent dans l'ombre et les résultats de leur travail ne sont à peu près pas relayés, en partie parce qu'ils n'empruntent pas les voies officielles de la recherche sur les origines génétiques du cancer.

À l'aide de diètes spécifiques, on réduit les tumeurs, on prolonge de plusieurs années la vie des patients et dans certains cas (ceux d'un chien et de souris) le cancer disparaît. Dès que le patient reprend sa diète habituelle, le cancer réapparaît.

Par contre, jeûner avant une chimiothérapie, ne serait-ce que 48 heures, en diminuerait les effets secondaires et en augmenterait l'efficacité selon certaines études[3].

Une autre étude récente publiée dans *JAMA Oncology* en mars 2016[4] nous montre que des femmes atteintes d'un cancer du sein ont 36 % de chances supplémentaires d'avoir une récidive si elles jeûnent moins de 13 heures chaque nuit (jeûne nocturne). Les femmes qui jeûnaient plus de 13 heures voyaient leurs risques de renouer avec une tumeur diminuer du tiers (33 %), un chiffre

—

* Cité dans Sam Apple, «An Old Idea, Revived : Starve Cancer to Death», *The New York Times Magazine*, 12 mai 2016.

énorme pour des patientes à qui on offre une chimiothérapie qui augmentera possiblement leurs chances de survie de seulement 3 %. Les conclusions de cette étude menée sur une cohorte de 2413 femmes – assez significative – durant 12 ans s'avèrent extrêmement utiles pour qui veut agir de façon naturelle et sans effort sur les cellules cancéreuses. Le corps semble se réparer de lui-même loin du garde-manger.

Des études sur de plus petites cohortes (une dizaine ou une cinquantaine de patients) n'intéressent pas les médecins, qui ne les estiment pas concluantes. Catégorie hasard ou grand n'importe quoi. Et des études sur l'incidence du jeûne sur l'apoptose (mort cellulaire programmée ou suicide non assisté) ne soulèvent pas les passions[5]. Aucune compagnie, sauf peut-être d'eau minérale, n'y verrait un intérêt marchand.

Jeûner n'a jamais fait engraisser qui que ce soit, surtout pas le portefeuille de ceux qui prétendent vouloir notre bien et dont les actions sont cotées en Bourse.

LE JEÛNE INTÉGRAL

Paul* est au début de la soixantaine et en est à son quatrième cancer. Depuis deux ans, un myélome multiple lui tient compagnie et s'attaque à ses os. Cette fois, il s'est résigné, il n'en réchappera pas.

Mais son tout premier cancer date de 1980, de petites tumeurs à la moelle épinière. Puis en 1990, des métastases au foie et à l'intestin lui causent des hémorragies intestinales; il décide de se tourner vers le jeûne intégral sous supervision médicale.

Jouant le tout pour le tout, il se soumet à 30 jours de jeûne dans une clinique privée en Estrie. «J'étais déjà macrobiotique, à l'époque, alors j'étais familier avec le concept. Les trois premiers jours sont difficiles, mais après tu es sur un high. J'ai bu de l'eau durant un mois, puis j'ai effectué un retour progressif à l'alimentation liquide et solide durant un autre mois.»

L'oncologue qui suit Paul à cette époque est mis devant le fait accompli et ne peut expliquer les résultats miraculeux autrement que

---

* Paul, un prénom fictif, a requis l'anonymat car ses enfants ne savent pas qu'il a eu et a le cancer...

par ce jeûne : quatre mois plus tard, les métastases ont complètement disparu.

« Mon oncologue a capoté. Cela a complètement changé sa vision. Disons qu'il ne me parlait plus de la même façon après », dit Paul en riant.

Le cancer a mis cinq ans à revenir. Et Paul n'est pas retourné vers le jeûne car il a développé le diabète causé par une lésion au pancréas, elle-même une conséquence de la chimiothérapie. Mais Paul est certain d'une chose, c'est qu'affamer les cellules cancéreuses peut être une avenue terriblement efficace. Comme la chimio, le jeûne fait perdre du poids, mais contrairement à elle, il n'y a pas tellement d'autres effets secondaires si le jeûne est bien supervisé.

NDA : ne pas entreprendre de jeûne intégral sans supervision médicale.

Affamer les cellules

LE Dr GEORGE YU pratique depuis bientôt 40 ans à titre de chirurgien-oncologue spécialisé dans les cancers urologiques au George Washington University Medical Center et au Anne Arundel Medical Center[1]. Il est expert dans les cancers de la vessie et combine les approches classiques de chirurgie, chimiothérapie et radiothérapie. Il s'intéresse aussi à des pistes beaucoup moins classiques : la méditation, les émotions, les diètes de restriction calorique et l'approche métabolique.

En fait, s'il n'avait pas lui-même supervisé et revu les statistiques de survie et les échecs de patients qui ont suivi une diète de restriction calorique, il n'aurait pas cru aux résultats. C'est en 1999 qu'il se porte volontaire pour être « auditeur » dans le domaine de la *complementary and alternative medicine* pour le Best Cases Analysis Program du National Institute of Health (NIH) au sujet des interventions nutritionnelles dans les cas de cancer terminal.

Le chirurgien-oncologue a examiné 300 cas de patients aux prises avec des mélanomes, des lymphomes, des cancers du pancréas, des poumons, du sein, tous avec métastases étendues, qui ont survécu lorsqu'ils étaient traités en utilisant l'approche métabolique après que les traitements conventionnels ont échoué. Une quinzaine de chercheurs ont revu ces résultats et confirmé les effets positifs de la diète de restriction calorique comme traitement et ces constatations figurent dans les archives du NIH.

Tout d'abord, qu'est-ce que cette diète de restriction calorique? On pourrait résumer par un apport quotidien de 1200 à 1500 calories d'aliments hautement nutritifs et faciles à digérer tels qu'administrés dans des centres comme les instituts Hippocrate (alimentation vivante) ou Kushi (macrobiotique). Cette diète peut varier, mais inclut surtout des légumes crus ou cuits, avec un minimum de protéines animales (poissons et œufs) de même que des probiotiques et enzymes pour faciliter la digestion.

Ces diètes ne comprennent ni sucre, ni fruits, ni produits laitiers et très peu d'hydrates de carbone. Le D^r Yu constate également que la diète cétogène (à base de lipides, protéines et légumes) peut affamer les cellules cancéreuses tout en faisant perdre du poids aux patients. À noter que cette diète est controversée dans le milieu médical; dès que le patient retourne à une diète normale, les cellules cancéreuses se remettent à progresser.

Le D^r Yu connaît la plupart des centres qui favorisent une approche métabolique et une alimentation revue et corrigée, tels que Gerson au Mexique (qu'il trouve très strict) ou Ann Wigmore à Puerto Rico. Il supervise personnellement 2 d'entre eux (Hippocrate et Kushi) depuis plus de 15 ans. Rappelons que les patients se présentent généralement dans ces centres de «réadaptation» alimentaire parvenus à des phases assez avancées de cancer – stade 3 ou 4 – et après avoir échoué avec plusieurs autres traitements conventionnels.

Le D^r Yu a constaté que le tiers des patients s'en sortent en vertu de cette alimentation monastique et extrêmement rigide, même dans des cas de cancer du pancréas ou de mélanomes métastatiques, jugés dévastateurs. Ce qui ne veut pas dire pour autant que le patient est guéri, mais du moins on ne peut plus détecter de cellules cancéreuses à l'aide des techniques d'imagerie habituellement utilisées. «Chaque cancer est différent, m'explique-t-il. Les cancers de la prostate ont besoin de moins de sucre que les cancers du sein.» Selon le D^r Yu, il ne fait aucun doute que le glucose est la principale source d'énergie des cellules cancéreuses et que la fermentation qu'il favorise nourrit ces cellules. « Il faut contrôler d'abord ce qui nourrit les cellules : le combustible ! »

Il n'est pas négligeable de noter que les deux tiers des patients semblent mieux se porter au début de cette diète et échouent plus tard, chose que les médecins ne s'expliquent pas encore.

Le D[r] Yu déplore qu'il n'a jamais obtenu les fonds nécessaires pour conduire des recherches concluantes sur le sujet et, donc, qu'il est soumis au dénigrement par les pairs. Il faudrait des études randomisées en double aveugle, c'est-à-dire des études cliniques où ni les patients ni les investigateurs n'ont une idée du traitement reçu. Que le premier mécène se lève.

Le médecin fait partie de ces chercheurs qui tentent une nouvelle approche en vertu de ce qu'ils ont constaté dans leur pratique clinique[2]. En complet porte-à-faux avec l'alimentation de base pratiquée dans la plupart des pays industrialisés, ces diètes paraissent certainement très originales, pour ne pas dire complètement excentriques, mais participent d'un mouvement plus large où se retrouvent notamment les diètes ancestrales, telles que la diète paléolithique, plus proche sur le plan métabolique de ce que nos ancêtres assimilaient de façon naturelle.

En conclusion, le D[r] Yu remarque que l'approche médicale face au cancer ne vise pas la santé mais plutôt à traiter une maladie. Cela explique pourquoi la prévention est probablement si peu encouragée et enseignée. À l'heure actuelle, pour qu'un traitement se développe, il faut qu'on puisse en tirer un profit en argent sonnant.

« L'être humain n'aime pas le changement, constate-t-il philosophiquement. Le vrai monde aime manger. La vie est difficile et manger, c'est facile... » Le D[r] Yu, 69 ans, pratique le jeûne avec des jus verts une fois par mois et ne s'attend pas à assister à des changements majeurs dans l'approche médicale du cancer de son vivant...

The Food Cure

LA JOURNALISTE et réalisatrice Sarah Mabrouk a 38 ans et n'a pas le cancer. Elle réside à Berlin après avoir couvert les conflits armés au Liban et en Syrie durant sept ans. Elle se repose, quoi! C'est en 2009, lors d'un séjour à New York, qu'elle entend une entrevue radiophonique avec Charlotte Gerson, la fille du Dr Max Gerson qui a mis au point une cure alimentaire pour guérir le cancer il y a de cela plus de 75 ans. À l'époque, Sarah entendait deux de ses proches amies oncologues se désoler de perdre autant de patients atteints de cancer. «Elles travaillaient dans un centre qui s'occupait des récidives. Elles les perdaient presque tous et rentraient en pleurant chez elles, le soir.»

Lorsqu'elle entend parler de la cure du Dr Gerson, Sarah est convaincue qu'il s'agit d'une arnaque et elle compte bien le prouver.

> «J'étais furieuse! Je savais que c'était faux, qu'on ne pouvait pas guérir en mangeant des légumes et en buvant du jus. J'ai proposé le sujet à un magazine et je suis partie au Mexique en autobus faire le *cancer belt*, à Tijuana, et découvrir la clinique

Gerson, logée dans un motel un peu miteux et qui n'inspirait pas confiance.»

À bord de cet autocar touristique, en compagnie de patients cancéreux, Sarah découvre ce que ces cliniques regroupées dans un rayon de quelques kilomètres ont à offrir aux patients anxieux qui doivent choisir le traitement de la dernière chance.

«C'était vraiment absurde. L'autobus arrête de clinique en clinique et on essaie de vendre des thérapies diverses aux patients. Ici, on vous injecte de la B17, ici, on vous fait faire de la thérapie avec les couleurs. J'étais partie dans l'esprit de montrer que ces cliniques pas très honnêtes et à moitié légales profitaient de pauvres gens sur le point de mourir. Pour moi, c'était de la foutaise.»

Malgré l'image peu rassurante, elle arrête son choix sur la clinique Gerson; d'une part parce que Gerson était d'origine allemande et que cela rendait les recherches plus faciles pour elle (elle parle quatre langues, dont l'allemand), d'autre part parce que la clinique existait depuis trois quarts de siècle et finalement parce que la théorie derrière le traitement (guérir par le système immunitaire) ne semblait pas si farfelue, après tout. Guérir le corps en le soumettant à une cure de jus frais (de 6 à 9 kg de légumes et fruits bios par jour, répartis dans 13 verres de jus), à une alimentation vivante et végétalienne, pouvait être appuyé par la science. Durant deux ans, on s'astreint à un régime de vie monacal et une nutrithérapie sévère.

«La clinique Gerson prétend qu'ils ont 30 % de succès, de rémissions. Considérant l'état très avancé des patients, qui attendent en général d'être condamnés pour choisir ce type d'approche, c'est considérable. Mais ils n'avaient pas d'étude à me fournir, cela coûte des millions de dollars, donc, n'ayant aucune donnée sur laquelle m'appuyer, j'ai décidé de faire un documentaire avec une approche plus émotive et j'ai suivi six patients durant cinq ans.»

Le chiffre de cinq ans n'est pas innocent, Sarah sait très bien que c'est généralement le temps imparti pour déclarer un patient sorti d'affaire. La réalisatrice déplore que des études sur ce type de cure n'existent pas. Elle en a parlé avec des porte-parole du NIH et du National Cancer Institute (NCI) aux États-Unis.

« Ils ne sont pas intéressés à investir d'argent dans ça, alors qu'ils font des tonnes d'études sur l'effet des molécules de brocoli sur le cancer. Les compagnies pharmaceutiques peuvent utiliser ces résultats et les isoler pour développer une molécule synthétique et la commercialiser. Alors qu'une diète complète, il n'y a rien à faire avec ça. »

En dépit de ses réserves initiales, Sarah choisit six cas, dont la Québécoise Marie-Josée Campagna (voir Triple positive, p. 277), pour illustrer le parcours et les difficultés de cette thérapie exigeante.

« Le Dr Gerson était un avant-gardiste. Dès la fin des années 1920, il parlait d'aliments biologiques, de pauvreté des sols, de pesticides et de produits domestiques dangereux. Il était contre la cigarette et l'alcool et a été ridiculisé avant que la toxicité en soit démontrée. Il voyait plus large. »

Sarah a fait des recherches qui ont duré un an et constate que c'est le manque d'études sur le sujet qui fait que les autorités médicales sont contre ce type d'approche plus naturelle. « Mais d'autre part, ils ne sont pas intéressés à en faire ! J'ai réalisé que les recherches qui sont financées ne tiennent pas compte de notre santé en premier lieu, ou disons que ce n'est pas le seul intérêt. »

Les six patients choisis par Sarah souffrent tous d'un cancer de stade 3 ou 4, sauf une, un cancer du sein de stade 1 considéré comme « pas inquiétant ». « Des six que j'ai suivis, c'est la seule qui va mal aujourd'hui. Ça montre que, même si c'est pris au début, ce n'est pas nécessairement un atout. »

Le cas le plus spectaculaire demeure ce bébé de six mois, atteint d'une forme rare de lymphome T sous-cutané. Les parents, vivant à Los Angeles, s'étaient fait dire que leur enfant était condamné et qu'il devait recevoir trois ans de chimiothérapie agressive qui le laisserait au mieux avec des dommages cérébraux et au pire... avec une pierre tombale.

« Les parents ne savaient plus quoi faire. La mère refusait la chimio, mais savait que, légalement, elle se ferait retirer son bébé si elle ne le soumettait pas au traitement. Le père voulait la chimio, mais elle l'a convaincu d'essayer la cure Gerson. Elle est partie avec son garçon au Mexique, laissant sa maison et son job, ne sachant pas si elle pourrait revenir.

C'était une décision horrible. C'était comme un rapt d'enfant, elle perdait tout et risquait la prison. Moi, j'ai refusé de les suivre car je ne voulais pas être obligée de fournir mon matériel de tournage en cour si jamais ils étaient poursuivis. Je ne voulais pas être un témoin nuisible. J'ai donc abandonné l'idée. Mes amies oncologues m'avaient dit que je perdais mon temps. Je les ai oubliés.»

Un mois plus tard, en dépit de toutes les probabilités, la mère du bébé contacte Sarah et lui annonce que la cure fonctionne et que les trois tumeurs (apparentes et palpables) ont disparu. La mère décide de retourner aux États-Unis et réussit à berner le système médical en jouant au chat et à la souris avec lui. «Elle a attendu trois ans avant de ramener son fils à l'hôpital après deux ans de cure Gerson. Ils lui ont fait tous les tests et ont demandé à cette mère si c'était bien le même enfant. Il n'y avait plus rien. Aujourd'hui, il a six ans et va à l'école. Il est en parfaite santé...»

Sarah a été témoin de l'enfer que traversent des patients qui doivent non seulement se battre pour rester en vie, mais également se disputer avec des compagnies d'assurances et un système médical qui n'entend que d'une oreille. «J'ai deux cas sur les six qui ont perdu leurs prestations d'assurances parce qu'ils ne suivaient pas de chimio et choisissaient Gerson. Les deux ont dû abandonner la cure à cause des coûts. Les gens se ruinent parce que leurs traitements ne sont pas remboursés.»

Encore une fois, on soutient financièrement les gens qui font le choix coûteux d'aller vers la chimiothérapie mais pas du tout les thérapies alternatives, moins chères au final. «Dans un cas, les gens t'encouragent, lèvent le drapeau et applaudissent. Ils prennent le risque avec toi. Dans l'autre, tout repose sur tes épaules. Tu es seul.»

Sarah attribue en partie cette attitude au fait que les gens préfèrent laisser la responsabilité de leurs traitements à d'autres, que ce soit à l'État, au médecin ou à Dieu. «Si tu touches à ça, les gens deviennent agressifs, ils ont peur. J'ai rencontré beaucoup de personnes qui ont une opinion très arrêtée sur comment on doit traiter le cancer. Ce n'est pas basé sur des faits, c'est très émotif. Mais même les experts ne savent pas...»

Aujourd'hui, même si elle n'a pas le cancer, Sarah fait de la prévention active pour elle-même et a complètement modifié sa diète.

«J'étais très sceptique au départ, mais lorsque tu vois les changements devant tes yeux et de façon très rapide, ça modifie ta façon d'aborder les choses. Je ne regarde plus les aliments de la même façon. Je ne m'alimente plus comme avant. Je suis devenue pratiquement végétalienne, je ne consomme plus d'aliments transformés, pas de blé, pas de produits laitiers, pas de sucre, pas de sel ou café et pas trop d'alcool. Je cuisine tout ce que je mange, j'achète bio et je n'utilise pas de produit d'entretien chimique. J'ai réalisé que ce que je choisissais avant, c'était plaisant pour la langue, mais que ça ne nourrissait pas mon corps. Ce n'était pas de la nourriture, c'était du remplissage d'estomac. Je fais une cuisine très simple, que j'aime secrètement maintenant car ce n'est pas encore accepté socialement. En public, je mange "normalement".»

Sarah a choisi de ne plus aborder le sujet avec son entourage.

«J'ai eu trop de discussions et d'engueulades avec des amis à ce sujet. Les gens deviennent agressifs dès que tu touches à leurs habitudes alimentaires. Moi, j'ai vu des malades se rendre en enfer, se battre contre la société, les assurances, leur famille, leur conjoint et je ne veux aller là pour rien au monde.»

Même avant la sortie officielle de son film, Sarah recevait des courriels de patients désespérés de partout dans le monde, du Sri Lanka ou du Koweït.

«Ils contactent une documentariste inconnue – qui a fait un film sociofinancé pas encore complété – parce qu'ils veulent une réponse. Je ne peux malheureusement pas la leur fournir. Ils réalisent que les médecins n'en connaissent pas davantage que leur plombier sur l'alimentation. Ils n'ont aucune autorité sur ce sujet. Les gens sont laissés à eux-mêmes et sont en quête. Ils ont soif d'être guidés et de trouver et ils savent que quelque chose ne tourne pas rond dans le système médical.»

Sarah entendait réaliser un petit film reposant pour se remettre des conflits armés et du Moyen-Orient; elle sous-estimait les tenants et les aboutissants de la bataille du cancer et de la révolution personnelle qui s'ensuivrait (thefoodcurefilm.com[1]).

TRIPLE POSITIVE

Marie-Josée Campagna a reçu un diagnostic de cancer du sein (un triple négatif, très agressif) en 2010, à l'âge de 44 ans. Ses 4 enfants n'avaient que 6 à 14 ans. «Le cancer était triple négatif de grade 3 métastasé dans le système ganglionnaire (donc grade 4 pour un des docteurs), mais sur les documents, il est inscrit : grade 3. J'avais aussi un cancer hormonodépendant (en plus!) de grade 1», résume-t-elle.

Ostéopathe et physiothérapeute à Terrebonne, Marie-Josée connaissait le corps humain et ses capacités à se guérir; elle était habituée à naviguer hors des sentiers balisés de la médecine conventionnelle et avait observé chez ses propres patients des guérisons inexpliquées ou non orthodoxes.

Lorsque son chirurgien lui propose la chimiothérapie après l'opération, il essuie un refus. «Il s'est moqué de moi : "Tu vas aller faire des bains de bicarbonate de soude?" Je voulais rencontrer des femmes qui avaient eu le même cancer. Il m'a dit qu'il ne connaissait aucun triple négatif qui soit vivant après cinq ans.»

Mais cette réaction ne l'a pas déstabilisée, malgré son conjoint en désaccord et la pression sociale. Motivée par l'idée que ses enfants auraient encore besoin d'une mère dans cinq ans, elle s'est mise à fouiller, même si on lui avait «interdit» d'aller voir sur Internet.

«La chimio prescrite était : chimiothérapie intensive de six mois suivie de trois mois de radiothérapie. Comme j'avais aussi un cancer de type hormonodépendant, je devais ensuite faire cinq ans d'hormonothérapie. Oui, je serais sûrement morte à ce jour... Ouf! Cette chimio augmentait mes chances de survie de 10 % dans 5 ans. Mes chances étaient de 50 % de survie sans chimio.»

Devant la décision de Marie-Josée, son chirurgien l'avertit qu'elle va mourir, ce qui demeure une sentence légèrement déstabilisante pour le commun des mortels. Malgré tout, forte de ses recherches, Marie-Josée part 3 semaines à Tijuana, au Mexique, pour aller suivre la thérapie Gerson, mise au point par le médecin allemand Max Gerson, il y a plus de 75 ans. Cette cure à base de jus frais, de fruits et légumes, elle la suivra assidûment durant 18 mois tout en continuant à travailler à mi-temps et à jongler avec la vie de famille.

«J'ai bu 7280 verres de jus frais! J'avais engagé une dame qui venait me préparer mes Ziploc de légumes (8 sortes de légumes

par sac) à transformer en jus, 3 fois par semaine. Dix-huit sacs me duraient deux jours. Le soir, je mangeais des légumes cuits doucement pendant une heure. Je trouvais ça bon! J'étais tellement contente de vivre! dit-elle en riant. Je travaille à la maison, alors c'était plus facile pour moi. Je prenais aussi beaucoup de suppléments, B12, potassium, une quinzaine en tout. Au Mexique, à l'institut Gerson, j'ai assisté à des miracles. En trois semaines, les gens changeaient d'aspect, guérissaient des plaies de radiothérapie résistantes aux antibios. C'était incroyable!»

Toute cette aventure a coûté de l'argent, bien sûr : 6000 $ chaque semaine au Mexique, de 2000 à 3000 $ de suppléments en tout, 300 $ de légumes et fruits bios par semaine pour elle seule.

Aujourd'hui, Marie-Josée ne subit plus de mammographie pour suivre le cancer. Elle redoute les faux positifs et les radiations.

« Un radiologiste m'a appelée pour savoir quoi faire pour sa femme. Les portes closes, lorsqu'ils sont seuls avec moi, les médecins se montrent intéressés. Ils ont vu que j'avais défié leur pronostic même si mon médecin me dit maintenant que j'aurais peut-être guéri de toute façon. »

Marie-Josée a certainement démontré une ténacité et une curiosité hors du commun. Son histoire et celles de cinq autres patients ayant suivi cette cure sont relatées dans le documentaire de Sarah Mabrouk, The Food Cure.

« En conclusion, croit Marie-Josée, je pense que le cancer, ça rentre par la psyché mais qu'on peut le faire sortir par l'alimentation. »

S'aimer assez
pour changer

MARLÈNE BOUDREAULT* est une personne d'une détermination hors du commun et d'une humilité exemplaire, un phénomène qui est entré en contact avec moi pour que je m'intéresse à son OBNL, Croquer la vie, mis sur pied début 2015[1]. Cette Jeannoise, ex-responsable de la gestion des fraudes à la SPVM, est devenue naturopathe il y a 15 ans, après avoir suivi un cours de 4 années. Elle se spécialise dans les cancers et y met tout son cœur et ses énergies.

Elle-même diagnostiquée d'un cancer de la thyroïde il y a 22 ans, elle a décidé de se prendre en main après 5 opérations et un verdict lapidaire. Au départ, on ne lui donnait que quelques mois à vivre. «Je n'étais plus opérable. En 2001, les médecins m'ont dit qu'ils ne pouvaient plus rien pour moi. »

—

* On peut visionner la conférence TEDx donnée par Marlène Boudreault en décembre 2015[2]. Elle y aborde notamment l'importance du changement, de la prise en charge du dossier par le patient, de l'alimentation vivante, de la restriction calorique et de l'amour de soi.

Marlène a décidé qu'elle poursuivrait ses recherches, seule. «Si eux en avaient terminé avec moi, moi, je n'en avais pas fini. Je m'aimais assez pour continuer.» Marlène est allée voir du côté de l'institut Hippocrate, en Floride; elle y a passé trois semaines. Ses camarades policiers ont fait une collecte de fonds pour lui permettre ce séjour de 8000 $. «En plus, j'ai fait vérifier par Interpol si l'institut Hippocrate était vraiment un OBNL!»

Depuis, elle est devenue consultante pour l'institut et envoie régulièrement des patients s'initier à l'alimentation vivante et aux jus verts, en Floride.

L'institut Hippocrate existe depuis plus de 60 ans et reçoit surtout des patients atteints d'un cancer de stade 3 ou 4. Les gens attendent d'être désespérés (et souvent incurables) pour changer leurs habitudes. Marlène tente de modifier les comportements en amont.

«Je ne suis pas contre les médecins. Je veux rallier tout le monde, mettre nos connaissances en commun!» De fait, Marlène travaille avec des scientifiques et médecins américains et ontariens – elle accompagne certains de ses patients dans une clinique privée en oncologie de Toronto – pour essayer d'ouvrir les horizons sur l'implication de l'alimentation dans le développement des cancers.

«C'est un changement de paradigme. On veut modifier l'image du cancer et redonner le pouvoir au patient. En 21 ans dans le réseau de la santé, j'ai assisté à la déconfiture du système. Avant, les médecins se parlaient. Maintenant, tout va trop vite. Les patients se font harceler pour se décider rapidement. Une fois dans la machine, tu n'as plus le droit de penser : c'est chirurgie, radio, chimio. Moi, j'ai connu l'époque où je choisissais ma musique avec mon chirurgien avant l'opération, même si j'allais être endormie.»

Marlène éduque ses patients, et pas seulement sur le plan alimentaire. À cause des erreurs médicales plus nombreuses, elle les encourage à aller solliciter une seconde opinion, à poser des questions, à demander leur dossier médical, à questionner le suivi.

«Au fond, les gens ne veulent pas changer parce qu'ils ne s'aiment pas assez!»

4.

MÉTASTASES INTIMES

Ça ne change
pas le monde

N'ATTENDEZ PAS de moi une parole sage, de grandes envolées lyriques sur la fragilité de la vie, un regard percutant sur la ouate des nuages, l'humidité des océans, le chi de la terre et le souffle du vent. N'attendez pas de moi que j'incarne une urgence qui vous fait si cruellement défaut parce que j'ai côtoyé la mort plus qu'il n'en faut. Je ne suis pas celle qui vous sauvera de votre destinée bien mortelle. Je ne suis pas une messie patentée. Je ne suis pas l'hérétique de service. Je n'ai rien à vendre, rien à endurer, pas de leçon à tirer au Jugement dernier. Je suis bien trop lucide pour me raconter des histoires à dormir debout, blâmer la Vie, maudire la maldonne.

Je ne vois pas pourquoi je tiendrais davantage à la vie que vous n'y tenez vous-même. Chaque jour, l'Homme attaque la Vie et retourne l'arme contre lui-même. Le cancer est une jolie métaphore de ce que l'être humain représente pour la planète qui l'héberge. L'humain prolifère comme une cellule anarchique et malsaine, détruit son hôte jusqu'au suicide final qui l'emporte avec lui. Le cancer est une maladie «suicidaire» et l'être humain aussi. Au fond, nous sommes faits pour nous entendre.

–

Personne ne te sauvera

« *When you get to the end of your rope, tie a knot and hang on.* »
Franklin D. Roosevelt

UNE FOIS l'urgence passée, une fois la poussière retombée, on se retrouve seule avec sa gueule et les mauvaises nouvelles du jour au téléjournal. Il n'y a pas eu de miracle, le miroir est un peu fêlé, il n'y a que soi devant et, malgré les gens qui nous aiment, il n'y a que la résilience et le 911 pour compléter la guérison.

Certains jours, la volonté de vivre est aplatie comme une crêpe. À quoi bon puisque tout se terminera de toute façon un jour ou l'autre? À quoi bon s'accrocher et faire semblant d'y croire? Certains jours, soirs, nuits, le gouffre est le plus fort, le vortex nous aspire, il nous attire vers ses abîmes et l'on ne se sent pas le courage ni la hardiesse d'Hermione dans *Harry Potter*. On voudrait tout simplement tirer un trait et en finir.

Le cancer modifie beaucoup de choses, les amitiés notamment et le besoin d'authenticité aussi. J'ai une amie qui a coupé les liens avec son entourage après un cancer du sein. Elle a quitté le Québec et ses amis, l'image de celle qu'elle était pour les autres. Je ne l'ai revue que 10 ans plus tard, 2 seins en moins.

Un psy en oncologie m'avait prévenue : tu perdras des amis, tu t'en feras de nouveaux. Il y a eu les vautours, ceux qui se vautrent dans le récit de vos malheurs, une forme d'amitié circonstancielle. Leur attrait morbide est évident, ils se déploient autour de vous comme des lampions dans un salon funéraire. Un passe-temps comme un autre. La grande énigme les attire. Une fois que vous allez mieux et qu'on ne vous destine pas tout de suite aux soins palliatifs, ils disparaissent.

Il y a ceux qui détalent d'eux-mêmes, on s'en doutait, sans trop demander leur reste. Il y a aussi ceux qui se rendent serviables et en profitent pour vous manifester un amour qu'ils tenaient secret jusqu'à ce moment. Ils déploient leur générosité comme filet de sûreté. Grâce à eux, vous tenez en vous disant que vous donnerez au suivant.

Certains jours, je me suis résolue à souffrir en boule, loin de tout regard, surtout ceux de mon conjoint et de mon fils. Pour ne pas être ce poids inutile qui alourdit le vague à l'âme des autres. Pour ne pas inquiéter mes proches. Pour les protéger.

Je sais que, pour beaucoup de gens, ma démission serait trop déstabilisante. À leur «Ça va?», je réponds : «Bien merci, et toi?» Tout le monde veut être rassuré pour pouvoir poursuivre son propre chemin en paix. Que sait-on de la difficulté de vivre des autres, même de nos intimes? Rien ou si peu, que la pointe de l'iceberg. La prochaine fois que vous croisez un malade, prenez-le dans vos bras. Ça vaut mieux que tous les beaux discours et ça décoiffe un peu la solitude extrême à laquelle toute maladie nous confine. Les bien portants ne savent pas qu'ils vont mourir; les malades ont une longueur d'avance sur eux. Et les morts sont souvent muets...

L'étoile à suivre

« La mort ne nous enlèvera que ce que nous avons voulu posséder. Le reste, elle n'a pas de prise sur le reste. »
Christiane Singer

IL Y A les cancers que l'on porte sans le savoir, ceux qu'on prévient en le sachant, ceux qu'on tente de guérir, ceux qui rebroussent chemin et les incurables, ceux qui font trembler le géant sur son socle. Pour la section des miracles, prenez un numéro.

Christiane Singer fut mon maître à plusieurs reprises tout le long de ma courte existence. D'abord, je l'ai interviewée alors que j'étais enceinte de mon fils. J'étais une jeune femme encore bien naïve devant cette grande sœur de 20 ans mon aînée. Puis, sept ans plus tard, à la veille de me marier, j'ai lu et relu *Éloge du mariage, de l'engagement et autres folies*. Au moment de mourir, je relirai *Derniers fragments d'un long voyage*[1], son chant du cygne.

Décédée d'un cancer à 64 ans, Christiane Singer, écrivaine, libre-penseuse, essayiste, a écrit son dernier livre durant ses

6 derniers mois de vie, au fil des jours et de la progression de la maladie. Elle a regardé la mort droit dans le blanc des yeux dans sa chambre d'hôpital :

> « Une autre chose dangereuse et superflue en état de maladie est de penser à la maladie. Mais le plus redoutable serait de laisser à la médecine sa possession exclusive. Il faut être clair. Lorsqu'on analyse tout scientifiquement, on a des résultats scientifiques. La science engendre de la science – tautologie parfaite. Système clos que rien ne menace. On a des résultats mais pas de fruits pour autant. »

Bien sûr, cette femme à la spiritualité assumée, amie du psychanalyste Guy Corneau, qui a lu tous les bouddhistes, les philosophes grecs et indiens, n'allait pas nous décevoir dans sa façon d'aborder l'inconnu. Elle aurait pu, remarquez. Elle explique que nous sommes tellement pressés d'avoir des réponses que cela rend impossibles la descente en soi et l'ultime liberté. Il faut être en mesure de supporter la pression du non-savoir. « C'est la perception qui cause de la souffrance : nous souffrons de l'interprétation, de l'évaluation des choses, jamais des choses elles-mêmes. »

C'est d'autant plus vrai qu'à un stade encore précoce, le cancer ne fait pas souffrir. Ce sont les traitements qui nous agressent, les aiguilles, les scalpels, les médicaments, les tourments. Il faut croire sur parole les Cassandre qui nous prédisent le pire et espérer que le pathologiste ne se soit pas trompé de spécimen en revenant de sa pause pipi.

D'origine juive hongroise par son père, Singer écrit :

> « On ne nomme pas la maladie dans la tradition judaïque, par exemple. C'est une façon de lui donner une légitimité, j'allais dire sociale, une façon de dire : "Je vous présente madame la maladie unetelle qui habite désormais chez moi", alors que derrière elle avance une tout autre visiteuse qui, elle seule, importe. »

Christiane Singer sait parfaitement faire la distinction entre elle, la maladie et l'autre visiteuse. « Une maladie est en moi. C'est un fait. Mon travail va être de ne pas être, moi, dans la maladie. »

C'est un exercice de haute voltige que de ne pas « être » sa maladie tout en « étant » le plus possible, jusqu'à la lie.

Échapper aux étiquettes fait partie des choses auxquelles j'accorde une extrême vigilance. Et ne pas être «une cancéreuse», au même titre que je ne veux pas être «une journaliste», «une hypersensible» ou «une blonde», m'importe beaucoup. Nous sommes tous des «cancéreux» à ce titre.

L'identification est au centre de la souffrance. S'identifier au malheur, à la victimisation, à sa douleur même ajoute une couche supplémentaire de plafond nuageux. Les mots et le langage nous définissent et nous enferment. Ce sont des murs de prison que nous dressons à notre insu, pour nous rassurer, expliquer aux autres, baliser.

Accepter de ne pas savoir... Vaste apprentissage.

Et pourtant, j'ai appris à apprécier le médecin qui me répond: «Je ne sais pas.» C'est la réponse la plus honnête qu'un être humain, tributaire d'un art qui repose sur une science imparfaite, peut vous donner en tout respect et en toute humilité. Cela me rassure infiniment.

Nous recherchons des certitudes chez des doctes qui veulent souvent avoir raison, par habitude, par orgueil ou par faiblesse. Certains médecins, infirmières et autres thérapeutes ont fait un travail intérieur face à l'inconnu. Et devant la mort et son ombre, personne ne peut avoir raison ou tort. Au mieux, on esquive pour un temps. Au pire, on se soumet et on s'abandonne.

«Là où quelqu'un a eu raison, l'amandier ne fleurira pas l'an prochain», dit un poète israélien cité par Singer.

Et là où vous êtes aujourd'hui, vous ne serez pas demain. Heureusement. On appelle cela l'évolution. Le cancer en est une.

«Si je dois survivre de quelques mois ou de quelques années... et même de quelques décennies, sait-on jamais, je n'aurai pas vaincu la mort, je l'aurai totalement, amoureusement intégrée. Voilà la vérité, elle est douce à dire.»
Christiane Singer

Amor fati

ILS PLOMBENT les courriels, les interventions sur Twitter ou Facebook. On les assimile sans rien dire, pour se sentir encore plus seul au bout du compte.

Ce sont de petits mots anodins, des passe-partout utiles en moins de 140 caractères.

«Courage!», tiens. Comme disait Marie Cardinal à la fin de sa vie, du courage, personne n'a vraiment envie d'en avoir. «Donnez-moi plutôt de l'amour», me faisait remarquer une amie avant d'aller se faire enlever un sein.

«Prends soin de toi!» Ce qu'on voudrait vraiment entendre, c'est: «Est-ce que je peux prendre soin de toi?» Juste ça, c'est un énorme pansement sur un bobo qui suinte le vague. Juste ça, c'est comme deux grands bras qui vous enlacent et vous hébergent.

«Y a rien qui arrive pour rien.» Celle-là, c'est la pire. Elle rejoint Nietzche: «Tout ce qui ne nous tue pas nous rend plus fort.» C'est discutable, mais ça fait de bonnes phrases creuses dans les conversations de réseaux sociaux. L'*amor fati*, l'amour du destin et la croyance que la fatalité nous permet d'exprimer notre résilience et notre force de caractère, est un courant répandu depuis l'empereur et philosophe stoïcien Marc Aurèle, qui a introduit cette locution. Ça ne date pas d'hier (IIe siècle), je vous l'accorde. La souffrance est un mal nécessaire servant de tremplin à l'homme qui aspire à l'héroïsme. Pour la femme ordinaire, l'*amor fati* est un joli titre de livre qui signifie qu'on épouse sa destinée et qu'on accepte le chaos tout en continuant à faire des muffins aux bananes et sirop d'érable pour les lunchs de son fils.

En attendant, donnez-moi de l'amour, il paraît que ça peut guérir.

La désinvolture attentive et l'instinct

IL EST FACILE et difficile à pratiquer. Je parle de ce dosage d'attention au corps et de désinvolture de l'esprit. Comment arriver à marcher en équilibre sur ce fil ténu, devenir l'équilibriste léger au-dessus du sol, arabesque et pointé, pied de nez envers l'avenir et concentration dans l'instant, insouciance et précision?

Il faut s'exercer, oui, mais comment?

Chacun ses trucs. La méditation pleine conscience (du bouddhisme sans les statuettes), la visualisation (pour ma part, je n'ai jamais vraiment réussi), le dialogue avec les cellules tel que pratiqué par le psychanalyste Guy Corneau, la méthode Coué (autosuggestion), la respiration yogique, la prière, la panoplie des méthodes est vaste. Et parfois, je me suis esclaffée, incapable de me prendre au sérieux au milieu d'une tentative de conversation avec l'insondable. Quant à ce qui fonctionne, bien malin celui qui pourrait le dire. L'instinct ou l'intuition n'est pas à négliger à cet égard. Nous vivons complètement coupés de cette partie animale que d'aucuns considèrent comme essentielle à la guérison.

J'aime bien cette histoire que j'ai lue d'un patient japonais, Shin, atteint d'un cancer du rein[1]. On le renvoie chez lui après opération, chimiothérapie et radiothérapie et une hospitalisation de cinq mois, lorsqu'on réalise que des métastases sont apparues au poumon droit et au rectum. On ne lui donne plus qu'un à trois mois à vivre. Shin reçoit un soluté par intraveineuse et poursuit un jeûne à l'eau une fois rentré chez lui. De toute façon, il n'a pas faim.

Un matin, il se réveille avec le lever du soleil, émerveillé. Puis, chaque matin, en entendant les oiseaux chanter, il se lève avec eux, soit 42 minutes avant les premières lueurs de l'astre. Durant ces 42 minutes, Shin fait comme les oiseaux, inspire et expire intensément car c'est à ce moment de la journée que les arbres relâcheraient le plus d'oxygène.

Il ajoute à cette expérience méditative des chants qui visent à travailler les différents points énergétiques de son corps (les fameux chakras yogiques).

Cet homme intuitif et créatif ajoute aussi de l'amour, de la musique et élimine le stress dans sa vie de tous les jours en travaillant moins, ce qui n'est guère difficile car il couchait littéralement au bureau. Il est guéri depuis 1988, à la grande surprise de ses médecins. Qu'est-ce qui l'a guéri? Le jeûne, les doses concentrées d'oxygène, la respiration, le chant, la musique, l'amour, l'absence de stress? Personne n'en a la moindre idée, mais son instinct, lui, ne s'est pas trompé.

Reste que les pensées positives auraient un effet sur notre système immunitaire, selon des chercheurs du laboratoire de neurosciences de l'Université du Wisconsin[2].

Dans une autre étude, on a aussi découvert qu'une odeur plaisante peut déclencher une série de réactions positives.

> «S'il est courant que les thérapeutes actuels recommandent des pratiques de relaxation inspirées des philosophies orientales, il faut noter que le simple fait de respirer une bonne odeur (celle du chocolat) a été associé à une hausse des sécrétions d'immunoglobines A (IgA), un anticorps, alors que les personnes qui respiraient une odeur de viande pourrie ont des taux d'IgA diminués[3].»

Pas de doute, j'ai toujours pensé que le chocolat était un aliment supérieur. Je varie les sources de réconfort; chacun ses dieux.

Le mien est un beau grand brun torréfié au parfum caramélisé et qui laisse un goût amer mais jamais triste.

LA GUÉRISSEUSE GUÉRIE

La D^{re} Anne-Marie Gagnon est la seconde personne que je rencontre qui a fait une expérience de mort imminente (EMI). Je me passionne pour le sujet depuis longtemps et j'ai lu quelque peu sur cette question aussi fascinante que troublante. L'histoire d'Anne-Marie débute le 16 septembre 1999 alors qu'elle vient d'accoucher d'un petit garçon et qu'une mastite toxique au sein droit la mène tout droit à l'urgence de l'hôpital, en ambulance. «En deux heures, je suis passée de "très bien" à "moribonde"; j'étais en choc toxique et personne ne parvenait à comprendre ce qui m'arrivait. »

En route vers l'hôpital, Anne-Marie se sent mourir et quitte son corps. «Je faisais un avec tout ce qui m'entourait, je n'avais plus de densité, plus de corps physique ; je n'étais plus que sensations et Amour. Je me disais : "Je suis en train de mourir et on est tellement bien !" Je ne voulais plus revenir. » C'est son petit garçon de quatre ans qui lui tire la manche en la suppliant : «Ne meurs pas maman ! » Cela suffit à la ramener sur le plancher des vaches. «Je me suis dit que je ne pouvais pas partir comme ça. J'avais deux enfants qui avaient besoin de moi. »

Anne-Marie a été hospitalisée un mois, a failli mourir plusieurs fois et ce séjour fut suivi d'un congé pour invalidité de cinq ans. Cinq longues années qui lui ont donné le temps de réfléchir et de changer sa vie en profondeur. Vétérinaire de formation, pratiquant le plus conventionnellement du monde avec les grands animaux (vaches laitières, chevaux), Anne-Marie cède ses parts dans la clinique de l'Estrie où elle travaille, se sépare (le père de ses enfants ne la reconnaît plus), vend sa maison et prend le bois avec ses deux jeunes enfants.

«C'est fréquent, les changements de personnalité après une EMI. Il y a eu quelque chose qui s'est passé. J'ai mis la tangente sur la spiritualité et me suis intéressée à toutes sortes de choses, dont les soins énergétiques. J'étais déjà en porte-à-faux avec plusieurs pratiques dans ma profession, mais après cela j'ai bifurqué. »

En 2009, les deux garçons d'Anne-Marie décident d'aller vivre avec leur père : une page se tourne dans sa vie. En 2010, à 49 ans, on décèle un cancer dans son sein droit, un carcinome intracanalaire de grade 3. Pour elle, ce sera un second rendez-vous avec la mort. « La première fois, je suis restée en vie par devoir. La seconde, j'ai choisi de rester par amour de la vie », me dit-elle.

Cette scientifique aguerrie avait vu une amie mourir du cancer du sein en n'acceptant que des soins non conventionnels et en refusant même d'être opérée ; une autre est décédée du cancer de l'utérus en ne suivant que le parcours médical traditionnel. Anne-Marie choisit d'avoir recours aux deux approches, en se fiant à la fois à ses connaissances médicales, à son instinct et en s'appuyant sur son expérience d'EMI pour conserver la foi. « Je n'avais plus peur de la mort, c'était réglé dans ma tête. »

Après son opération, Anne-Marie tombe dans les limbes des patients oubliés par le système médical, une expérience moins sympathique qu'une EMI. Il s'écoule trois mois avant qu'elle rencontre un oncologue pour déterminer la suite des traitements, ce qui devrait prendre normalement une dizaine de jours. C'est une éternité lorsqu'on attend des résultats pour un protocole postopératoire et lorsqu'on doit passer en mode traitement le plus rapidement possible.

Anne-Marie a dû dénoncer la lenteur des délais au Téléjournal et dans le Journal de Montréal pour obtenir un rendez-vous... dès le lendemain. On la dirige alors en radiothérapie et elle accepte la castration chimique (Zoladex, qu'elle s'injecte elle-même). Malgré les pressions de l'entourage familial et médical, elle refuse la chimiothérapie (quatre traitements échelonnés sur trois mois), abandonne le tamoxifène et l'Arimidex après six mois (on les prescrit cinq ans) à cause des effets secondaires trop lourds :

> « Je savais que la chimio me tuerait. Mon oncologue m'a flushée en me prédisant le pire lorsque j'ai abandonné le tamoxifène et l'Arimidex. Il faut être fait fort pour résister à ça (NDA : elle parle de l'oncologue, mais les médicaments lui pourrissaient la vie aussi). Cela fait cinq ans aujourd'hui... »

Du côté alternatif, Anne-Marie a endossé tellement de choses que cela peut ressembler à du travail à temps plein. J'ai rarement rencontré une survivante qui s'investissait autant dans sa guérison. Elle consultait une homéopathe spécialisée en cancer à Ottawa et une psychothérapeute pour faire le ménage émotionnel. « Moi, en tant *que thérapeute animale, je ne trouvais pas normal de développer un problème physique alors que j'enseigne aux autres comment rester en santé. J'ai voulu savoir pourquoi j'avais eu ce cancer. »*

Anne-Marie a aussi consulté un naturopathe en Colombie-Britannique, qui a développé un protocole de traitement pré et postopératoire, avalant des comprimés de thé vert, des extraits de champignons et de la pectine. Elle a aussi modifié son alimentation pour devenir végétarienne et crudivore, abandonnant les produits laitiers dans la foulée. « Je pourrais donner des cours en alimentation aujourd'hui ! Je faisais mes smoothies, mes germinations, je déshydratais mes aliments, je mangeais du "vivant". » Anne-Marie parlait peu de ses approches complémentaires à ses médecins. « Lorsque je l'ai fait, je les sentais toujours agacés ou menacés. »

Devenue vétérinaire holistique pour petits animaux en 2006, Anne-Marie a suivi des cours en acupuncture, homéopathie et ostéopathie animale. Elle voyait aussi un acupuncteur pour elle-même et méditait chaque jour. Elle pratique toujours la gratitude, en écrivant 10 mercis chaque matin, et se couche chaque soir en pensant à la plus belle chose qui lui est arrivée durant la journée.

Encore aujourd'hui, elle cultive cet état d'esprit serein et a installé une pièce de méditation dans sa maison.

> *« Le cancer, c'est l'expérience qui m'a le plus transformée dans ma vie. J'ai complètement lâché prise. J'acceptais le processus, quelle qu'en soit l'issue. J'étais inquiète, mais je faisais confiance. Mon fils de 16 ans m'a dit : "Ça t'a fait du bien, ce cancer-là, maman !" Et c'est vrai. J'ai choisi de passer par le chas de l'aiguille pour me libérer. Aujourd'hui, je n'ai plus de carapace, je suis toute nue. »*

Anne-Marie a aussi rencontré le bouddhisme sur son chemin et a fait sien le processus de responsabilisation. « Je suis 100 % responsable du cancer que j'ai eu et je suis 100 % responsable de me guérir. »

En quittant Anne-Marie dans le petit café où elle m'a donné rendez-vous, je remarque cette inscription à la craie sur un tableau noir : « Celui qui n'est pas occupé à naître est occupé à mourir. » (Bob Dylan) It's Alright, Ma.

Je souris, persuadée que cette femme d'exception est née au moins deux ou trois fois et qu'elle aura neuf vies, comme les chats.

L'aidant a
besoin d'aide

EN PREMIÈRE LIGNE, à mes côtés, il y a eu mon mari et ma mère.

On donne beaucoup au malade, on l'assiste, on l'aide, on lui apporte amour et soutien, mais on oublie forcément «l'aidant naturel» (un terme horrible remplacé par «proche aidant», qui n'est guère plus sexy), la douce moitié ou le proche, dans la foulée. Lui aussi subit un choc et doit lutter pour calmer ses angoisses, refouler les larmes, afficher une humeur superbe et un optimisme contagieux en dépit de tout. Et ce proche n'a pas les mains sur le volant, ce n'est pas lui qui décide; il conseille, épaule tout au plus. C'est une position délicate qui peut venir à bout des plus zen. Au bout de six mois, mon «homme *sweet* homme» qui ne s'économise jamais a craqué, épuisé. Appelons ça les effets collatéraux ou les externalités, en langage d'économiste.

Lorsque je l'ai retrouvé au bord des larmes, cerné et démoralisé le jour de notre anniversaire de mariage, j'ai suggéré un plan : il allait rencontrer mon psychiatre en oncologie, faire du sport tous les jours car il s'était négligé et j'allais profiter de l'été pour lui préparer les petits plats qu'il aime. Il avait besoin d'être nourri et bercé à son tour.

Le psychiatre (qui a écrit un livre sur les aidants naturels) a félicité mon tendre et cher d'être venu le voir, a diagnostiqué une petite déprime bien normale dans les circonstances et lui a dit deux choses. D'abord, les aidants viennent rarement consulter, surtout si ce sont des hommes. Ces messieurs réagissent généralement de quatre façons lorsque leur femme tombe malade : ils s'abîment dans l'alcool, prennent une maîtresse, la fuite (fuite psychologique dans le travail ou physique) ou choisissent le mutisme. Parfois les quatre en même temps. Courage... fuyons!

Le bon docteur a ensuite prescrit à mon homme de faire ce qui lui procurait du bien-être; dans son cas, le travail et le sport. Ça aurait pu être pire comme traitement!

Mon homme s'est remis en mode croisière en quelques semaines. On n'a pas toujours besoin d'une pilule pour guérir. Le gros bon sens peut aussi faire l'affaire. Et l'amour est un puissant médicament, dans les deux sens[1].

Mieux que la chimio : le mariage !

LA VIE PERSONNELLE de 735 000 patients américains diagnostiqués du cancer a fait l'objet d'une métaétude entre 2004 et 2008[1]. On s'est attardé au statut marital de ces patients.

Les chercheurs ont découvert que le fait d'être marié (avoir un conjoint) diminuait les risques de métastases de 17 % et augmentait les chances de recevoir les soins appropriés de 53 % ! À tout moment, les patients mariés avaient 20 % de plus de chances de rester en vie comparativement à un patient célibataire, veuf, divorcé ou séparé, sans égard à la gravité de la tumeur diagnostiquée.

Les résultats de l'étude démontrent que les données sont les mêmes dans les 10 types de cancer les plus courants et ne varient pas selon le revenu familial, l'éducation ou l'origine ethnique. Par contre, les hommes semblaient bénéficier d'un léger avantage par rapport aux femmes dans cette recherche rendue publique en 2013. Les inégalités subsistent jusque-là, bien sûr.

Les chercheurs écrivent explicitement : «Pour les cancers de la prostate, du sein, colorectaux, de l'œsophage, de la tête/cou, les bénéfices de survie associés au mariage sont plus importants que les bénéfices de survie de la chimiothérapie publiés dans la littéra-ture médicale[2]. »

Les données s'expliquent facilement et pourraient probable-ment s'élargir à toute personne qui est suffisamment soutenue par un réseau solide (amical, familial). Un conjoint devient un acteur de premier plan dans l'infrastructure qui entoure le patient, tant dans le soutien émotif, la logistique domestique, l'entretien du réseau social et la coordination de l'aide que dans l'interaction avec les médecins et le personnel soignant. C'est lui qui devient le cordon ombilical avec l'extérieur et donne parfois l'envie de vivre.

J'ajouterais que notre société individualiste et matérialiste (centrée sur le plaisir, le soi et le confort du soi) a peut-être quelques questions à se poser sur la solidarité et l'entraide. Quarante pour cent des Montréalais sont célibataires et le vieillissement de la population n'améliorera pas ces chiffres. Les femmes qui avancent en âge seules sont légion (les hommes se remettant en ménage avec des femmes plus jeunes) et seront les plus affectées par cette dérive des unions. Vive l'amitié et les échanges de petits services…

À l'avenir, les médecins et oncologues seraient bien avisés de demander à leurs patients quel est leur état marital et s'ils disposent d'un réseau suffisamment solide pour les appuyer[3].

Le cancer
du couple

LE CANCER peut miner un couple, même solide. Être promu au titre d'aidant naturel, se réveiller tous les matins avec un conjoint qui ne sera peut-être plus là dans cinq ans et avec qui on hésite à faire des projets d'avenir, ce n'est pas ce qui inspire le plus d'optimisme. Et chacun se bat avec ses propres démons, le cancer étant un formidable révélateur.

La tristesse, l'abattement, la colère, le manque de libido, la transformation physique sont autant de facteurs qui peuvent influencer la bonne santé du couple. Chacun s'enferme dans sa tour avec ses peines et ses difficultés; la tentation de s'éloigner peut devenir grande.

Mais les femmes partent perdantes dans cette loterie aléatoire.

Des médecins m'ont raconté que parfois le couple ne résiste pas jusqu'à la chimio, ni pendant ni après. Combien de femmes seules ai-je vues assises dans leur fauteuil à recevoir leur dose de poison bimensuelle? Je n'ai jamais vu un homme seul. Et les chiffres confirment cette impression.

Lorsque c'est la femme qui est atteinte d'un cancer, le couple a 7 fois plus de chances d'éclater, 21 % contre 3 % si c'est un homme[1].

En 2007, une équipe norvégienne, lors du congrès de l'Organisation européenne pour la recherche et le traitement du cancer, a présenté les résultats d'une étude menée pendant 20 ans[2] et comparant le taux de divorce dans une population de personnes ayant survécu à un cancer à celui observé dans une population lambda. Résultats : plus de divorces dans le premier groupe, mais avec des scores différents selon les types de cancer (40 % de plus pour les cancers de l'utérus, 20 % de plus pour les cancers du testicule).

Autre variable, l'âge des malades concernés : plus ils étaient jeunes, plus le nombre de divorces était important. Une autre étude, américaine celle-là et publiée 2 ans plus tard dans la revue *Cancer*[3], corroborait ces observations : 12 % des mariages ne résistent pas à l'épreuve, mais les couples les plus anciens sont aussi les plus solides.

Complicité médico-sexo-féminine

AU PREMIER rendez-vous en couple avec la gastro-oncologue, je mentionne le mot «libido», juste pour voir l'effet que ça lui fera. La docteure rétorque, ferme mais complice : «Vous n'aurez pas tellement le goût de faire des galipettes. Monsieur va comprendre... Y a pas juste ça dans la vie.» Regard entendu en direction du monsieur, tout sourire et compréhensif. Il a un côté féminin très fort.

Au second rendez-vous avec la gastro-(sexo)-onco, un mois plus tard, je mentionne que mon charmant mari ne veut plus avoir de rapports bibliques avec moi avant six mois. La docteure s'empourpre : «Ben là, monsieur, vous savez qu'on peut vous offrir du soutien psychologique?! Vous n'allez pas rentrer chez les moines! Votre femme a besoin de se sentir fèèèèèèèmme! Et pis, c'est bon pour la guérison, la sérotonine. Je vous prescris un souper aux chandelles dès ce soir!»

En ressortant, le mari aspirant moinillon me lance : «Maudit que c'est compliqué, les filles!»

Il a un peu raison. Mais c'est pour ça que c'est le fun.

Peut-on parler de tout avec son médecin? Jusqu'à ce jour, j'en conclus qu'avec un médecin femme, probablement, selon notre degré de tolérance et notre pudeur. Avec un homme, personnellement, je serais nettement moins à l'aise même si j'ai déjà parlé régularité avec mon gastroentérologue (charmant, au demeurant). J'ai discuté cunnilingus avec mon oncologue durant la chimio (pour des questions de sécurité pour monsieur, le poison circule partout), mais je n'aurais jamais, au grand jamais, fait la même chose avec «un» oncologue. Les femmes – ça dépend lesquelles, bien sûr – ont encore une longueur d'avance sur ce plan, il me semble. Et je suis loin d'être la seule à avoir des réserves quant aux confidences intimes. Mon mari aussi se sentait plus à l'aise avec une femme. Parler sexe, et a fortiori dans un contexte de traitement, c'est toujours délicat, comme si on parlait liberté à des prisonniers.

J'ai lu dans un de mes nombreux dépliants destinés aux cancéreux que le cancer ne s'attrape ni en s'embrassant ni en ayant des rapports sexuels. Sans commentaire.

—

Le déni est
un abat-jour

LE PSYCHIATRE aurait pu être allumeur de réverbères. Ce besoin de se protéger, de mettre un filtre entre soi et le monde lui semble non seulement normal, mais nécessaire.

Le déni, nous explique-t-il, est salutaire. On ne pourrait regarder la lumière sans abat-jour.

Je suis une lampiste, je change l'abat-jour chaque matin. Comme ça, je reste en mode veilleuse tout de même. Mon fils m'appelle « mère veilleuse ».

Ne tenir qu'à un cheveu

JE N'AVAIS que 5 % de chances de perdre mes cheveux avec la chimio. Ça n'arriverait pas. Les crânes dégarnis, les pelés et les tondus, les foulards et le maquillage cancérigène qui redonne du pep dans le soulier, c'était pour les autres.

Mes cheveux tombent à la poignée dans le lavabo. Je les observe en me désolant. Je me mets à pleurer comme s'ils étaient le signal que mon corps rend les armes. Morts devant! Ils tombent au combat.

Ma féminité me quitte, moi qui n'ai jamais été très portée sur la mise en plis. Soudainement, je réalise qu'ils font partie de mon identité profonde. Sans eux, je porterai l'étiquette «cancer».

Mon fils de 10 ans m'observe et tente de me consoler : «Pleure pas maman, c'est pas grave. Tu travailles à la maison...»

Le fric,
c'est chic.
Freak out

« Le plus grand stress de mes patients est d'ordre financier. Et pour ça, je ne peux malheureusement rien faire. »
Dr Christian Boukaram, oncologue

QU'ON SOIT travailleur autonome ou étudiant, syndiqué ou femme au foyer, le cancer coûte cher. Tout d'abord, certains médicaments prescrits ne sont pas couverts par le régime de santé public. On vous a déjà demandé de payer 1200 $ à la pharmacie ? C'est arrivé à une patiente de ma connaissance à qui on avait prescrit un médicament pour que ses globules blancs remontent plus rapidement entre deux séances de chimiothérapie. Un simple vaporisateur pour calmer vos ulcères buccaux durant la chimio coûte 75 $.

En fait, pour les travailleurs autonomes qui n'ont pas d'assurance salaire ni de plan d'assurance maladie privé, l'argent sort et il n'entre pas, le débit débite allègrement et la carte de crédit n'est pas très loin pour éponger les dégâts[1]. Peu de gens sont capables de subir une opération, de la radiothérapie et / ou chimio et de continuer à travailler.

Sans compter que les employeurs potentiels demeurent sous l'impression que vous êtes «malade», donc pas du tout apte à l'emploi. Vous êtes «condamné» avant l'heure.

Les dépenses sont nombreuses pour peu qu'on ait besoin d'aide ou qu'on fasse appel aux médecines alternatives pour soulager les effets secondaires des traitements... qui s'avèrent parfois permanents.

Il faut payer le psy (très utile), seul ou en couple ou en famille (ça se voit), l'acupuncteur, le massothérapeute, la naturopathe, la perruque, les herbes et les suppléments, le traiteur (vous n'avez pas la force de faire à manger et / ou vous n'avez pas faim), l'aide diverse, la femme de ménage, les taxis, et j'en passe. Vous me direz qu'on peut s'en passer.

Selon la Coalition Priorité Cancer au Québec, il en coûterait en moyenne 33 000 $ par année aux malades, montant qui couvre les coûts des médicaments, du transport, des absences au travail et de la réadaptation[2].

Le stress financier, le stress personnel, le stress professionnel et le stress médical vous incitent à vous tourner vers la méditation. Heureusement, c'est gratuit! Bouddha est grand et compréhensif.

Certains ont dû vendre leur maison ou leur chalet pour garder leurs finances à flot, d'autres ont dû s'endetter lourdement. Et il faut généralement des mois ou des années pour reprendre son souffle si on ne crève pas avant en léguant ses dettes à ses héritiers.

Et ça, c'est si vous ne perdez pas votre boulot pour cause d'absentéisme ou parce qu'on a jugé bon de vous remplacer préventivement...

–

Le jour d'avant

LA PIRE JOURNÉE de l'année, c'est la veille du rendez-vous chez la chirurgienne, pour aller cueillir les résultats de tests divers (sanguins, scans...).

Ce jour-là, on sait que c'est peut-être la fin d'une certaine insouciance, le point de bascule entre l'innocence et la réalité crue.

Il faut se faire violence pour agir normalement, ne pas penser, s'adonner à des tâches banales et demeurer dans l'instant présent avec une longue liste de choses à accomplir. Il ne faut pas céder à la panique ni à l'anxiété. Res-pi-rer. Méditer. Prier?

Et si?

Je sais l'effet du tonnerre qui se déchire au-dessus de la tête. Je connais l'autisme soudain alors que le médecin continue à parler et que vous n'entendez plus rien. C'est d'ailleurs pourquoi il vaut mieux être accompagné. Pour que l'un des deux entende la suite. Et puisse retrouver le chemin vers l'ascenseur.

Je sais aussi que même les bonnes nouvelles peuvent produire un choc. Comme si nous étions tellement préparés au malheur qu'il faut encore plusieurs heures pour croire que le pire ne s'est pas produit.

J'ai toujours des plans B et C en arrière de la tête au cas où les résultats seraient décevants ou fatalistes. J'irai encore plus loin dans ma quête et dans mes traitements. Toronto, le Mexique, l'Allemagne, pourquoi pas? Mes recherches m'ont appris une chose : «Je sais qu'on ne sait jamais», pour paraphraser Jean Gabin.

D'autre part, j'ai vu trop de condamnés à mort (par les médecins) s'en sortir ou mourir d'autre chose que du cancer, défier les pires pronostics dans l'incompréhension générale. Remarquez que l'on «défie» la médecine lorsqu'on ne se soumet pas à ses quatre volontés. Maintenir une saine perspective est essentiel. Et cela, ce sont des survivants du cancer qui me l'ont appris : ne jamais s'avouer vaincu avant d'être mort, ne jamais baisser les bras. Et même au seuil de la mort, ne jamais perdre de vue que ce n'est pas une défaite, c'est l'aboutissement inéluctable pour tous, par autant de chemins prévus par la nature.

Tu seras
un homme,
mon fils

« Avec l'amour maternel, la vie nous fait à l'aube une promesse qu'elle ne tient jamais. »
Romain Gary, *La promesse de l'aube*

« Chaque fois que tu sentiras le vent, c'est moi qui viens t'embrasser. »
Dr David Servan-Schreiber, *On peut se dire au revoir plusieurs fois*

JE LUI AI lancé du corridor : « Hugo, il faut que je te parle ! »

Il n'a entendu que l'inflexion de ma voix, ma tentative désespérée d'avoir l'air normal et assuré. Lorsque je suis entrée dans sa chambre, il m'a regardée, figé : « Tu vas mourir, maman ? »

Les enfants savent tout, sentent tout et pressentent le reste. Ils sont de petits animaux sauvages qui apprennent le langage des grands, mais sont restés collés à celui de l'instinct. Et lorsque leur maman, à plus forte raison le ventre qui les a bercés, souffre, ils souffrent aussi.

Annoncer un cancer à son enfant n'est pas chose aisée. Je n'ai pas fait de conférence de presse, j'ai attendu d'être seule avec lui et d'avoir l'espace pour qu'il puisse réagir comme son cœur l'entendait. Il s'est effondré en pleurs, incapable de parler.

Comme messager, il faut tenter l'honnêteté sans dramatiser. En fait, il faut faire preuve d'un recul qui nous fait cruellement défaut, comme si on parlait de quelqu'un d'autre que de soi. La tentation nous dicterait plutôt de dorer la pilule.

Il faut plutôt rassurer sans mentir car l'enfant perçoit tout de suite l'attitude, l'abandon du corps ou sa rigidité, notre voix (et voie) d'évitement. Nos enfants nous devinent bien plus que nous ne le voudrions. Et il faut adapter le message en fonction de l'âge et de la personnalité de chaque enfant.

«Tu vois, j'ai un bon cancer. Y a des mauvais cancers et des bons. On ne meurt pas de tous les cancers. Mais il va falloir que je me soigne parce que ça pourrait revenir. Je vais devoir aller en chimio. Ils vont m'injecter des médicaments pour me guérir, mais ça va être long, je ne serai peut-être plus la même pendant six mois. Il va falloir que tu sois patient et que tu nous aides.»

J'ai consulté 3 spécialistes différents pour savoir comment parler à mon fils de 10 ans : un psychiatre en oncologie, une psychologue pour enfants et une psychothérapeute en relation d'aide. Finalement, j'ai mélangé tous leurs conseils (parfois en opposition) et j'ai ménagé la chèvre (moi) et mon chou. Encore une fois, mon instinct m'a guidée et j'ai réalisé que personne ne savait vraiment quoi dire car chaque cas est unique. J'étais la seule à connaître mon fils parce que je l'avais tricoté. Deux choses sont à éviter : le mensonge et le déni.

Le jour où j'ai annoncé à mon fils que j'abandonnais la chimio, il s'est précipité dans mes bras : «Maman! C'est le plus beau jour de ma vie!» Sous-estimait-il les conséquences? Oh que non! Il avait vu la Grande Faucheuse rôder autour de moi. C'est avec un grand soulagement qu'il a fait confiance à la vie. Et l'intendance suivra. Je ne lui ai pas caché les risques, mais ceux-ci existaient aussi bien avant. Et ils existent pour tous. Vivre n'est qu'un risque renouvelé chaque jour.

Et j'enseigne quotidiennement à mon fils avec quel état d'esprit on affronte l'adversité. Sans leçon, sans faire la morale, en étant tout simplement moi. Avec les hauts et les bas. Et en faisant face à notre fragilité.

Taire la peur

ELLE EST LÀ, tapie. Elle demeure là, sourde. Parfois on la nargue, on la largue, on la calme, on la flatte dans le sens de l'oubli. Elle revient toujours, comme une boule de quille au fond de l'estomac, des papillons sans destination. Chaque signal du corps la décuple.

Elle est notre pire ennemie, une mauvaise conseillère, mais on doit l'amadouer, lui faire sa fête, la museler.

Et l'on voudrait répondre à tous ces gens qui nous demandent « comment ça va » : « J'ai peur » ou, comme dit un de mes voisins non sans humour, « *Terrible! Thank you!* » Mais ce serait accorder trop d'importance à cette garce, contagieuse comme la fièvre d'Ebola. Alors on se tait. Tout va pour le mieux dans le pire des mondes. Mon ombre m'accompagne jusque dans la nuit.

La peur génère l'angoisse, nous projette dans le futur, nous fait imaginer les pires scénarios, surtout la nuit. Que de tourments avons-nous vécus sans jamais qu'ils se concrétisent ? Répondre présent au présent est la seule avenue vraiment durable, tous les gourous, même patentés, savent cela.

Hier soir, j'ai soufflé à mon fils, comme ça, pour rien, en le bordant sur l'oreiller : «Tout va bien aller», pour le rassurer, pour me rassurer. Il a peur lui aussi et ne le dit pas. Il a compris qu'il ne faut pas donner de prise à cette armée de poux qui dépeignent. Tout va bien aller.

La peur est un cancer de trop à porter.

Bonne fête
des Mères

— J'AI OUBLIÉ ta carte à l'école, maman.

— Pas grave, ce sera encore ma fête demain.

Il lèche sa glace à la pâte à biscuits, pensif.

— Tsé, mon ami Gégé? Ben, lui, c'est pire que moi, il a pas de mère à qui donner sa carte parce qu'elle est morte du cancer. Il l'a donnée à son père et il a écrit qu'il était le meilleur père du monde.

Je lèche ma « molle » en silence. Ça ne goûte plus aussi bon.

Bonne fête des Mères à tous ces pères qui n'ont pas le choix d'en être une.

Apprendre
à prier

NOUS, LES MÈRES, on voudrait mourir en laissant le congélateur rempli, pour que nos enfants ne manquent jamais d'amour, de sauce à spag et de muffins aux bleuets.

Nous, les mères, on se sent coupables d'être malades ou pas tout à fait à la hauteur, honteuses et attristées de faire vivre de l'inquiétude à nos petits qu'on voudrait insouciants et confiants comme tous les petits.

Instinctivement, j'aurais voulu te mentir, préserver ton innocence (et une part de la mienne également), mais je savais que la distorsion entre ce que tu finirais par «sentir» et mes mensonges blancs parviendrait à te rendre anxieux.

Quel sentiment d'impuissance face à cet enfant à qui on a fait la muette promesse de le protéger de tout. Deux ans et des poussières ont passé. Tu as toujours peur que je disparaisse. Une crainte sourde, que tu peines à dévisager. Comment te rassurer sans te mentir effrontément? Je prononce les mots qu'il faut et nous savons tous deux que ce sont des mots d'amour, davantage que des certitudes. «Je ne mourrai pas, mon chéri, je prends mon jus vert!» Tu souris tendrement, appréciant mes efforts et mon humour. Tu mesures la fragilité de notre lien ; je te rappelle parfois que nous sommes tous mortels, mais je saisis bien qu'à 12 ans, la dernière chose à laquelle on pense, c'est ça. Tu es l'éternité, la force et l'espoir.

Pour l'instant, j'essaie de te montrer à pêcher plutôt que de toujours te fournir le poisson. Mais l'amour d'une mère, ça se pêche avec quel hameçon ?

À deux mains, je crois, comme une prière.

Mère courage

JE SUIS TOUJOURS dubitative face au courage. On nous en prête beaucoup lorsque nous sommes ou avons été atteints du cancer. Et peut-être moins lorsque nous en mourons. Qui veut s'identifier à un perdant? Le langage associé au cancer est très guerrier et la finitude ne l'est pas moins lorsque la maladie «gagne». Terrassé, vaincu, emporté, bref, loser. Au suivant!

Est-ce qu'on est moins courageux quand on perd à la loterie? Le courage a bon dos, mais il faut davantage qu'une belle attitude et un air de défi pour guérir.

Le vrai courage, il est dans l'acceptation de son propre destin, dans la part de responsabilité qu'on accepte de prendre quant à sa guérison, dans l'humilité face à la loi de la nature, dans la maîtrise de son esprit face à la peur.

Les soins palliatifs sont remplis de gens courageux qui s'inclinent silencieusement, en acceptant ou pas. Un à zéro pour elle.

Le sens, c'est
le combat

IL Y EN A pour qui lutter contre la maladie devient « le » sens de leur vie. Ils en font même un métier. Le cancer les propulse et leur redonne un goût de vivre qu'ils avaient parfois perdu. Comme si la mort les défiait personnellement.

Il faut les voir se donner pour la cause et recueillir les applaudissements de l'estrade. On les soutient, ils vaincront. Pour un temps. Personne n'est immortel. Que ce soit pour amasser des fonds pour la Société canadienne du cancer, des brassées de jonquilles qui se terminent dans un bal de charité huppé, courir pour les rubans roses ou blancs, se servir de leur notoriété pour faire construire une nouvelle aile de chimiothérapie dans un hôpital, la vie retrouve un sens héroïque même si on ne sait pas toujours à quoi sert cet argent dans les faits.

Comme ces sportifs un brin maniaques qui ne parlent plus que d'entraînement et d'alimentation, de kilomètres et de pulsations par minute, l'obsession les tient en vie. Et peut-être que c'est ce qui manquait à leur programme. Cette lutte les propulse. Cette tension les anime. Le désir de vivre prend des allures de feu sacré. Toute leur vie ne tourne plus qu'autour de cette lutte.

Enfin, j'ai vu des gens réaliser leurs rêves à l'annonce d'un cancer. Ce mariage remis d'année en année, ce voyage à Bali en solo, cette virée à moto en Terre de Feu, ce désir d'être plutôt que d'avoir ou de faire. Peu importe, le cancer donne souvent un sens à ce qui aurait dû être évident tout du long. Si nous n'avions qu'une chose à apprendre des gens plus conscients de leur fin, c'est celle-là. On devrait tous vivre comme s'il ne nous restait que trois mois devant nous. Ou un seul jour.

Le sens (2)

LA SOUFFRANCE et la maladie donnent un sens à la vie. Certains s'accrochent à leur douleur et tiennent mordicus à leurs symptômes. On finit par s'attacher à ce qui définit notre vie, parfois, depuis des décennies. Et essayer un nouveau traitement, une nouvelle façon de voir la maladie qui engage notre temps et nos convictions (sans compter, parfois, notre argent), exige un acte de foi.

Il faut accepter que cela puisse ne pas marcher et faire face au deuil. Et il faut accepter que cela puisse fonctionner et qu'on ne pourra plus être une victime.

Ainsi, j'ai vu des gens intelligents refuser systématiquement toute forme de traitement parallèle, picoler après un cancer du sein, poursuivre leur diète occidentale carnée aux produits industrialisés après un cancer du côlon, fumer après un cancer du poumon. Pas seulement par conditionnement (et disons-le, par besoin), mais aussi par refus de changer ce qui les a construits et fait partie de leur identité culturelle ou personnelle.

Certaines personnes préfèrent mourir plutôt que de modifier quoi que ce soit. Et c'est encore plus vrai en matière de prévention.

On ne s'y met que lorsque l'on y est obligé. Et encore ! L'être humain est ainsi fait : il ne croit que ce qu'il voit. Et la plupart du temps, il est aveugle.

—

On va tous
mourir pareil

Y A DES JOURS où il serait plus simple de faire comme tout le monde et ne jamais y penser.

Y a des jours où tu te dis «À quoi bon?» puisqu'on connaît déjà la fin et le générique.

Y a des jours où tu penses que tu fais fausse route, mais que personne n'a de GPS.

Y a des jours où tu aperçois le sens unique, vraiment unique.

Y a des jours où tu appelles ton bon ami de 100 ans qui prie plusieurs fois par jour et tu lui demandes : «Vous, vous y pensez souvent à la mort?» et qu'il te répond : «Pas besoin, elle est déjà acceptée. Elle est placée...»

Y a des jours où, comme disait Shakespeare (et Tex Lecor), tu préfères mourir incompris que de passer ta vie à t'expliquer.

Pogne pas
le stretche

MON GRAND-PÈRE Alban était un vieux Gaspésien qui ne connaissait pas grand-chose à la santé, hormis l'habitude de s'enfiler un gin tonic tous les jours juste avant le dîner. Il est mort de sa belle mort à l'âge de 96 ans, en excellente santé. Alban me répétait toujours, lors de nos conversations téléphoniques bihebdomadaires : « Pogne pas le stretche, ma petite ! »

De toutes les maladies qui auraient pu me tomber dessus, celle-ci était la pire, selon lui : le stress. En cette matière, les études qui associent cancer et stress se contredisent.

Tantôt on prétend qu'il n'y a pas de lien de cause à effet, tantôt si. Mais une évidence ressort : le stress affaiblirait le système immunitaire en modifiant la composition même de nos cellules et taxerait donc l'organisme lorsque vient le moment de se défendre contre les virus ou les cellules cancéreuses.

Selon la chercheuse Kelly A. Turner (*Rémission radicale*), il demeure difficile pour les chercheurs de prouver le lien causal entre stress et cancer, principalement parce que cela n'est pas éthique de former un groupe volontairement exposé au stress et un autre à de la musique de Ravi Shankar et ensuite d'observer qui développera le plus de cancers.

Certaines études, dont fait état le chercheur Richard Béliveau dans *Prévenir le cancer*, par contre, montrent que des parents dont les enfants ont reçu un diagnostic de cancer (un facteur de stress énorme) n'ont pas plus de cancer que ceux dont les enfants sont en bonne santé. Mais Richard Béliveau a aussi écrit une chronique établissant un lien entre stress et progression de cancers déjà existants[1]. Le site de la Fondation québécoise du cancer du sein recommande d'ailleurs aux femmes de limiter les facteurs de stress, ce qui me semble une idée sensée.

Selon Richard Béliveau, les patients qui ont eu le cancer éprouveraient jusqu'à trois fois plus de problèmes de sommeil que la population en général. Qui dit insomnie dit davantage d'anxiété, de dépressions, de sécrétion de cortisol (une hormone du stress) et de molécules inflammatoires avec risque de système immunitaire affaibli et de récidive.

Une étude faite sur des femmes qui avaient le cancer du sein et ont suivi un cours de 10 semaines en gestion du stress a montré que les formules sanguines des participantes comptaient davantage de globules blancs après cette démarche que le groupe contrôle qui n'avait pas suivi de cours[2].

Donc, on conseille de réduire le stress au minimum pour encourager une meilleure hygiène de vie et mieux dormir.

Comme disait mon ostéopathe : le premier pilier de la santé, c'est le sommeil. Et j'ajoute que le second, c'est un bon lit.

Zoothérapie

« Nous découvrons tôt ou tard dans la vie que le bonheur parfait n'existe pas, mais bien peu sont ceux qui s'arrêtent à cette considération inverse qu'il n'y a pas non plus de malheur absolu. »
Primo Levi, écrivain italien libéré du camp d'Auschwitz

MON MARI, un éternel optimiste, prétend qu'il y a toujours un cadeau. Il serait facile lorsqu'on reçoit un diagnostic de cancer de se retrouver démoralisé et de se demander : « Pourquoi moi ? »

Je n'ai jamais été une victime ni une optimiste, d'ailleurs. J'oscille entre la battante et la moumoune, un peu peureuse, très responsable et à des lieues de me sentir la cible de quoi que ce soit. Pourquoi PAS moi ?

« La vie, c'est un combat, ma petite », me disait mon grand-papa chéri, mort si vieux qu'on aurait pu l'oublier dans le combat. La déresponsabilisation est une tentation plausible (la faute à qui ? la faute à quoi ?), prendre son destin en main en est une autre. Je préfère la seconde par tempérament et par besoin d'agir plutôt que d'attendre passivement qu'on m'apporte les solutions. Mon anxiété ne s'en porte que mieux. Agir, c'est guérir un peu. Et j'agis beaucoup.

Quel est le cadeau de la maladie? Il est multiple quand on s'attarde à le voir. Sans tomber dans le gnangnan du «tu apprécies chaque pissenlit parce que c'est peut-être le dernier», il ouvre les yeux sur notre façon d'orienter notre vie. Parce que cette vie n'est pas une générale avant la première.

On peut dire «non», se choisir pour la première fois, revoir ses priorités, mieux cibler les choses essentielles, apprécier chaque moment, changer son mode de vie, faire le ménage dans ses «amitiés», laisser tomber le superflu, se rapprocher de ses forces vitales, réaliser ce qu'on remettait au lendemain. Et continuer à manger du chocolat. Parce que «le chocolat est une émotion», comme dit l'humoriste Anne-Marie Dupras.

Conserver le moral fut pour moi une priorité dès les premiers instants. Avant tout le reste! Le corps ne peut pas suivre si la tête va mal. Et la tentation est parfois grande de se laisser aller au désespoir. Je me suis sentie glisser sur la pente de la dépression durant le mois en chimio. J'ai fui à toutes jambes.

Certaines journées furent orageuses, d'autres tristounettes, parfois même déprimantes, mais j'avais toujours comme devise que je pouvais repartir à zéro en tout temps. *Today is the first day of the rest of your life.* J'ai eu suffisamment de discipline pour essayer de garder mon esprit dans les hauteurs, soit par le sport quotidien, la méditation, le rire, les massages, les lectures, la musique, les conversations téléphoniques ou courriels avec les amies ou ma mère, l'amour. Eh oui, l'amour aussi nous aide à tenir le coup. On s'en doutait, mais la science rassure.

Et je suis certaine que les gens qui ont un animal de compagnie (autre que leur mari ou leur femme) guérissent eux aussi mieux et plus rapidement.

L'ars moriendi

«Que voulez-vous que je dise de moi? Je ne sais rien de moi! Je ne sais même pas la date de ma mort. »
Jorge Luis Borges

L'ART DE mourir est... un art, l'*ars moriendi*.

Autrefois, nos ancêtres apprenaient à mourir en regardant faire la nature, les saisons, un animal. Un grand-père était exposé chez lui après sa mort ; les enfants voyaient la Faucheuse, la sentaient, intégraient leur fin de façon non verbale. Ça rendait un tantinet humble et conscient du temps qui passe.

Aujourd'hui, les signes de l'âge font honte, la vieillesse est taboue et la mort occultée, les funérailles expédiées et le virtuel rend éternel. Nous nions le vivant avec notre façon de vivre qui détruit la vie autour et en nous. Et nous nions la mort qui nous pend au bout du nez. D'où l'acharnement thérapeutique auquel nous nous soumettons et que nous infligeons à ceux que nous prétendons aimer.

Aimer, c'est aussi lâcher prise devant plus grand et plus mystérieux que soi.

J'ai eu la chance d'apprendre à mourir avec mon grand-père. Il est mort le jour de son anniversaire de 96 ans, bouclant la boucle, comme souvent font les morts un peu facétieux.

J'ai pris une semaine de congé pour être près de lui chaque jour, aux soins palliatifs de l'hôpital, où avait travaillé mon père une grande partie de sa vie. C'est là que je lui ai apporté sa dernière crème glacée (au mois de mars), là que j'ai imbibé ses lèvres de gin tonic (son «boire») avec une éponge en lui chantant «Mon cher Alban, c'est à ton tour...» au soir du dernier soir.

Il est mort quelques heures plus tard, après que je l'ai quitté sur ces paroles glissées dans le creux de l'oreille : «Tu peux partir, Alban. T'en as assez fait. Je suis contente de t'avoir connu.»

Dernier clin d'œil de ma part en lui répétant une phrase célèbre chez les Blanchette, de père en fille : «Es-tu contente de m'avoir connu?»

Mon grand-père ne luttait pas contre la mort. À un médecin qui lui demandait «ce qu'il avait», il répondait : «Je suis vieux!» Il y avait chez lui une acceptation bien naturelle et absente de tension entre lui et le jour J. Je dirais même, une élégance.

Quelques jours avant sa mort, mon grand-père m'a demandé de lui dire quand était son anniversaire. «Dans quatre jours! Vas-tu *toffer* jusque-là?» Il a hoché la tête affirmativement. C'était sa façon à lui de garder le contrôle et de dire : «C'est moi qui décide.»

J'ai admiré l'ultime abandon; j'ai pris bonne note de la leçon. Mon grand-père avait moins d'ego que je ne le croyais. Il s'inclinait. Le grand âge nous rend humains.

On peut rire jusqu'à la fin, être gourmand ou fumer sa dernière cigarette, on peut faire ses au revoir sans se dire adieu, on peut affronter sa finitude sans peur même si on risque de perdre le signal wifi. Mourir, cela n'est rien. Ce sont souvent les autres, ces orphelins, qui rendent la tâche difficile.

> «Est-elle un empire
> la lumière qui s'éteint
> ou une luciole?»
> Jorge Luis Borges

LA MORT M'A DIT

Mars 2016

Bonjour Josée,

Dans mon corps, il y a le cancer.

    Dans mon corps, il y a le léiomyosarcome utérin. Un cancer rare, agressif, incurable. Une masse de la grosseur d'un pample-mousse a été retirée de mon abdomen en même temps que l'utérus, les ovaires, une partie de l'intestin et une partie de la vessie. Le diagnostic est clair, le pronostic médical, saisissant : quelques mois à vivre, peut-être deux ans si je dis oui à un protocole sévère de chimiothéra-pie. J'ai alors 49 ans.

    Une pensée me hante : si je choisis de me battre et de faire la guerre aux cellules cancéreuses, c'est comme si j'entrais en guerre contre moi-même. C'est comme si je croyais qu'une partie de moi est mauvaise et que je dois absolument tout faire pour la neutraliser. Je deviens la victime de mon corps qui semble vouloir me mener vers une destruction rapide. J'entre dans la peur et j'oublie complètement que je suis encore vivante.

    Je suis encore vivante! Il y a le cancer et il y a le vivant en moi. Mon corps est un écosystème qui cherche à s'équilibrer à chaque seconde. Et si le cancer était aussi une partie du vivant en moi?

    Après l'opération, j'ai vu la mort de près. J'ai eu la sensation qu'elle était présente, aussi vivante que la Vie. J'ai senti qu'il y avait deux chemins. Un chemin de fin de vie qui allait me mener vers la mort et un chemin de transformation qui allait me mener vers plus de liberté ici, sur terre. Les deux chemins étaient beaux et mystérieux. Une sensation très douce, mêlée de joie et de paix, s'est installée en moi.

    Mon corps n'est pas un agresseur à neutraliser. Il est mon plus précieux compagnon de route. J'ai dit non à la guerre. J'ai dit oui à la vie, quel que soit le chemin emprunté. J'ai dit non à la victimisation. J'ai dit non à l'agression du corps par des mesures qui allaient endom-mager le vivant en moi. J'ai refusé la chimiothérapie. Non pas parce que je suis contre. Le cancer est un chemin très personnel. Chacun le vit à sa manière et fera de son mieux avec les outils qu'il aura choisis. La chimiothérapie n'était pas pour moi. Elle ne pouvait pas me gué-rir. Elle pouvait peut-être me prolonger, mais à quel prix? Mon corps n'en voulait pas et je l'ai écouté. Je lui ai fait confiance.

Refuser la chimiothérapie ne voulait pas dire refuser une médecine qui, en toute bonne foi, cherchait à me préserver de la maladie et de la mort. Refuser d'entrer dans un processus agressif ne voulait pas dire refuser de nourrir la vie et de tout faire pour équilibrer ce qui n'est pas harmonieux à l'intérieur de moi. J'avais déjà dit oui à une opération qui m'a sauvé la vie. J'ai dit oui à quelques séances de radiothérapie pour soulager la douleur. J'ai écouté mon médecin en soins palliatifs qui a tout mis en place pour que je puisse avoir une belle qualité de fin de vie, sans douleur et accompagnée par un réseau de santé qui prend merveilleusement soin de moi.

J'ai fait le ménage en arrachant les mauvaises herbes de mon jardin intérieur (stress, culpabilité, doute, peur). J'ai donné toute la place aux fleurs (joie, rire, paix, légèreté, douceur, enthousiasme). Et maintenant, je cultive mon jardin tous les jours.

Je ne suis pas dans le déni. Je connais ma condition. Je me prépare à la mort. J'ai fait mes préarrangements funéraires, mon testament, mon mandat d'inaptitude. Je prépare mon entourage. Je pratique le détachement. La mort est naturelle et elle peut se présenter n'importe quand. Quand ce sera mon tour, je serai prête et confiante.

J'ai choisi la paix et non la guerre et j'ai dépassé tous les pronostics. Je vis avec le cancer depuis presque trois ans. Je suis encore là. Je nourris la vie, je vis intensément chaque seconde, je suis encore là, au-delà des peut-être, au-delà des mises en garde, au-delà des peurs.

Je suis encore là!

Je n'ai peut-être pas de futur, mais j'ai un présent rempli de vie. Je suis libre, dans la joie, dans un état de grâce qui m'amène à ressentir pleinement toute la richesse de ce qui m'est donné. Le cancer m'a donné la liberté et j'y goûte intensément. C'est bon! La vie m'emplit d'énergie. Je sens qu'elle m'aime. Je ne sais pas quand je vais mourir, mais je sais que je vais mourir consciente et dans la joie. Le mystère m'accompagne. Le mystère est grand. Le mystère est vivant.

J'ai le sourire aux lèvres parce que je me dis souvent que la Vie a le sens de l'humour. Elle est déroutante, elle est mystérieuse, elle est toujours à découvrir, elle est le vent. Et ne suis-je pas aussi tout cela?

Je découvre à travers l'expérience du cancer que la vie ne m'a pas été donnée pour ensuite m'être enlevée. Je comprends que JE SUIS LA VIE.

Anne-Marie Séguin

—

Si tu meurs,
j'te tue

ET SI FINALEMENT je meurs du cancer, le chœur des éplorés pourra chuchoter en aparté : «C'est certain que lorsque tu refuses la chimio... elle n'avait aucune chance, la pauvre.»

Ils pourront se conforter dans leurs croyances, perpétuer le mythe du *bon* et du *mauvais* patient, du *bon* docteur qui «sait», du *bon* médicament qui «soigne» et de la *belle* finale qui élude tout le reste, celle qui ne nécessite pas qu'on se pose les *bonnes* questions.

Ils pourront aussi se dire qu'au final je n'ai pas assez «lutté», pas assez «voulu» et pas tout fait ce qui était raisonnable pour éviter cette rechute en parachute.

Même les médecins ne soulèveront pas la délicate question du cancer secondaire induit par les traitements de chimio suggérés (fortement) ou de l'inefficacité de leurs traitements, de la fatalité de la vie et de l'impuissance de leur «science».

Personne ne parlera de ce qui est vraiment essentiel, on s'entendra sur le non-dit confortable et le fait que l'héroïne a failli.

Bref, on m'assassinera une seconde fois. Heureusement, je serai déjà morte.

Ça change
pas le monde,
sauf que...

« L'homme que je rencontre m'apprend souvent moins que le silence qu'il brise. »
Henry David Thoreau

LA MALADIE nous fait marcher plutôt que courir, emprunter d'autres voies où nous cheminons généralement seuls. Nous ne perdons jamais de vue la ligne d'arrivée.

Refuser des invitations, des voyages, de participer à des événements, rassemblements professionnels ou amicaux, t'est devenu coutumier. Dire non te coûte chaque fois, mais c'est pour mieux te dire oui. Tu t'es rappelé la leçon du Dr David Servan-Schreiber qui attribuait sa dernière rechute de cancer, la fatale, au fait qu'il n'ait pas su se ménager et s'écouter au fil du temps. Pris dans le tourbillon de ses obligations professionnelles et de la promotion de ses livres (*Anticancer, Guérir*, notamment) qui vantaient les mérites d'une approche attentive, il s'est oublié. Il en est mort à 50 ans.

Après deux ou trois ans, les autres ont oublié que tu avais eu le cancer. Pas toi. Le spectre est toujours là. La vie ne continue pas comme avant. Elle ne l'a jamais fait. Chaque jus vert, chaque cuillère de sirop de champignons, chaque effort pour défier le farniente, chaque nuit atrophiée par l'anxiété, chaque prise de sang douloureuse te le rappelle. Il faut te ménager.

Tu as dû te délester de travail, renoncer aux aurores boréales, aux remises de médailles, bouder des amitiés précieuses, éliminer des tâches que tu tenais pour primordiales auparavant, pour te recentrer *chaque jour* sur ce qui était vital. L'essentiel contient l'essence et le ciel. Comment expliquer à des immortels que toi, tu ne l'es plus?

Tu as rêvé d'être aux abonnés absents. Ni par instinct dépressif ou misanthropie, non, simplement pour déployer toutes tes énergies à te guérir, à changer. Tu savais la métamorphose en marche, profonde et lente, ton chemin de Compostelle à toi.

Y es-tu parvenue? Pas assez pour toi certainement. Trop pour les autres, sûrement. Cet équilibre-là n'est jamais totalement parfait ni acquis. Tu considères que tu es en mode guérison jusqu'à la fin de tes jours. Et le reste attendra...

«La mort fait partie du processus de vie, tout le monde y passe. En soi, c'est très rassurant. Profites-en maintenant, fais les choses importantes que tu as à faire...»

Dr David Servan-Schreiber, *On peut se dire au revoir plusieurs fois*

En avant
le miracle

DES CHOSES que j'aurais aimé savoir :

Qu'une fois qu'on a eu un cancer, on peut en avoir d'autres. Trois cancers plus tard, les médecins ne m'en ont toujours pas parlé.

Que je devais prendre en main ma guérison car notre médecine « conventionnelle » attend et voit, elle ne prévient pas.

Que l'attitude passive doublée d'un programme d'examens divers (prises de sang, radios, scans, IRM, coloscopies, mammographies) ne peut que générer de l'anxiété.

Que les médecins sont formés pour « sauver » des vies. Ce que votre existence devient, ce qu'ils provoquent comme dommages collatéraux, ça ne les regarde pas. Contactez votre CLSC.

Que la médecine conventionnelle traite le corps comme un mécanicien une automobile. Mais qui se préoccupe du conducteur ?

Que les compagnies pharmaceutiques en mènent si large que bientôt on nous obligera à aller en chimio, comme du bétail soumis. Le business du cancer a pris le dessus sur la maladie. L'« industrie » de la santé a remplacé le « système » de santé.

Que je suis mon propre médecin (le conducteur), je tiens le gouvernail et je bouffe à tous les râteliers ; je m'entoure d'une équipe soignante. Malheureusement, le Québec accuse un retard énorme en médecine intégrative par rapport au Canada anglais et aux États-Unis.

Que la prévention du cancer se fait tous les jours. Que nous combattons des cellules précancéreuses tous les jours. Que le cancer est souvent asymptomatique. Mieux vaut ne pas attendre d'avoir le cancer pour intégrer la prévention dans son mode de vie.

Arrêter de penser que tout ce qui échappe aux tentacules du Big Pharma fraie assurément avec le charlatanisme et la naïveté, que questionner la science relève de la pseudo-science.

Tout ce que la science n'arrive pas à prouver et expliquer n'est pas forcément inefficace. Les limites de la science sont les siennes. Elles ne sont pas celles de l'univers et des capacités parfois spectaculaires d'autoguérison. Ce qu'on surnomme « miracle » n'est peut-être qu'un autre mot pour « nature ».

Guérir du cancer n'est pas simplement une question de volonté ; ce serait trop facile. Il y a toutes sortes de facteurs qui entrent en jeu : 15 000 sortes de tumeurs et 7 milliards d'humains qui réagissent différemment à des traitements uniformes.

Questionner le *one size fits all* demeure une idée salvatrice.

Personnaliser son traitement revient à se servir de son propre corps comme laboratoire d'essais.

Les miracles existent, mais en général ils ont reçu un coup de pouce et même deux.

Conclusion

Et à la fin

« Une pomme par jour éloigne le médecin... pourvu que l'on vise bien. »
Winston Churchill

DANS LA FOULÉE de cette quête-enquête, j'ai ajouté avec plus ou moins de succès des ingrédients exotiques à mon garde-manger : de la poudre de thé matcha, de l'huile de noix de coco, du topinambour séché, des graines de chanvre et de chia, des lactofermentations, de la chicorée liquide, du chaga, du curcuma, et j'en passe. J'ai également enrichi mon vocabulaire de nouveaux mots : valétudinaire (de santé fragile), télomère (extrémité des chromosomes), épigénétique (influence des comportements sur l'expression des gènes), neuropathie (affection des nerfs), apoptose (mort cellulaire programmée).

Chaque domaine, chaque métier possède son jargon ; ceux de la médecine et de la science n'y échappent pas et ce dialecte pratiqué par une élite à blouse blanche représente un défi supplémentaire pour le patient soucieux de comprendre ce qu'on lui explique plus ou moins pédagogiquement et dans la hâte.

Le terme le plus important demeure pour moi «autonomisation» ou «empowerment», la façon dont on prend sa santé en main et dont on aiguille son instinct vers des traitements qui nous conviennent ou semblent offrir une chance de réussite à nos yeux.

Les gens que je croise depuis deux ans me demandent souvent la liste de ce qu'ils peuvent faire contre le cancer à titre préventif. Pour simplifier, elle se résume à quatre facteurs : ne pas fumer, rester mince (l'obésité est en passe de surclasser le tabac comme cause de cancer qu'on peut prévenir), manger sept fruits et légumes par jour et faire de l'exercice, quotidiennement si possible. Il est plus réconfortant, évidemment, de pointer du doigt les pesticides ou son hérédité que d'amorcer une véritable refonte de ses comportements.

Mais il y a bien davantage. Au-delà de l'aspect fonctionnel et purement pratique, j'ai écrit ce livre pour engager un débat social et nécessaire concernant les abus qui accompagnent certains traitements comme la chimiothérapie. Les patients, et même les médecins, sont souvent leurrés par les promesses des compagnies pharmaceutiques, il n'en fait plus aucun doute à mes yeux. Au risque de jouer les Cassandre, j'ai donné ici une voix aux sans-voix, plaidé pour un consentement éclairé auquel devrait avoir droit tout patient avant de choisir un traitement, quel qu'il soit. Il m'apparaît que ce consentement n'existe à peu près pas, soit en raison du paternalisme médical qui subsiste toujours, soit en vertu d'une omerta inquiétante, soit parce que les praticiens sont eux-mêmes ignorants et / ou bernés. L'importance pour le patient de maîtriser son dossier et d'aller puiser l'information à la source – en amont – est devenue plus que jamais primordiale. Et en vertu même de son propre salut, ce patient a intérêt à réfléchir «à l'extérieur de la boîte» et à se montrer imaginatif.

Heureusement, avec l'expansion d'Internet, les malades peuvent désormais avoir accès à la «science» et jongler eux aussi avec les tenants et les aboutissants d'une prise de risque raisonnable.

J'ai écrit cet ouvrage, propulsée par l'indignation de mes découvertes, malgré l'ordonnance de médecins me prédisant pire que le cancer comme effets secondaires. Je m'attaquais à une organisation systémique dont ils sont eux-mêmes les victimes dans certains cas. Tout le long de mes entrevues et rencontres, j'ai pu constater que la loi du silence règne dans un milieu où les acteurs sont sélectionnés sur le volet, représentent la crème de la société et récoltent énormément, autant en termes pécuniaires qu'en regard de la reconnaissance sociale qui leur est dévolue. Mais on peut aussi se demander pourquoi ces mêmes médecins sont également plus à risque de se suicider ou d'être victimes d'épuisement professionnel, une différence statistique marquée par rapport à l'ensemble de la population.

Pour les besoins de cet ouvrage, ceux qui ont osé parler ouvertement ont soit préalablement abandonné le système de santé, soit pris leur retraite, soit atteint un âge vénérable qui les protège moralement contre toute attaque. Ils n'ont plus rien à perdre, même pas leurs dernières illusions, sauf de dire ce qu'ils en pensent vraiment.

Dans toute cette aventure bien mortelle, j'ai rencontré des humains encore propulsés par leurs idéaux, mais parfois usés par un système qui ne leur permet pas de s'ajuster à la personne en face d'eux et de s'extirper d'une médecine *one size fits all* par manque de temps, de connaissances ou par crainte de poursuites judiciaires. On applique le protocole, un point c'est tout. Et on s'évite les casse-têtes et les remontrances du Collège des médecins.

L'éducation du public et des médecins eux-mêmes demeure un enjeu très actuel face aux approches complémentaires et à la médecine intégrative. Appuyé par de plus en plus d'études scientifiques, ce mouvement prend de l'ampleur, mais le Québec demeure frileux, même par rapport au reste du Canada. Certains traitements jugés alternatifs et farfelus chez nous sont déjà remboursés par l'assurance maladie dans d'autres provinces. Encore là, la pluralité des approches n'est pas encouragée et les docteurs qui osent contredire l'omnipotence d'une certaine vision de la médecine, appuyée sur des intérêts marchands, se font ostraciser, qualifier de fumistes, de naïfs ou d'illuminés. Il n'y a guère de place pour la dissidence.

J'ai fini par départager les médecins en trois catégories : ceux qui appuient ce système sans réserve et sans se poser davantage de questions, ceux qui n'y adhèrent pas, mais s'en accommodent au détriment de leur propre santé psychologique et physique, et ceux qui ne se doutent même pas qu'il existe un système auquel ils participent activement.

Il existe également trois sortes de patients dont les médecins ne souhaitent pas recevoir la visite : les avocats, les journalistes... et les médecins eux-mêmes. Ces patients ont généralement un esprit plus critique et sont qualifiés de « difficiles » parce qu'ils posent trop de questions.

À vous d'oser les poser maintenant.

Remerciements

CE LIVRE est le fruit d'une longue réflexion et d'une recherche soutenue par beaucoup de gens aux expertises diverses et inestimables. Bien sûr, les propos tenus dans cet ouvrage ne les engagent d'aucune manière, mais ils ont contribué à façonner l'édifice chacun à leur façon.

J'aimerais d'abord remercier tout particulièrement la Dre Andrée Robillard, l'éthicienne et avocate Delphine Roigt et l'économiste François Delorme, qui m'ont donné de précieuses indications afin de peaufiner le manuscrit. Vos compétences respectives et votre regard aiguisé ont ajouté des ailes et de la rigueur à mon propos.

Ma reconnaissance va également aux médecins qui m'ont aidée si généreusement, à plusieurs égards... ils sauront lesquels : Dre Émilie Comeau, Dr Yves Quenneville, Dr Charles Ménard, Dre Julie Morisset, Dre Hélène Rousseau, Dre Annie Beaudoin, Dr Christian Boukaram, Dr Fernand Turcotte, Dr Stéphane Ouellet, Dr Sheng Ying Li, Dre Céline Leheurteux, Dr Jean Rochon.

Merci au chercheur en biologie moléculaire Jean-Pierre Perreault pour sa patience et le temps passé à m'expliquer la différence entre l'ARN et l'ADN. Merci également à l'éthicienne et professeure Jocelyne Saint-Arnaud pour sa franchise et son point de vue de philosophe sur les dérives du système de santé. Merci au chercheur Richard Béliveau pour le thé vert et le temps zen à le savourer. Ma reconnaissance va également à la journaliste Marie-Claude Malboeuf pour sa générosité à partager ses recherches avec moi, au-delà de nos médias d'appartenance respectifs.

Je remercie aussi tous ceux qui ont courageusement ajouté leur voix à la mienne dans cet ouvrage; vos témoignages sont précieux et rendent compte d'une réalité trop souvent anonyme.

J'en profite pour remercier profusément ceux et celles qui, d'une façon ou d'une autre, m'ont apporté leur soutien moral ou logistique durant l'écriture et la convalescence ou durant les traitements qui se chevauchaient. Demander de l'aide n'est jamais facile et la guérison repose sur un cercle précieux. Merci d'en avoir fait partie à François Saine pour la réelle empathie, Anne Vastel pour l'alchimie végétale, Anne Dandurand pour le lâcher-prise salvateur, Iléana Doclin pour le service traiteur exquis, Garry Savage et Danielle Poitras pour l'idée de ce livre et les bras, Suzanne Rolland et Minie pour l'hospitalité, Louise Latraverse pour les fous rires de salle d'attente, Michelle Labrèche-Larouche pour l'optimisme, Brigitte Leblanc pour la sororité, Benoit Aubin pour le 911, François Cardinal et Nathalie Collard pour la souplesse familiale, Benoît Lacroix pour les prières, Josée Boileau et Marie-Andrée Chouinard pour la gestion très humaine des ressources, Sylvie Ledoux pour le supplément d'âme, Gilles Blanchette pour le gène de la combativité, Virginie Millière pour le «J'arrive» d'outre-mer, Laure Waridel, Francine Moreau et Marquise Lepage pour la disponibilité, Micheline Proulx pour le mentorat et la fidélité, Jacques Pasquet et Francine Caron pour la couleur verte, Jean-Marie Jolois pour le soutien technique. Merci à la préposée aux bénéficiaires Ndethiou pour son sourire hospitalier.

Merci à mon éditrice, Louise Loiselle, de m'avoir appuyée patiemment tout du long. Pour le lampion à Saint-Séverin aussi. Et merci à toute l'équipe de Flammarion Québec qui travaille si bien. Un merci particulier à mon agent, Patrick Leimgruber, pour sa délicatesse.

À ma famille qui subit le mot «cancer» ad nauseam depuis plus de deux ans et demi, je redis toute ma reconnaissance, plus particulièrement à ma mère Françoise Gagné, mon fils Hugo et mon beau-fils Samuel.

Ce livre n'aurait jamais vu le jour sans les encouragements, la patience et l'humour de mon mari, François Delorme. Il fut un aidant naturel précieux tant pour l'impatiente que pour l'auteure. Mille mercis pour ce soutien qui transcende notre complicité. C'est l'amour... pour le meilleur et pour le pire.

En terminant, je remercie du fond du cœur le public qui m'a soutenue et nourrie par ses commentaires, découvertes et témoignages. C'est pour lui que j'ai écrit ce livre et grâce à lui si j'ai trouvé la motivation de parachever l'ouvrage.

NOTES

Tous les liens cités étaient fonctionnels en juin 2016.

Avant-propos – La face cachée du cancer

1. Joël de Rosnay, *Joël de Rosnay* : *Épigénétique*, [Enregistrement vidéo]. [www.youtube.com/watch?v=XTyhB2QgjKg]
2. Song Wu et autres, «Substantial Contribution of Extrinsic Risk Factors to Cancer Development», *Nature*, vol. 529, nº 7584 (janvier 2016), p. 43-47. [www.nature.com/nature/journal/v529/n7584/full/nature16166.html]
3. Paul D. Loprinzi et autres, «Healthy Lifestyle Characteristics and Their Joint Association with Cardiovascular Disease Biomarkers in US Adults», *Mayo Clinic Proceedings*, vol. 91, nº 4 (avril 2016), p. 432-442. [www.mayoclinicproceedings.org/article/S0025-6196%2816%2900043-4/fulltext]
4. Christopher M. Blanchard, Kerry S. Courneya et Kevin Stein, «Cancer Survivors' Adherence to Lifestyle Behavior Recommendations and Associations with Health-related Quality of Life: Results from the American Cancer Society's SCS-II», *Journal of Clinical Oncology*, vol. 26, nº 13 (mai 2008), p. 2198-2204. [www.uptodate.com/contents/the-roles-of-diet-physical-activity-and-body-weight-in-cancer-survivorship/abstract/29]
5. Observatoire des services professionnels, *Les coûts économiques du cancer au Québec en 2013*, Montréal, Coalition Priorité Cancer, 2014, 63 p. [fr.calameo.com/read/0012859279adcfde6a198?authid=pIlthvR5cjdR]

Introduction

1. Jessica Nadeau, «Sous la coupe d'un ministre», *Le Devoir*, 24 décembre 2015, p. B3. [www.ledevoir.com/societe/sante/458789/sante-sous-la-coupe-d-un-ministre]
2. Ariane Lacoursière, «Santé publique : choix économique», *La Presse+*, 24 février 2016, section Actualités, écran 2. [plus.lapresse.ca/screens/a7a7f09d-8913-4bc8-b4e2-198f265614c4|_0.html]

1. Bien traités mais mal soignés

Anarchique, asocial et contre-productif

1. Dʳ Sherwin B. Nuland, *How We Die*: *Reflections on Life's Final Chapter*, New York, Alfred A. Knopf, 1994, 278 p.

To chimio, or not to chimio?

1. «Économie et santé : 300 000 $ pour des nouveaux médicaments contre le cancer», *Une pilule, une petite granule*, [Enregistrement vidéo], Montréal, Télé-Québec, 13 novembre 2014, 5 min 11 s. [pilule.telequebec.tv/occurrence.aspx?id=1258]

2. Holly G. Prigerson et autres, « Chemotherapy Use, Performance Status, and Quality of Life at the End of Life », *JAMA Oncology*, vol. 1, n° 6 (septembre 2015), p. 778-784. [oncology.jamanetwork.com/article.aspx?articleid=2398177]

3. Jessica Nadeau, « Le dilemme du maintien en vie "à tout prix" », *Le Devoir*, 8 juin 2015, p. A1. [www.ledevoir.com/societe/sante/442153/plint-chaud-le-dilemme-du-soigner-a-tout-prix]

4. Alice Park, « When Chemotherapy Does More Harm Than Good », *Time*, 23 juillet 2015. [time.com/3968918/when-chemotherapy-does-more-harm-than-good/?xid=tcoshare]

5. Gina Kolata, « Advances Elusive in the Drive to Cure Cancer », *The New York Times*, 23 avril 2009. [nytimes.com/2009/04/24/health/policy/24cancer.html?pagewanted=2&_r=1]

6. Graeme Morgan, Robyn Ward et Michael Barton, « The Contribution of Cytotoxic Chemotherapy to 5-year Survival in Adult Malignancies », *Clinical Oncology*, vol. 16, n° 8 (décembre 2004), p. 549-560. [www.ncbi.nlm.nih.gov/pubmed/15630849 ; www.burtongoldberg.com/home/burtongoldberg/contribution-of-chemotherapy-to-five-year-survival-rate-morgan.pdf]

Externalités négatives

1. Jonathan D. Rockoff, « How Pfizer Set the Cost of Its New Drug at $9,850 a Month », *The Wall Street Journal*, 9 décembre 2015. [www.msn.com/en-us/money/companies/how-pfizer-set-the-cost-of-its-new-drug-at-dollar9850-a-month/ar-AAgbvuf]

2. Austin Frakt, « Why Preventing Cancer Is Not the Priority in Drug Development », *The New York Times*, 28 décembre 2015. [www.nytimes.com/2015/12/29/upshot/why-preventing-cancer-is-not-the-priority-in-drug-development.html]

3. Stephen J. Dubner, « The Unsustainable Economics of Cancer Drugs », *Freakonomics*, 22 octobre 2013. [freakonomics.com/2013/10/22/the-unsustainable-economics-of-cancer-drugs]

4. Stephen S. Hall, « The Cost of Living », *New York Magazine*, 20 octobre 2013. [nymag.com/news/features/cancer-drugs-2013-10]

Les aiguilles et le Folfox

1. Données tirées de rapports financiers d'établissements de santé.

2. Vérificateur général du Québec, « Chapitre 6 : Médicaments et services pharmaceutiques », *Rapport du Vérificateur général du Québec à l'Assemblée nationale pour l'année 2014-2015 : vérification de l'optimisation des ressources*, Québec, gouvernement du Québec, 2014, p. 19. [www.vgq.gouv.qc.ca/fr/fr_publications/fr_rapport-annuel/fr_2014-2015-VOR-Printemps/fr_Rapport2014-2015-VOR-Chap06.pdf]

3. Éric Yvan Lemay, « Des questions qui dérangent », *Le Journal de Montréal*, 4 novembre 2015. [www.journaldemontreal.com/2015/11/04/des-questions-qui-derangent]

Five feet under

1. Marie-Claude Malboeuf, « Chimiothérapie : "combien de morts ça va prendre ?" », *La Presse+*, 8 septembre 2015, section Actualités, écran 2. [plus.lapresse.ca/screens/f8dcd823-f94c-4c82-a6a9-12559fa4bd37|bIS-rGPwqr6y.html]
2. L. Wayne Keiser, « The Role of Pharmacogenetics in the Management of Fluorouracil-based Toxicity », *Community Oncology*, vol. 5, n° 10, suppl. 12 (octobre 2008), p. 1-8. [www.oncologypractice.com/co/journal/articles/0510s1201.pdf]
3. Ursula Amstutz et autres, « Dihydropyrimidine Dehydrogenase Gene Variation and Severe 5-fluorouracil Toxicity: a Haplotype Assessment », *Pharmacogenomics*, vol. 10, n° 6 (juin 2009), p. 931-944. [www.futuremedicine.com/doi/abs/10.2217/pgs.09.28]
4. Manon Launay et autres, « Beating the Odds: Efficacy and Toxicity of Dihydropyrimidine Dehydrogenase-driven Adaptive Dosing of 5-FU in Patients with Digestive Cancer », *British Journal of Clinical Pharmacology*, vol. 81, n° 1 (janvier 2016), p. 124-130. [onlinelibrary.wiley.com/doi/10.1111/bcp.12790/abstract]
5. « Colorectal Cancer and Preparing for Chemotherapy? Ask About Your Risk of Serious Side Effects », *Know the Risk of 5-FU Chemotherapy*. [www.know-the-risk-of-5fu-chemotherapy.com/quick-facts]
6. Personalized Medicine Coalition, « Figure 3: One Size Does Not Fit All », dans *The Case for Personalized Medicine*, Washington (DC), 2014, p. 11. [www.personalizedmedicinecoalition.org/Userfiles/PMC-Corporate/file/pmc_case_for_personalized_medicine.pdf]
7. Ashley Welch, « Genetic Test May Predict Patients' Response to Cancer Drugs », *CBS News*, 29 mai 2015. [www.cbsnews.com/news/genetic-biomarker-may-predict-patients-response-to-cancer-drugs]
8. Isabelle Porter, « Quand la chimiothérapie tue », *Le Devoir*, 3 décembre 2015, p. A1. [www.ledevoir.com/societe/sante/456870/quand-la-chimiotherapie-tue]

C'est l'espoir qui tue

1. Timothy Taylor, « The Rising Price of Anti-Cancer Drugs », *Conversable Economist*, 16 février 2015. [conversableeconomist.blogspot.ca/2015/02/the-rising-price-of-anti-cancer-drugs.html]
2. Institut national d'excellence en santé et en services sociaux.
3. Institut national d'excellence en santé et en services sociaux, *Yervoy*MC – *Mélanome avancé ou métastatique*, Québec, gouvernement du Québec, 2015, p. 3. [www.inesss.qc.ca/fileadmin/doc/INESSS/Inscription_medicaments/Avis_au_ministre/Fevrier_2015/Yervoy_2015_02_CAV.pdf]

4. Amélie Daoust-Boisvert, « Remboursement de médicaments : qui influence Québec ? », *Le Devoir*, 28 novembre 2011, p. A1. [www.ledevoir.com/societe/sante/337116/remboursement-de-medicaments-qui-influence-quebec]

Jamais deux sans trois

1. L. M. Morton et autres, « The Rising Incidence of Second Cancers: Patterns of Occurrence and Identification of Risk Factors for Children and Adults », *American Society of Clinical Oncology Educational Book*, 2014, p. 57-67. [www.ncbi.nlm.nih.gov/pubmed/24857148]
2. National Cancer Institute, *Second Primary Cancers*. [dceg.cancer.gov/research/what-we-study/second-cancers]
3. G. M. Dores et autres, « Pancreatic Cancer Risk After Treatment of Hodgkin Lymphoma », *Annals of Oncology*, vol. 25, n⁰ 10 (octobre 2014), p. 2073-2079. [annonc.oxfordjournals.org/content/25/10/2073.full]
4. Lois B. Travis et autres, « Lung Cancer Following Chemotherapy and Radiotherapy for Hodgkin's Disease », *Journal of the National Cancer Institute*, vol. 94, n⁰ 3 (février 2002), p. 182-192. [jnci.oxfordjournals.org/content/94/3/182.full]
5. Anne Gourvès, « Chimiothérapie : ce qu'on ne vous dit pas », *Nexus*, n⁰ 102 (janvier-février 2016), p. 44-55.
6. Yu Sun et autres, « Treatment-induced Damage to the Tumor Microenvironment Promotes Prostate Cancer Therapy Resistance Through WNT16B », *Nature Medicine*, vol. 18, n⁰ 9 (septembre 2012), p. 1359-1368. [www.nature.com/nm/journal/v18/n9/abs/nm.2890.html]
7. Cong-Cong Shen et autres, « WNT16B from Ovarian Fibroblasts Induces Differentiation of Regulatory T Cells through β-Catenin Signal in Dendritic Cells », *International Journal of Molecular Sciences*, vol. 15, n⁰ 7 (juillet 2014), p. 12928-12939. [www.mdpi.com/1422-0067/15/7/12928/pdf]

Du cannabis au charlatanisme

1. The American Alliance for Medical Cannabis, *Granny Storm Crow's List*, janvier 2014. [www.letfreedomgrow.com/cmu/GSCListJan2014CONDITIONS.pdf]
2. Leah Spicer, *Utilisations historiques et culturelles du cannabis et le « débat sur la marijuana » au Canada*, Ottawa, Bibliothèque du Parlement, 12 avril 2012. [www.parl.gc.ca/content/sen/committee/371/ille/library/spicer-f.htm]

Internet, c'est pas net

1. Cité dans Mikkel Borch-Jacobsen et autres, *La vérité sur les médicaments : comment l'industrie pharmaceutique joue avec notre santé*, Montréal, Édito, 2014, p. 244.
2. *Ibid.*, p. 245.

Une aspirine chaque matin garde le médecin au loin

1. Marine Corniou, «Anti-cancer : les promesses de l'aspirine», *Québec Science*, décembre 2014, p. 15-19. [www.quebecscience.qc.ca/magazines/articles/Decembre2014_926bf093076c.pdf]
2. Jack Cuzick et autres, «Estimates of Benefits and Harms of Prophylactic Use of Aspirin in the General Population», *Annals of Oncology*, vol. 26, n⁰ 1 (janvier 2015), p. 47-57. [annonc.oxfordjournals.org/content/early/2014/07/30/annonc.mdu225.abstract] Publié à l'origine sur Internet en 2014.
3. European Society for Medical Oncology, *ECC 2015 Press Release: Post Diagnosis Aspirin Improves Survival in All Gastrointestinal Cancers*, 28 septembre 2015. [www.esmo.org/Conferences/Past-Conferences/European-Cancer-Congress-2015/News/Post-Diagnosis-Aspirin-Improves-Survival-in-all-Gastrointestinal-Cancers]
4. Yin Cao et autres, «Population-wide Impact of Long-term Use of Aspirin and the Risk for Cancer», *JAMA Oncology*, vol. 2, n⁰ 6 (juin 2016). [oncology.jamanetwork.com/article.aspx?articleid=2497878]
5. Richard Béliveau, «L'aspirine améliore les chances de survivre au cancer», *Le Journal de Montréal*, 13 décembre 2015. [www.journaldemontreal.com/2015/12/13/laspirine-ameliore-les-chances-de-survivre-au-cancer]

Bien traités mais mal soignés

1. Barrie R. Cassileth et Gary Deng, «Complementary and Alternative Therapies for Cancer», *The Oncologist*, vol. 9, n⁰ 1 (février 2004), p. 80-89. [theoncologist.alphamedpress.org/content/9/1/80]
2. Claudine Auger, *L'implication du patient comme responsable de sa santé*, Médecins francophones du Canada, 2013. [www.medecinsfrancophones.ca/publications/chroniques/formation-continue/l-implication-du-patient-comme-responsable-de-sa-sante.fr.html]

Mon docteur indien

1. *Mon docteur indien*, [Enregistrement vidéo], réalisateur : Simon Brook, Paris, ARTE France/Artline Films, 2012. [www.youtube.com/watch?v=kE2rOJACO_Y]

La santé intégrative sur les bancs d'école

1. Maida J. Sewitch et autres, «A Literature Review of Health Care Professional Attitudes Toward Complementary and Alternative Medicine», *Complementary Health Practice Review*, vol. 13, n⁰ 3 (octobre 2008), p. 139-154. [chp.sagepub.com/content/13/3/139.full.pdf+html]
2. Université McGill, *McGill Programs in Whole Person Care*, 2016. [www.mcgill.ca/wholepersoncare]

Rémission spontanée ou radicale

1. Kelly A. Turner, *Rémission radicale : survivre au cancer malgré les pires pronostics*, traduit de l'anglais par Paulette Vanier, Montréal, Flammarion Québec, 2016.
   «Kelly A. Turner [Entrevue]», *Radical Remission (and Prevention!): 3 Things Survivors Do.* [kriscarr.com/blog-video/radical-remission-kelly-turner]
   Propos cités dans Eric Nelson, «Une chercheuse du cancer redéfinit la rémission spontanée», *A Healthy Europe*, 19 juillet 2013. [ahealthyeurope.com/2013/09/24/une-chercheuse-du-cancer-redefinit-la-remission-spontanee]
2. Andy Coghlan, «Meditation Boosts Genes That Promote Good Health», *New Scientist*, 2 mai 2013. [www.newscientist.com/article/dn23480-meditation-boosts-genes-that-promote-good-health.html]
3. Kelly A. Turner, Ph. D. [www.radicalremission.com]

Ça fait suer

1. J. Crookham, «A Guide to Exercise Prescription», *Primary Care*, vol. 40, n° 4 (décembre 2013), p. 801-820. [www.ncbi.nlm.nih.gov/pubmed/24209719]
2. National Cancer Institute, *Physical Activity and Cancer*. [www.cancer.gov/cancertopics/factsheet/prevention/physicalactivity]
3. Dr Michael Greger, «Exercise as Medicine», *NutritionFacts.org*, 24 septembre 2015. [nutritionfacts.org/2015/09/24/exercise-as-medicine]
4. Darren E. R. Warburton et autres, «Prescribing Exercise as Preventive Therapy», *Canadian Medical Association Journal*, vol. 174, n° 7 (mars 2006), p. 961-974. [www.ncbi.nlm.nih.gov/pubmed/16567757]
5. Sylvie Boistard, «Rester assis plus de deux heures augmente les risques de cancer», *Viva*, 18 juin 2014. [www.viva.presse.fr/rester-assis-plus-de-deux-heures-augmente-les-risques-de-cancer-169699]
6. RelaxNews, «La station assise prolongée favoriserait les risques de cancer», *La Presse*, 8 novembre 2011. [www.lapresse.ca/vivre/sante/201111/08/01-4465795-la-station-assise-prolongee-favoriserait-les-risques-de-cancer.php]

2. Ils sont humains

Deux erreurs valent mieux qu'une

1. Amélie Daoust-Boisvert, «La pertinence de la mammographie est mise en doute», *Le Devoir*, 12 février 2014, p. A1. [www.ledevoir.com/societe/sante/399658/la-mammographie-remise-en-question]
2. Anthony B. Miller et autres, «Twenty-five Year Follow-up for Breast Cancer Incidence and Mortality of the Canadian National Breast Screening Study: Randomised Screening Trial», *BMJ*, vol. 348 (11 février 2014). [www.bmj.com/content/348/bmj.g366]

3. Charles Harding et autres, «Less Is More: Breast Cancer Screening, Incidence, and Mortality Across US Counties», *JAMA Internal Medicine*, vol. 175, n⁰ 9 (septembre 2015), p. 1483-1489. [archinte.jamanetwork.com/article.aspx?articleid=2363025]
4. Siobhan O'Connor, «Why Doctors Are Rethinking Breast-cancer Treatment», *Time*, 1er octobre 2015. [time.com/4057310/breast-cancer-overtreatment]
5. Annick Poitras, «La mammographie sauve-t-elle des vies?», *Châtelaine*, 30 septembre 2014. [fr.chatelaine.com/sante/la-mammographie-sauve-t-elle-des-vies]
6. Helen Branswell, «Étude : un type de cancer du sein est surtraité», *Le Devoir*, 21 août 2015, p. A4. [www.ledevoir.com/non-classe/448165/etude-un-type-de-cancer-du-sein-est-surtraite]

Ce qu'on ne sait pas nous fait mal

1. Ingrid Torjesen, «European Ombudsman Ramps Up Action Against European Medicine's Agency over Data Transparency Plans», *BMJ*, vol. 348 (juin 2014). [www.bmj.com/content/348/bmj.g3733?ijkey=3ab8e6b7922240e78976ea0cf2a1a9569d544b62&keytype2=tf_ipsecsha]
2. Sidney M. Wolfe, «Selective Clinical Trial Reporting: Betraying Trial Participants, Harming Patients», *BMJ*, vol. 350 (juin 2015), p. h2753. [www.bmj.com/content/350/bmj.h2753]
3. Peter C. Gotzsche, «L'accès public aux données des agences du médicament», dans *Remèdes mortels et crime organisé*, Québec, Presses de l'Université Laval, 2015, p. 193-212.
4. Franklin G. Miller et Howard Brody, «Viewpoint: Professional Integrity in Industry-sponsored Clinical Trials», *Academic Medicine: Journal of the Association of American Medical Colleges*, vol. 80, n⁰ 10 (octobre 2005), p. 899-904. [journals.lww.com/academicmedicine/Fulltext/2005/10000/Viewpoint__Professional_Integrity_in.5.aspx]

Une doc à l'assaut

1. Livres traduits par le Dr Fernand Turcotte et publiés aux Presses de l'Université Laval : Alan Cassels, *Traquer la maladie*, 2016, 198 p.; Peter G. Gotzsche, *Remèdes mortels et crime organisé*, 2015, 454 p.; Nortin M. Hadler, *Patient et citoyen*, 2014, 276 p.; Nortin M. Hadler, *Repenser le vieillissement*, 2013, 318 p.; H. Gilbert Welch, Lisa M. Schwartz et Steven Woloshin, *Le surdiagnostic : rendre les gens malades par la poursuite de la santé*, 2012, 328 p.; Nortin M. Hadler, *Poignardé dans le dos*, 2011, 262 p.; Nortin M. Hadler, *Malades d'inquiétude? Diagnostic : la surmédicalisation!*, 2010, 502 p.; Nortin M. Hadler, *Le dernier des bien portants*, 2008, 344 p.; H. Gilbert Welch, *Dois-je me faire tester pour le cancer?*, 2005, 264 p.

2. Nicholas-James Clavet et autres, *Les dépenses en santé du gouvernement du Québec, 2013-2030 : projections et déterminants*, Montréal, Centre interuniversitaire de recherche en analyse des organisations, 2013, 14 p. [www.cirano.qc.ca/pdf/publication/2013s-45.pdf]

3. Jean Hamann, « La peur, pire que le mal », *Encyclopédie de L'Agora*, 1er avril 2012. [agora.qc.ca/documents/depistage--la_peur_pire_que_le_mal_par_jean_hamann]

4. « La face cachée de l'industrie pharmaceutique : remèdes mortels et crime organisé », *Dessine-moi un dimanche*, [Émission radiophonique], Montréal, Ici Radio-Canada Première, 17 mai 2015. [ici.radio-canada.ca/emissions/dessine_moi_un_dimanche/2014-2015/chronique.asp?idChronique=372704]

L'affaire Makayla

1. Agence France-Presse, « Les cancers chez les enfants sont mieux soignés, mais les survivants gardent de nombreuses séquelles, parfois graves », *Le Devoir*, 3 février 2016, p. A4. [www.ledevoir.com/societe/sante/461958/les-cancers-chez-les-enfants-sont-mieux-soignes]

2. Nahnda Garlow, « Family of Makayla Sault Speak Out about Their Experiences », *Two Row Times*, 4 mars 2015. [www.tworowtimes.com/opinions/opinion/family-of-makayla-sault-speak-out-about-their-experiences]

3. Yves Boisvert, « Morte d'avoir été amérindienne », *La Presse*, 22 janvier 2015. [www.lapresse.ca/debats/chroniques/yves-boisvert/201501/22/01-4837408-morte-davoir-ete-amerindienne.php]

Le prix à payer

1. Mikkel Borch-Jacobsen (dir.) et autres, *La vérité sur les médicaments : comment l'industrie pharmaceutique joue avec notre santé*, Montréal, Édito, 2014, p. 100.

Tomber sur le bon

1. Isabelle Paré, « Cancer du sein : les thérapies ciblées ont-elles livré leurs promesses ? », *Le Devoir*, 11 février 2015, p. A1. [www.ledevoir.com/societe/actualites-en-societe/431447/cancer-du-sein-les-therapies-ciblees-ont-elles-livrees-leurs-promesse]

Tchernobyl dans le cul

1. Sophie Allard, « Jusqu'à 35 % des examens seraient évitables, selon des experts », *La Presse+*, 4 mars 2016, section Actualités, écran 2. [plus.lapresse.ca/screens/75ee8a50-79e0-4243-87d1-8f83deb6a437|kUb0m8kQX49q.html]

2. Michael Greger, « Cancer Risk from CT Scan Radiation », [Enregistrement vidéo], *NutritionFacts.org*, 19 juin 2013. [nutritionfacts.org/video/cancer-risk-from-ct-scan-radiation]
« Risques liés aux rayons X », *info-radiologie.ch*, juillet 2015. [www.info-radiologie.ch/risques_lies_aux_rayons.php]

3. Christoph I. Lee et autres, « Radiation-related Risks of Imaging Studies », *UpToDate*, 2016. [www.uptodate.com/contents/radiation-related-risks-of-imaging-studies] Voici un extrait traduit de cet article : « La plus grande part des radiations produites par l'imagerie médicale est causée par les tomodensitométries. À titre d'exemple, une seule tomodensitométrie abdominale produit des radiations équivalant à environ 400 radiographies postéro-antérieures du thorax et le risque associé au premier type d'examen demeure incertain. Au cours des deux dernières décennies, le recours à ce type d'examen a connu une augmentation exponentielle. Près des trois quarts des tomodensitométries réalisées aux États-Unis l'ont été dans des établissements de soins de courte durée ; dans un grand hôpital établi en milieu urbain, le nombre de tomodensitométries par patient a doublé entre 2001 et 2007 ; le nombre de tomodensitométries du thorax a pour sa part été multiplié par six. Aux États-Unis, selon une estimation, le recours à ce type d'examen pourrait, à l'avenir, être responsable de 1,5 à 2 % de tous les cancers. » David J. Brenner et Eric J. Hall, « Computed Tomography: An Increasing Source of Radiation Exposure », *The New England Journal of Medicine*, vol. 357, n° 22 (novembre 2007), p. 2277-2284. [www.columbia.edu/~djb3/papers/nejm1.pdf]

4. « Doses reçues lors d'un examen radiologique », *info-radiologie.ch*, 2013. [www.info-radiologie.ch/dose_rayon_radiologie.php] Tableau sur les doses reçues lors d'un examen radiologique.

5. Sophie Allard, « Santé : en chiffres », *La Presse+*, 4 mars 2016, section Actualités, écran 2. [plus.lapresse.ca/screens/75ee8a50-79e0-4243-87d1-8f83deb6a437|kUb05p5DqRKs.html]

6. Sophie Allard, « Santé : deux fois plutôt qu'une », *La Presse+*, 4 mars 2016, section Actualités, écran 2. [plus.lapresse.ca/screens/75ee8a50-79e0-4243-87d1-8f83deb6a437|kUb0M5.siGwv.html]

Le médecin et la mort

1. « Atul Gawande [Entrevue] », *The Economist*, 19 novembre 2014. [www.youtube.com/watch?v=jlSIN7FF56Y&feature=em-uploademail]

2. Jessica Nadeau, « Le dilemme du maintien en vie « à tout prix » », *Le Devoir*, 8 juin 2015, p. A1. [www.ledevoir.com/non-classe/442153/plint-chaud-le-dilemme-du-soigner-a-tout-prix]

Le docteur qui vous prend la main

1. Dr Yves Quenneville et Dr Natasha Dufour, *Vivre avec un proche gravement malade*, Montréal, Bayard Canada, 2008, 148 p.

2. Dieudonné, *Le cancer*, [Enregistrement vidéo]. [www.youtube.com/watch?v=b0GDq-R76fY]

Le résident

1. Amélie Daoust-Boisvert, « Revenu des médecins : aucun domaine médical sous la barre des 200 000 $ », *Le Devoir*, 15 juillet 2014, p. A1. [www.ledevoir.com/societe/sante/413464/revenu-des-medecins-aucun-domaine-medical-sous-la-barre-des-200-000]

Les dissidents

1. Tito Fojo et autres, « Unintended Consequences of Expensive Cancer Therapeutics: The Pursuit of Marginal Indications and a Me-too Mentality That Stifles Innovation and Creativity », *Jama Otolaryngology–Head & Neck Surgery*, vol. 140, n° 12 (décembre 2014), p. 1225-1236. [archotol.jamanetwork.com/article.aspx?articleid=1891387]
2. Allen Frances, « Why Are Most Cancer Drugs So Expensive and So Ineffective? », *The Huffington Post*, 16 octobre 2015. [www.huffingtonpost.com/allen-frances/why-are-most-cancer-drugs_b_8294392.html]

Et avec votre esprit

1. Société intégrative d'oncologie. [www.integrativeonc.org]
2. Dr Christian Boukaram. [www.drboukaram.com]
3. Dr Christian Boukaram, *Le pouvoir anticancer des émotions*, Montréal, Éditions de l'Homme, 2011, 176 p.
4. Keith I. Block, « Could Integrative Cancer Treatment Be Cost-saving and Resuscitate a Submerged Medical System? », *Integrative Cancer Therapies*, vol. 8, n° 3 (2009), p. 205-207. [ict.sagepub.com/content/8/3/205.full.pdf]
5. Ermina Guamera, Bonnie J. Horrigan et Constance M. Pechura, *The Efficacy and Cost-effectiveness of Integrative Medicine*, The Bravewell Collaborative, juin 2010, 16 p. [www.bravewell.org/integrative_medicine/efficacy_cost]
6. Sue McGreevey, « Relaxation Response Proves Positive », *Harvard Gazette*, 13 octobre 2015. [news.harvard.edu/gazette/story/2015/10/relaxation-response-proves-positive]
7. Centre de cancérologie intégrative d'Ottawa, *Une subvention de 3 millions $ est octroyée à des chercheurs*, 31 mars 2015. [www.oicc.ca/fr/news/news-releases/bastyr]
8. Dr Christian Boukaram, *La médecine intégrative pour les débutants*, Club Défi Cancer, 20 octobre 2015 [www.cancerfightclub.com/communaute/notre-blogue/publication/4012]

Austérité

1. Céline Lambert et Danièle Blondeau, « Chemins et impasses du jugement clinique au quotidien », dans Jean-François Malherbe (dir.), *Compromis, dilemmes et paradoxes en éthique clinique*, Namur-Montréal, Artel-Fides, coll. Catalyses, 1999, p. 39-62.

3. Être dans son assiette

Alimentaire, mon cher Watson

1. Pierre Pelchat, « Peu de médecins parlent d'alimentation à leurs patients diabétiques », *Le Soleil*, 8 juillet 2015. [www.lapresse.ca/le-soleil/ actualites/sante/201507/07/01-4883856-peu-de-medecins-parlent-dalimentation-a-leurs-patients-diabetiques.php]
2. Daniel Schwartz, « The Politics of Food Guides », *CBC News*, 30 juillet 2012. [www.cbc.ca/news/health/the-politics-of-food-guides-1.1268575]
3. Dr Yoni Freedhoff, « Canada's Food Guide Is Broken – And No One Wants to Fix It », *The Globe and Mail*, 26 avril 2015. [www.theglobeandmail.com/ life/health-and-fitness/health-advisor/canadas-food-guide-is-broken-and-no-one-wants-to-fix-it/article24111642] Voici un extrait traduit de cet article : « Prenons par exemple le cas du Comité consultatif sur le Guide alimentaire, composé de 12 membres, qui a joué un rôle déterminant dans l'élaboration du Guide que les Canadiens utilisent encore aujourd'hui. Pas moins de 25 % des membres de ce comité étaient à l'époque au service de sociétés dont les intérêts principaux seraient touchés par les recommandations du Guide.

   « Parmi ceux-ci figuraient le responsable de la nutrition et de l'éducation de la BC Dairy Foundation (producteurs de lait), le directeur général d'Industrie de l'huile végétale du Canada et le directeur des affaires scientifiques et réglementaires de Fabricants de produits alimentaires et de consommation du Canada, qui représentait les intérêts de sociétés comme PepsiCo, Frito Lay et Coca-Cola. »
4. Jean-François Cliche, « Le *Guide alimentaire canadien* "pas basé sur la science" ? », *Sciences dessus dessous*, 27 avril 2015. [blogues.lapresse.ca/sciences/2015/04/27/ le-guide-alimentaire-canadien-%C2%ABpas-base-sur-la-science]
5. L'Université Harvard réplique au Département de l'agriculture des États-Unis avec le *Healthy Eating Plate*. [www.hsph.harvard.edu/ nutritionsource/healthy-eating-plate]
6. Myriam Laplante El Haïli, « Révision du *Guide alimentaire* : le secteur agroalimentaire exclu », *La Terre de chez nous*, 3 mars 2016. [www.laterre. ca/actualites/alimentation/revision-du-guide-alimentaire-le-secteur-agroalimentaire-exclu.php]
7. Radio-Canada et La Presse canadienne, « La crise de l'obésité est réelle », *ICI Radio-Canada.ca*, 1er mars 2016. [ici.radio-canada.ca/nouvelles/ sante/2016/03/01/001-obesite-comite-senat-guide-alimentaire-canadien-changements-necessaires.shtml]
8. Adriana Barton, « Brazil Takes an Unambiguous New Approach to Fighting Fat », *The Globe and Mail*, 16 mars 2014. [www. theglobeandmail.com/life/health-and-fitness/health/ brazil-takes-an-unambiguous-new-approach-to-fighting-fat/ article17496796]

9. Marie-Claude Julien, « Le *Guide alimentaire canadien* : il faut s'inspirer des Brésiliens selon un chercheur », *ICI Radio-Canada.ca*, 2 mars 2016. [ici.radio-canada.ca/regions/mauricie/2016/03/02/007-guide-alimentaire-canadien-comite-senatorial-revision-bresil.shtml]

Le samouraï

1. Jean-Benoit Legault, « La nutrithérapie, une voie d'avenir : une entrevue avec Dr Richard Béliveau », *Passeportsanté.net*, 10 novembre 2003. [www.passeportsante.net/fr/Actualites/Entrevues/Fiche.aspx?doc=beliveau_r_20031110]
2. Martine Betti-Cusso, « Sucre, sel et gras : un trio indispensable à notre alimentation », *Le Figaro*, 25 novembre 2015. [sante.lefigaro.fr/actualite/2015/11/25/24341-sucre-sel-gras-trio-indispensable-notre-alimentation]

The C word

1. Vimooz, *Cancer Documentary*, The C Word, *Narrated by Morgan Freeman to Premiere at DOC NYC*. [www.vimooz.com/2015/11/02/documentary-the-c-word-morgan-freeman-doc-nyc-trailer]
2. Donald W. Light. [www.pharmamyths.net]
3. Pauline Gravel, « Le cancer, plus qu'une question de malchance », *Le Devoir*, 17 décembre 2015, p. A1. [www.ledevoir.com/societe/science-et-technologie/458131/l-environnement-responsable-de-70-a-90-des-cancers]

Imaginez deux semaines !

1. Imperial College London, « Diet Swap Has Dramatic Effects on Colon Cancer Risk for Americans and Africans », *Science Daily*, 28 avril 2015. [www.sciencedaily.com/releases/2015/04/150428125038.htm]
2. Richard Béliveau, « L'incroyable impact de l'alimentation sur le côlon », *Le Journal de Montréal*, 7 juin 2015. [www.journaldemontreal.com/2015/06/07/lincroyable-impact-de-lalimentation-sur-le-colon]

Le joyeux docteur

1. Professeur Joyeux. [www.professeur-joyeux.com/category/lettres]

L'ordonnance du Dr Greger

1. Dr Michael Greger et Gene Stone. *How Not To Die: Discover the Foods Scientifically Proven to Prevent and Reverse Disease*, New York, Flatiron Books, 2015, 576 p.
2. E. Lanza et autres, « High Dry Bean Intake and Reduced Risk of Advanced Colorectal Adenoma Recurrence Among Participants in the Polyp Prevention Trial », *The Journal of Nutrition*, vol. 136, n° 7 (juillet 2006), p. 1896-1903. [www.ncbi.nlm.nih.gov/pubmed/16772456]
3. Heinrich Böll Foundation et Friends of the Earth Europe, *Meat Atlas: Facts and Figures About the Animals We Eat*, Berlin-Bruxelles, 2014, 68 p. [www.boell.de/sites/default/files/meat_atlas2014_kommentierbar.pdf]

Le charme discret de l'intestin

1. Patrick D. Paquette, «Première mondiale dans le monde des probiotiques», *Agence Science-Presse*, 17 janvier 2013. [www.sciencepresse. qc.ca/blogue/2013/01/17/premiere-mondiale-monde-probiotiques]
2. Pierre Vallée, «Les probiotiques à la rescousse : *lactobacillus acidophilus* ou *lactobacillus casei*?», *Le Devoir*, 11 mars 2011, p. OC6. [www.ledevoir. com/art-de-vivre/alimentation/318450/les-probiotiques-a-la-rescousse-lactobacillus-acidophilus-ou-lactobacillus-casei]
3. Propos tirés de Christina Hucklenbroich, «Le charme discret de l'intestin», *BibliObs*, 21 septembre 2014. [bibliobs.nouvelobs.com/ en-partenariat-avec-books/20140919.OBS9710/giulia-enders-et-le-charme-discret-de-l-intestin.html]
4. Sandrine Cabut, «Obésité : la piste des césariennes», *Le Monde*, 31 mai 2012. [www.lemonde.fr/sciences/article/2012/05/31/obesite-la-piste-des-cesariennes_1710831_1650684.html]
5. Giulia Enders, *Le charme discret de l'intestin : tout sur un organe mal aimé...*, traduit de l'allemand par Isabelle Liber, Arles, Actes Sud, 2015, p. 12 et 14.
6. Maggie Fox, «Here's How Sugar Might Fuel the Growth of Cancer», *NBC News*, 1er janvier 2016. [www.nbcnews.com/health/cancer/ here-s-how-sugar-might-fuel-growth-cancer-n488456]
7. Emily Eakin, «The Excrement Experiment», *The New Yorker*, 1er décembre 2014. [www.newyorker.com/magazine/2014/12/01/ excrement-experiment]
8. «L'auteur des Années lumière : Patrice Debré», *Les années lumière*, [Émission radiophonique], Montréal, ICI Radio-Canada Première, 3 janvier 2016. [ici.radio-canada.ca/emissions/les_annees_ lumiere/2015-2016/chronique.asp?idChronique=393343]
9. Beatrice L. Pool-Zobel, «Inulin-type Fructans and Reduction in Colon Cancer Risk: Review of Experimental and Human Data», *British Journal of Nutrition*, vol. 93, suppl. S1 (avril 2005), p. S73-S90. [journals.cambridge. org/download.php?file=%2FBJN%2FBJN93_S1%2FS000711450500084Xa. pdf&code=ef34b7a98ef1244a3d961c531b3262e2]
10. Richard Béliveau, *Qu'est-ce qu'un prébiotique?*, [Enregistrement vidéo]. [www.richardbeliveau.org/en/videos.html?showall=&start=4]

Espèces de végétariens

1. Michael J. Orlich et autres, «Vegetarian Dietary Patterns and the Risk of Colorectal Cancers», *JAMA Internal Medicine*, vol. 175, n° 5 (mai 2015), p. 767-776. [archinte.jamanetwork.com/article.aspx?articleid=2174939]
2. Organisation mondiale de la santé, *Cancérogénicité de la consommation de viande rouge et de viande transformée*, octobre 2015. [www.who.int/ features/qa/cancer-red-meat/fr]

Ma bible alimentaire

1. Michael Pollan, *Les règles d'une saine alimentation*, traduit de l'anglais par Caroline Charland, Gatineau, Éditions du trésor caché, 2010, 142 p.

Long comme un jour sans gluten

1. Richard Béliveau, « Le cancer, une maladie inflammatoire », *Le Journal de Montréal*, 23 juin 2008, p. 47. [www.richardbeliveau.org/images/chroniques/R2008-06-23-JUN-047--CompressedSecured.pdf]
2. Jacqueline Lagacé, *Vaincre la douleur par l'alimentation*. [jacquelinelagace.net]
3. Association Jean Seignalet, *Les grands principes*. [www.seignalet.fr/index.php/le-regime-seignalet/pratiquer-le-regime/les-grands-principes]
4. Jacqueline Lagacé, *Comment j'ai vaincu la douleur et l'inflammation chronique par l'alimentation*, Montréal, Fides, 2011, 288 p.
5. Valérie Borde, « Non aux régimes paléolithique et hypotoxique », *L'actualité*, 1er juin 2015. [www.lactualite.com/blogues/le-blogue-sante-et-science/non-aux-regimes-paleolithique-et-hypotoxique]
6. Jacqueline Lagacé, « Ma réponse à Valérie Borde, une "journaliste scientifique..." », *Vaincre la douleur par l'alimentation*, 10 juin 2015. [jacquelinelagace.net/2015/06/10/ma-reponse-a-valerie-borde-une-journaliste-scientifique]
7. Marie-Céline Jacquier, « Seignalet avait raison : le gluten augmente la perméabilité intestinale chez tout le monde », *La Nutrition.fr*, 30 novembre 2015. [www.lanutrition.fr/les-news/seignalet-avait-raison-le-gluten-augmente-la-permeabilite-intestinale-chez-tout-le-monde.html]
8. Justin Hollon et autres, « Effect of Gliadin on Permeability of Intestinal Biopsy Explants from Celiac Disease Patients and Patients with Non-celiac Gluten Sensitivity », *Nutrients*, vol. 7, n° 3 (février 2015), p. 1565-1576. [www.ncbi.nlm.nih.gov/pubmed/25734566]

Moi, je bois mon lait comme ça me plaît

1. Jianguang Ji, Jan Sundquist et Kristina Sundquist, « Lactose Intolerance and Risk of Lung, Breast and Ovarian Cancers: Aetiological Clues from a Population-based Study in Sweden », *British Journal of Cancer*, vol. 112, n° 1 (janvier 2015), p. 149-152. [www.nature.com/bjc/journal/vaop/ncurrent/full/bjc2014544a.html] Publié à l'origine sur Internet en 2014.
2. Karl Michaëlsson et autres, « Milk Intake and Risk of Mortality and Fractures in Women and Men: Cohort Studies », *BMJ*, vol. 349 (octobre 2014). [www.bmj.com/content/349/bmj.g6015]
3. Harvard T. H. Chan School of Public Health, *Calcium and Milk*, 2016. [www.hsph.harvard.edu/nutritionsource/what-should-you-eat/calcium-and-milk]

Guérir par les végétaux?

1. Stephen J. Dubner, «The Unsustainable Economics of Cancer Drugs», *Freakonomics*, 22 octobre 2013. [freakonomics.com/2013/10/22/the-unsustainable-economics-of-cancer-drugs]

2. Andrew M. Seaman, «Some Cancer Docs Say Their Income Tied to Treatments», *Chicaco Tribune*, 26 décembre 2012. [articles. chicagotribune.com/2012-12-26/lifestyle/sns-rt-us-cancer-doctorbre8bp0fs-20121226_1_chemotherapy-cancer-doctors-clinical-oncology]

3. Jennifer L. Malin et autres, «Medical Oncologists' Perceptions of Financial Incentives in Cancer Care», *Journal of Clinical Oncology*, vol. 31, n° 5 (février 2013), p. 530-535. [jco.ascopubs.org/content/early/2012/12/26/JCO.2012.43.6063.abstract]

4. Yu-Ning Wong, «Are Oncologists' Financial Incentives Aligned with Quality Care?», *Journal of Clinical Oncology*, vol. 31, n° 5 (février 2013), p. 517-519. [jco.ascopubs.org/content/31/5/517]

5. Chris Wark, *20 Questions for Your Oncologist*, Memphis (TN), Chris Beat Cancer Publishing, 2015, 28 p. [chrisbeatcancer.com/wp-content/uploads/2015/10/20-Questions-For-Your-Oncologist-Transcript.pdf]

6. Chris Wark, «What Every Cancer Patient Needs to Know», [Enregistrement vidéo], *Chris Beat Cancer: A Chemo-free Survivor's Health Blog*. [www.chrisbeatcancer.com/what-every-new-cancer-patient-needs-to-know]

7. Chris Wark, «90 % of Cancers Caused by Diet, Lifestyle, and Pollution. Not Bad Luck», *Chris Beat Cancer: A Chemo-free Survivor's Health Blog*. [www.chrisbeatcancer.com/90-of-cancers-caused-by-diet-lifestyle-and-pollution-not-bad-luck]

8. Chris Wark, «Oncology Nurse Quits After 17 Years to Promote Nutrition and Natural Therapies for Healing Cancer», *Chris Beat Cancer: A Chemo-free Survivor's Health Blog*. [www.chrisbeatcancer.com/oncology-nurse-quits-after-17-years]

Mycothérapie

1. Dr Nuzum [Entrevue], «Medicinal Mushrooms and Your Immune System», 5 janvier 2016. [www.thetruthaboutcancer.com/7m]

2. Ève Dumas, «Chaga : miraculeux et... délicieux!», *La Presse+*, 23 janvier 2016, section Gourmand, écran 2. [plus.lapresse.ca/screens/00d04535-809e-4f8e-95ae-c33a08029264|mXHMdLIGFVYm.html]

3. Barrie R. Cassileth et Gary Deng, «Complementary and Alternative Therapies for Cancer», *The Oncologist*, vol. 9, n° 1 (février 2004), p. 80-89. [theoncologist.alphamedpress.org/content/9/1/80]

4. M. Torisu et autres, «Significant Prolongation of Disease-free Period Gained by Oral Polysaccharide K (PSK) Administration After Curative Surgical Operation of Colorectal Cancer», *Cancer Immunology, Immunotherapy*, vol. 31, n° 5 (septembre 1990), p. 261-268. [link.springer.com/article/10.1007%2FBF01740932]

5. T. Mitomi et autres, «Randomized, Controlled Study on Adjuvant Immunochemotherapy with PSK in Curatively Resected Colorectal Cancer. The Cooperative Study Group of Surgical Adjuvant Immunochemotherapy for Cancer of Colon and Rectum (Kanagawa)», *Diseases of the Colon & Rectum*, vol. 35, nº 2 (février 1992), p. 123-130. [www.ncbi.nlm.nih.gov/pubmed/1735313]

6. Sylviane Blum, «Des extraits de champignons contre le cancer», *Courrier international*, 12 octobre 2011. [www.courrierinternational.com/article/2011/10/13/des-extraits-de-champignons-contre-le-cancer]

Le sucre, ma drogue

1. Société canadienne du cancer, *Sucre et cancer*, 2016. [www.cancer.ca/fr-ca/prevention-and-screening/be-aware/cancer-myths-and-controversies/sugar-and-cancer]

2. «L'industrie du sucre comparée à celle du tabac», *Bien dans son assiette*, [Émission radiophonique], Montréal, ICI Radio-Canada Première, 16 juin 2015. [ici.radio-canada.ca/emissions/bien_dans_son_assiette/2014-2015/chronique.asp?idChronique=375884]

3. Maggie Fox, «Here's How Sugar Might Fuel the Growth of Cancer», *NBC News*, 1er janvier 2016. [www.nbcnews.com/health/cancer/here-s-how-sugar-might-fuel-growth-cancer-n488456]

4. Richard Béliveau, «Trop de sucre favorise la progression du cancer du sein», *Le Journal de Montréal*, 28 février 2016. [www.journaldemontreal.com/2016/02/28/trop-de-sucre-favorise-la-progression-du-cancer-du-sein]

5. Stephanie C. Melkonian et autres, «Glycemic Index, Glycemic Load, and Lung Cancer Risk in Non-Hispanic Whites», *Cancer Epidemiology, Biomarkers & Prevention*, vol. 25, nº 3 (mars 2016), p. 532-539. [cebp.aacrjournals.org/content/25/3/532.abstract]

6. Claudia Morissette, «Réduire sa consommation de sucre : pourquoi?», *Passeportsanté.net*, 19 avril 2010. [www.passeportsante.net/fr/Actualites/Dossiers/ArticleComplementaire.aspx?doc=cancer_sucre_do]

7. Marie-Claude Labrie et Lucie Dumoulin, «Des réflexes anticancer au quotidien : l'approche de David Servan-Schreiber», *Passeportsanté.net*, 25 mars 2008. [www.passeportsante.net/fr/Actualites/Dossiers/ArticleComplementaire.aspx?doc=transcription_servan_schreiber_d_ent]

8. Danny Braün, «Mangez-vous trop de sucre?», *ICI Radio-Canada.ca*, 7 août 2015. [ici.radio-canada.ca/nouvelles/societe/2015/08/07/001-sucre-consommation-industrie-tabac-documentaire.shtml]

Prendre un verre, mon minou

1. Richard Béliveau, «Alcool et cancer du sein : mieux comprendre les risques», *Le Journal de Montréal*, 4 août 2014, p. 48. [www.richardbeliveau.org/images/chroniques/R2014-08-04-AOU-048--CompressedSecured.pdf]

2. Michael Greger, « Preventing Skin Cancer from the Inside Out », [Enregistrement vidéo], *NutritionFacts.org*, 1er février 2016. [nutritionfacts.org/video/preventing-skin-cancer-from-the-inside-out]
3. Richard Béliveau, « Vin rouge et cancer : peu c'est réellement mieux », *Le Journal de Montréal*, 6 septembre 2015. [www.journaldemontreal.com/2015/09/06/vin-rouge-et-cancer-peu-cest-reellement-mieux]
4. N. E. Allen et autres, « Moderate Alcohol Intake and Cancer Incidence in Women », *Journal of the National Cancer Institute*, vol. 101, n° 5 (mars 2009), p. 296-305. [jnci.oxfordjournals.org/content/101/5/296.short]

She glows in the dark

1. Adeeb Shehzad et autres, « Curcumin in Cancer Chemoprevention: Molecular Targets, Pharmacokinetics, Bioavailability, and Clinical Trials », *Archiv der Pharmazie*, vol. 343, n° 9 (septembre 2010), p. 489-499. [onlinelibrary.wiley.com/doi/10.1002/ardp.200900319/abstract]
2. Chris Wark, « Curcumin Beats Chemo for Reducing Colon Cancer Stem Cells », *Chris Beat Cancer: A Chemo-free Survivor's Health Blog.* [www.chrisbeatcancer.com/curcumin-vs-chemo-for-colon-cancer]
3. Michael Greger, « Turmeric Curcumin and Colon Cancer », [Enregistrement vidéo], *NutritionFacts.org*, 18 juin 2014. [nutritionfacts.org/video/turmeric-curcumin-and-colon-cancer]

Chercher sous le lampadaire

1. Timothy Taylor, « War on Cancer: Redux », *Conversable Economist*, 14 janvier 2016. [conversableeconomist.blogspot.ca/2016/01/war-on-cancer-redux.html]
2. David Kritchevsky, « Caloric Restriction and Experimental Carcinogenesis », *Toxicological Sciences*, vol. 52, suppl. 1 (décembre 1999), p. 13-16. [www.ncbi.nlm.nih.gov/pubmed/10630585]
3. Lizzia Raffaghello et autres, « Fasting and Differential Chemotherapy Protection in Patients », *Cell Cycle*, vol. 9, n° 22 (novembre 2010), p. 4474-4476. [www.ncbi.nlm.nih.gov/pmc/articles/PMC3048045]
4. Catherine R. Marinac et autres, « Prolonged Nightly Fasting and Breast Cancer Prognosis », *JAMA Oncology*, mars 2016. [oncology.jamanetwork.com/article.aspx?articleid=2506710]
5. Sarah Knapton, « Fasting for Three Days Renews Entire Immune System, Protects Cancer Patients, "Remarkable" New Study Finds », *National Post*, 5 juin 2014. [news.nationalpost.com/health/fasting-for-three-days-renews-entire-immune-system-protects-cancer-patients-remarkable-new-study-finds]

Affamer les cellules

1. Dr George W. Yu Foundation for Nutrition and Health, Inc. [yufoundation.org]
2. David Kritchevsky, « Caloric Restriction and Experimental Carcinogenesis », *Toxicological Sciences*, vol. 52, suppl. 1 (décembre 1999), p. 13-16. [www.ncbi.nlm.nih.gov/pubmed/10630585]

The Food Cure

1. *The Food Cure*, [Enregistrement vidéo], réalisatrice : Sarah Mabrouk, Potomac (MD), Upwind Pictures, [En postproduction], 93 min. [www.thefoodcurefilm.com]

S'aimer assez pour changer

1. Croquer la vie : parlons du cancer autrement. [www.facebook.com/ Croquer-la-vie-564520327017420]
2. Marlène Boudreault, « La science dans notre assiette : une nouvelle avenue pour lutter contre le cancer ? », [Enregistrement vidéo], TEDx Québec, 2015. [www.tedxquebec.com/conferences/la-science-dans-notre-assiette-une-nouvelle-avenue-pour-lutter-contre-le-cancer]

4. Métastases intimes

L'étoile à suivre

1. Christiane Singer, *Derniers fragments d'un long voyage*, Paris, Albin Michel, 2007, 140 p.

La désinvolture attentive et l'instinct

1. Kelly A. Turner, *Rémission radicale : survivre au cancer malgré les pires pronostics*, traduit de l'anglais par Paulette Vanier, Montréal, Flammarion Québec, 2016, p. 66.
2. M. A. Rosenkranz et autres, « Affective Style and *In Vivo* Immune Response: Neurobehavioral Mechanisms », *Proceedings of the National Academy of Sciences of the United States of America*, vol. 100, n° 19 (septembre 2003), p. 11148-11152. [www.ncbi.nlm.nih.gov/pubmed/12960387]
3. G. N. Martin, « Human Electroencephalographic (EEG) Response to Olfactory Stimulation: Two Experiments Using the Aroma of Food », *International Journal of Psychophysiology*, vol. 30, n° 3 (novembre 1998), p. 287-302. [www.ncbi.nlm.nih.gov/pubmed/9834885]

L'aidant a besoin d'aide

1. *Les mots et les gestes qui soignent*, [Enregistrement vidéo], réalisatrice : Marquise Lepage, Montréal, Les Productions du cerf-volant, 2012. [www.lesmotsetlesgestes.org/index.php?option=com_content&view=article&id=5]

Mieux que la chimio : le mariage !

1. « Large Study Finds Association Between Marriage Status and Improved Cancer Outcomes », *Cancer.Net*, 23 septembre 2013. [www.cancer.net/large-study-finds-association-between-marriage-status-and-improved-cancer-outcomes]

2. Ayal A. Aizer et autres, « Marital Status and Survival in Patients with Cancer », *Journal of Clinical Oncology*, vol. 31, n° 31 (novembre 2013), p. 3869-3876. [jco.ascopubs.org/content/31/31/3869.short]
3. David W. Kissane, « Marriage Is as Protective as Chemotherapy in Cancer Care », *Journal of Clinical Oncology*, vol. 31, n° 31 (novembre 2013), p. 3852-3853. [jco.ascopubs.org/content/31/31/3852]

Le cancer du couple

1. Fred Hutchinson Cancer Research Center, « Men Leave: Separation and Divorce Far More Common When the Wife Is the Patient », *ScienceDaily*, 10 novembre 2009. [www.sciencedaily.com/releases/2009/11/091110105401.htm]
2. Astri Syse, « Does Cancer Affect Marriage Rates? », *Journal of Cancer Survivorship*, vol. 2, n° 3 (septembre 2008), p. 205-214. [www.ncbi.nlm.nih.gov/pubmed/18663582]
3. Michael J. Glantz et autres, « Gender Disparity in the Rate of Partner Abandonment in Patients with Serious Medical Illness », *Cancer*, vol. 115, n° 22 (novembre 2009), p. 5237-5242. [www.ncbi.nlm.nih.gov/pubmed/19645027]

Le fric, c'est chic. Freak out

1. Statistique Canada, « Étude : les effets du cancer sur l'emploi et les gains des survivants du cancer, 1992 à 2000 », 30 septembre 2014. [www.statcan.gc.ca/daily-quotidien/140930/dq140930c-fra.htm]
2. Michel Dongois, *Le cancer, comme maladie chronique, risque de ruiner l'État et les citoyens ?*, 28 mai 2014. [drboukaram.com/2015/04/07/le-cancer-comme-maladie-chronique-risque-de-ruiner-letat-et-les-citoyens-prevention]

Pogne pas le stretche

1. Richard Béliveau, « Le stress favorise la progression du cancer du sein », *Le Journal de Montréal*, 4 octobre 2010. [www.richardbeliveau.org/chroniques-prevention/295-le-stress-favorise-la-progression-du-cancer-du-sein.html]
2. B. A. McGregor et autres, « Cognitive-behavioral Stress Management Increases Benefit Finding and Immune Function Among Women with Early-stage Breast Cancer », *Journal of Psychosomatic Research*, vol. 56, n° 1 (janvier 2004), p. 1-8. [www.ncbi.nlm.nih.gov/pubmed/14987957]

MÉDIAGRAPHIE

Livres

BÉLIVEAU, Richard, et Denis GINGRAS. *Les aliments contre le cancer : la prévention du cancer par l'alimentation*, Montréal, Trécarré, 2016, 264 p.

BÉLIVEAU, Richard, et Denis GINGRAS. *Prévenir le cancer : comment réduire les risques*, Montréal, Trécarré, 2014, 264 p.

BORCH-JACOBSEN, Mikkel (dir.), et autres. *La vérité sur les médicaments : comment l'industrie pharmaceutique joue avec notre santé*, Montréal, Édito, 2014, 528 p.

BOUKARAM, Dr Christian. *Le pouvoir anticancer des émotions*, Montréal, Éditions de l'Homme, 2011, 176 p.

BROUILLARD, Dr Gaétan. *La santé repensée : cessez de chercher la pilule miracle, agissez différemment*, préface de Guy Corneau, Montréal, Éditions de l'Homme, 2015, 208 p.

CAMPBELL, T. Colin, et Thomas M. CAMPBELL. *Le rapport Campbell : la plus vaste étude internationale à ce jour sur la nutrition*, traduit de l'anglais par Annie Ollivier, Outremont, Ariane, 2008, 512 p.

CORNEAU, Guy. *Revivre !*, Montréal, Éditions de l'Homme, 2010, 320 p.

COUSINS, Norman. *La volonté de guérir*, traduit de l'américain par Rosette Coryell, Paris, Seuil, 1981, 160 p.

DERBEZ, Benjamin, et Zoé ROLLIN. *Sociologie du cancer*, Paris, La Découverte, coll. Repères, 2016, 128 p.

DESAULNIERS, Élise. *Le défi végane 21 jours*, Montréal, Trécarré, 2016, 184 p.

ENDERS, Giulia. *Le charme discret de l'intestin : tout sur un organe mal aimé...*, traduit de l'allemand par Isabelle Liber, Arles, Actes Sud, 2015, 352 p.

GAWANDE, Atul. *Being Mortal: Medicine and What Matters in the End*, New York, Metropolitan Books, 2014, 304 p.

GOTZSCHE, Dr Peter. *Remèdes mortels et crime organisé : comment l'industrie pharmaceutique a corrompu les services de santé*, traduit de l'anglais par Fernand Turcotte, Québec, Presses de l'Université Laval, 2015, 454 p.

GREGER, Dr Michael, et Gene STONE. *How Not To Die: Discover the Foods Scientifically Proven to Prevent and Reverse Disease*, New York, Flatiron Books, 2015, 576 p.

HADLER, Dr Nortin M. *Malades d'inquiétude ? Diagnostic : la surmédicalisation !*, traduit de l'anglais par Fernand Turcotte, Québec, Presses de l'Université Laval, 2010, 502 p.

JOYEUX, Pr Henri. *Changez d'alimentation*, Paris, Pocket, 2016, 704 p.

KABAT-ZINN, Jon. *Méditer : 108 leçons de pleine conscience*, [Livre et cédérom], traduit de l'anglais par Olivier Colette, Paris, Les arènes, 2014, 192 p.

LAGACÉ, Jacqueline. *Comment j'ai vaincu la douleur et l'inflammation chronique par l'alimentation*, Montréal, Fides, 2011, 288 p.

LAGACÉ, Jacqueline. *Recettes gourmandes contre la douleur chronique*, Montréal, Fides, 2013, 352 p.

LEDOUX, Johanne. *Guérir sans guerre. La guérison : une question d'harmonie*, préface du Dr Jean Latreille, Montréal, Flammarion Québec, 2000, 192 p.

LEFEBVRE, Catherine. *Sucre : vérités et conséquences*, Montréal, Édito, 2016, 232 p.

MINIER, Dr Daniel. *Vieillir est inutile et dangereux : les outils à notre disposition pour contrer ce processus*, Montréal, Carte blanche, 2016, 132 p.

MUKHERJEE, Siddhartha. *L'empereur de toutes les maladies : une biographie du cancer*, traduit de l'anglais par Pierre Kaldy, Paris, Flammarion, 2013, 649 p.

NULAND, Dr Sherwin B. *How We Die: Reflections on Life's Final Chapter*, New York, Alfred A. Knopf, 1994, 278 p.

POLLAN, Michael. *Les règles d'une saine alimentation*, traduit de l'anglais par Caroline Charland, Gatineau, Éditions du trésor caché, 2010, 142 p.

QUENNEVILLE, Dr Yves, et Dr Natasha DUFOUR. *Vivre avec un proche gravement malade*, Montréal, Bayard Canada, 2008, 148 p.

SERVAN-SCHREIBER, David. *Anticancer : les gestes quotidiens pour la santé du corps et de l'esprit*, Paris, Pocket, 2011, 456 p.

SERVAN-SCHREIBER, David. *On peut se dire au revoir plusieurs fois*, Paris, Robert Laffont, 2011, 160 p.

SIEGEL, Dr Bernie S. *L'amour, la médecine et les miracles : guérir le corps et l'esprit*, traduit de l'américain par Claude Farny, Paris, J'ai lu, 2004, 320 p.

SINGER, Christiane. *Derniers fragments d'un long voyage*, Paris, Albin Michel, 2007, 140 p.

SOLJENITSYNE, Alexandre. *Le pavillon des cancéreux*, traduit du russe par Alfreda et Michel Aucouturier, Lucile et Georges Nivat et Jean-Paul Sémon, Paris, Pocket, 2005, 736 p.

TURNER, Kelly A. *Rémission radicale : survivre au cancer malgré les pires pronostics*, traduit de l'anglais par Paulette Vanier, Montréal, Flammarion Québec, 2016, 320 p.

WELCH, H. Gilbert. *Dois-je me faire tester pour le cancer ? Peut-être pas et voici pourquoi*, traduit de l'anglais par Fernand Turcotte, Québec, Presses de l'Université Laval, 2005, 264 p.

WELCH, H. Gilbert, Dr Lisa M. SCHWARTZ et Dr Steven WOLOSHIN. *Le surdiagnostic : rendre les gens malades par la poursuite de la santé*, traduit de l'anglais par Fernand Turcotte, Québec, Presses de l'Université Laval, 2012, 328 p.

Films

Forks Over Knives. [www.forksoverknives.com]

L'industrie du ruban rose. [www.onf.ca/film/industrie_du_ruban_rose]

La mort m'a dit. [ici.tou.tv/1001-vies/s2016e15?r]

Les mots et les gestes qui soignent. [www.lesmotsetlesgestes.org]

Mon docteur indien. [www.youtube.com/watch?v=LRmG98RlsMo]

The C Word. [www.thecwordmovie.com]

The Food Cure. [www.thefoodcurefilm.com]

Sites Internet

Richard Béliveau. [www.richardbeliveau.org]

Dr Christian Boukaram. [www.drboukaram.com]

Kris Carr. [www.kriscarr.com]

Croquer la vie : parlons du cancer autrement. [www.facebook.com/Croquer-la-vie-564520327017420]

Dr Michel Greger, *NutritionFacts.org*. [www.nutritionfacts.org]

Pr Henri Joyeux. [www.professeur-joyeux.com]

Jacqueline Lagacé, *Vaincre la douleur par l'alimentation*. [www.jacquelinelagace.net]

Passeportsanté.net. [www.passeportsante.net]

Kelly A. Turner, Ph. D. [www.radicalremission.com]

Chris Wark, *Chris Beat Cancer: A Chemo-free Survivor's Health Blog*. [www.chrisbeatcancer.com]

TABLE DES MATIÈRES